快速磁共振成像

张明辉　刘且根　徐晓玲　王玉皞　著

U0197600

科学出版社

北　京

内 容 简 介

本书以快速磁共振成像为主线展开，讨论快速磁共振成像的基本原理和方法，内容包括磁共振成像的基本原理、快速成像脉冲序列、并行磁共振成像、压缩感知磁共振成像、基于深度学习的快速磁共振图像重建，以及快速磁共振成像技术在动态心脏成像中的应用。全书内容紧跟国内外发展前沿，并融入作者在该领域的最新研究成果。

本书可供广大磁共振成像的科研人员和工程技术人员参考，也可作为生物医学工程专业研究生和高年级本科生的教材。

图书在版编目（CIP）数据

快速磁共振成像 / 张明辉等著. — 北京：科学出版社，2021.6
ISBN 978-7-03-068159-1

Ⅰ. ①快…　Ⅱ. ①张…　Ⅲ. ①核磁共振成像－研究
Ⅳ. ①R445.2

中国版本图书馆 CIP 数据核字（2021）第 034514 号

责任编辑：王　哲 / 责任校对：胡小洁
责任印制：吴兆东 / 封面设计：迷底书装

科 学 出 版 社 出版
北京东黄城根北街 16 号
邮政编码：100717
http://www.sciencep.com

北京中石油彩色印刷有限责任公司 印刷

科学出版社发行　各地新华书店经销
*
2021 年 6 月第 一 版　开本：720×1 000　B5
2021 年 6 月第一次印刷　印张：17 1/2　插页：3
字数：350 000
定价：149.00 元
（如有印装质量问题，我社负责调换）

序

　　成像速度慢是制约磁共振成像(Magnetic Resonance Imaging，MRI)应用范围和使用效率的重要原因。加快磁共振成像的速度是磁共振成像领域的重点和难点，一直是推动 MRI 不断向前发展的主要动力。20 世纪 80~90 年代，以快速自旋回波、快速梯度回波和回波平面成像为代表的快速扫描脉冲序列极大地提高了磁共振成像的速度。并行成像技术是磁共振成像领域的一次重大技术突破，采用线圈敏感度编码部分取代缓慢的梯度相位编码。压缩感知磁共振成像从新的信号采样和恢复理论出发，通过减少数据采集数量加快 MRI 的扫描速度，不依赖磁共振成像系统硬件性能的提升。近年来兴起的深度学习为加快磁共振成像速度提供了新的契机，成为当前的研究热点。随着研究的不断深入，将各种加速方法和技术有机结合以进一步提高成像速度受到国内外学者的关注。

　　近十几年，国内学者积极投入医学成像特别是快速磁共振成像的研究，并取得了一些优秀的研究成果，国内也先后出版发行了一批磁共振成像的专著和教材，对繁荣生物医学工程领域的应用起到了很好的启迪作用。但目前国内尚缺少一本系统介绍快速磁共振成像方法、技术及最新研究成果的著作。该书作者研究团队长期从事磁共振成像的教学和快速磁共振成像的研究工作，在基于自适应字典学习和卷积稀疏编码的快速磁共振成像方面取得一些研究成果。作为国内外较早开展基于无监督学习的快速磁共振成像图像重建的研究团队之一，在该方向也取得一系列创新性的研究成果。

　　《快速磁共振成像》一书章节安排合理，以磁共振成像的一般原理为基础，循序渐进地对快速成像脉冲序列、并行磁共振成像、压缩感知磁共振成像和最新的研究热点——基于深度学习的快速磁共振图像重建进行了系统介绍和讨论。我相信该书的出版，对于进一步推动我国快速磁共振成像的发展能够起到积极作用。

陈武凡

2021 年 4 月于广州

前　　言

磁共振成像(MRI)利用核磁共振原理进行人体成像,可以精确地获得组织和器官的解剖结构、生理功能、代谢信息以及病变信息等,是当今医学诊断和医学研究中重要的成像方法之一。然而,磁共振成像是一种频谱成像方法,通过顺序采集一维磁共振信号填充高维 K 空间,数据采集需花费较长时间,这成为制约磁共振成像应用范围和使用效率的重要原因。

快速磁共振成像是指一系列用以缩短扫描时间的方法和技术。在快速成像技术出现之前,一组磁共振图像的获取往往需要 10～20 分钟。如此长的扫描时间不仅会给患者带来不适,而且由呼吸、心搏、胃肠蠕动以及某些自主运动所造成的伪影,使得图像质量严重退化。

扫描时间的缩短,不仅在提高 MRI 系统的工作效率、消除或减弱运动伪影的影响方面具有重要意义,更重要的是有利于加强人类对机体动态过程的认识、拓宽成像领域。磁共振动态成像、心脏成像、灌注成像、扩散成像和功能成像等都是快速成像的产物。快速成像技术的应用,使得三维磁共振成像成为一种实用的成像方法。

自磁共振成像出现以来,人们一直在探索快速成像的方法和技术。20 世纪 80～90 年代,研究者致力于通过高密度的射频脉冲和高强度、高切换率的梯度磁场实现快速扫描序列来提高成像速度并获得巨大的成功。同时,为了加快动态磁共振成像的速度,人们开发了许多利用空-时冗余的 k-t 技术。

20 世纪 90 年代,随着相控阵线圈技术在磁共振成像中的应用,人们开始研究并行磁共振成像技术(Parallel MRI,pMRI),该技术采用多通道线圈同时欠采样,利用线圈敏感度编码实现磁共振图像的重建。21 世纪初,并行磁共振成像技术开始应用到临床并被广泛接受,成为许多应用的必要条件。

在信号采集与处理领域,2006 年提出的压缩感知(Compressed Sensing,CS)理论为缩短磁共振成像数据采集时间提供了新的思路。2007 年,Lustig 等对 CS 理论用于加快磁共振成像速度的可行性进行了深入分析,开启了 CS 理论用于快速磁共振成像的探索性研究工作,称为 CS-MRI。2017 年,CS-MRI 的临床应用获得了美国食品药品监督管理局(Food and Drug Administration,FDA)的批准。

近年来,受深度学习在计算机视觉和图像处理等领域取得重大突破所启发,国内外学者开始将其用于医学快速成像并取得一些初步的研究成果。深度学习方法为快速磁共振成像的性能提升提供了新的契机,提供了一种可能改变该领域的图像重建新范式,成为当前的研究热点。

在基于压缩感知和深度学习的快速磁共振成像领域，国内学者取得了许多优秀的研究成果。特别是在基于深度学习的快速磁共振成像方面进行了一些开创性的工作。但目前国内尚缺少一本系统介绍快速磁共振成像的著作，为了进一步推动国内快速磁共振成像的发展和更好地进行同行之间的交流，作者在近十年给研究生讲授"磁共振成像"的讲稿及在快速磁共振成像领域取得的部分研究成果基础上撰写了本书，全书共 6 章。

第 1 章简单介绍了核磁共振原理和磁共振成像的一般原理，是后续章节的基础。

第 2 章主要围绕快速自旋回波、快速梯度回波和回波平面成像三大快速脉冲序列家族展开，分别讨论了它们的脉冲序列组成、加速原理、对比度的形成机制和特点等，并简单介绍一些其他加快磁共振成像的技术。

第 3 章首先简单回顾了并行磁共振成像的发展历史并简述了并行磁共振成像的基本概念；然后对基于图像域的并行成像重建方法、基于 K 空间域的并行成像重建方法、基于 K 空间域子空间约束的并行成像重建方法以及同时多层面成像进行了详细的讨论。

第 4 章首先简单介绍了压缩感知的基本理论；然后分别介绍了压缩感知磁共振成像的一般原理、压缩感知并行磁共振成像和压缩感知动态磁共振成像；同时也详细介绍了作者在基于自适应字典学习和卷积稀疏编码的快速磁共振成像上取得的部分研究成果。

第 5 章首先简单介绍了卷积神经网络和深度学习以及常用深度学习方法；然后介绍了几种典型的基于数据驱动和基于模型驱动的有监督深度学习快速磁共振成像方法；对四种无监督先验学习方法进行了较详细的讨论和实验比较，展示了作者在增强的去噪自编码网络和基于流模型可逆生成网络的快速磁共振成像方面的部分研究成果；最后概述了三种具有一定代表性的自监督深度学习快速磁共振成像方法。

第 6 章以动态磁共振心脏成像为例，讨论了各种快速磁共振成像技术在心脏动态电影成像和心肌灌注成像中的应用。

本书承蒙伊利诺伊大学香槟分校梁志培教授、南方医科大学陈武凡教授、上海交通大学骆建华教授、中国科学院深圳先进研究院梁栋研究员和王珊珊副研究员、厦门大学屈小波教授等审阅并提出了许多宝贵意见，南方医科大学的康立丽教授对全书进行了审校，出版社的编辑人员对本书提出了许多好的修改意见。本书在出版过程中得到了国家自然科学基金项目(编号：61661031 和 61871206)的资助。研究生朱婉情、杨莹、官瑜、郑海玉、邓涛、李赫辰、吕启闻和洪凯等参与了本书的整理工作，在此一并表示衷心感谢！

由于作者水平有限，本书难免存在遗漏之处，恳请广大专家和读者批评指正。

作　者

2021 年 4 月

目　　录

第 1 章　磁共振成像的基本原理

1.1　引　　言

磁共振成像(MRI)通过外部测量的磁共振信号产生物体内部物理和化学特征的图像，主要应用于医学领域生成高质量的人体内部图像。磁共振成像的物理基础是物理学的核磁共振现象(Nuclear Magnetic Resonance，NMR)。其被称为磁共振成像，而不是核磁共振成像(Nuclear Magnetic Resonance Imaging，NMRI)，是因为在 20 世纪 70 年代末与核相关的词有负面含义，为了与放射性核素及射线的放射性危害区分开来，1980 年美国放射学会推荐把核磁共振成像技术称为磁共振成像技术。

1.1.1　磁共振成像的历史

核磁共振现象是指某些特定的原子核在静磁场内受到适当频率的射频磁场激励时，所出现的吸收和放出射频电磁能量的过程。从 NMR 的发现到 MRI 装置的诞生经历了几代物理学家、化学家、医学家和工程技术人员长达数十年的努力。早在 20 世纪 30 年代，物理学家 Rabi 和他的同事发现了分子束中的核磁共振现象[1,2]，并获得了 1944 年的诺贝尔物理学奖。1946 年，Bloch 和 Purcell 各自领导的研究小组分别用不同的实验方法独立地在凝聚体中发现了核磁共振现象[3,4]，他们因此获得了 1952 年的诺贝尔物理学奖。1950 年，Hahn 发现了两个连续射频脉冲下的自旋回波现象[5]。同年我国物理学家虞福春和 Proctor 合作发现了化学位移和自旋耦合分裂[6]。核磁共振现象最初主要应用于物理学和化学分析领域对物质的分子结构进行分析，形成了核磁共振波谱学。1971 年，Damadian 指出正常组织和肿瘤组织的核磁共振弛豫时间不同[7]，促使科学家们考虑用核磁共振来检测疾病。同年，Lauterbur 引入梯度磁场实现核磁共振信号的频率编码，采用类似 X 线 CT(X-ray Computed Tomography)中的反投影成像技术获得充水试管的二维核磁共振图像[8]。1973 年，Mansfield 也提出了线性梯度磁场可用于核磁共振信号定位的思想[9]。1975 年，Ernst 提出了采用相位编码和频率编码两种编码方式共同进行空间编码的思想[10]，奠定了现代磁共振成像技术的基础。1976 年，Hinshaw 提出了敏感点成像方法[11]。1977 年，Mansfield 提出了回波平面(Echo Planar Imaging，EPI)成像技术[12]，并采用线扫描获得了第一幅人体手指磁共振图像[13]。同年，Damadian 推出了第一个全身磁共振成像装置,命名为"Indomitable"(不屈不挠)并获得了人体胸部磁共振断层像。1978年获得了头部断层像,图像质量已达X线CT早期水平。1980年使用傅里叶变换成像方法获得了磁共振图像,使成像时间缩短到5分钟[14]。20世纪80年代初,国际上一些著名厂商相继完成了磁共振扫描仪的商品化工作。1984年,美国FDA批准磁共振成像应用于临床。1987年,使用回波平面成像技术获得了心脏的实时电影图像[15],同年获得了不使用造影剂的磁共振血管影像[16]。1989年,中国安科公司开发出第一台国产磁共振成像仪。1992年,功能磁共振成像(Functional Magnetic Resonance Imaging,fMRI)出现[17]。2003年,Lauterbur和Mansfield因在磁共振成像领域做出的杰出贡献获得了诺贝尔生理学或医学奖。

1.1.2　磁共振成像的特点

　　MRI的物理基础是核磁共振现象,完全不同于X线CT,这种成像技术的优点如下[18]。

　　(1)MRI对人体没有因放射性引起的电离损害

　　与X线成像、放射性核素成像不同,MRI在静磁场的基础上使用射频激励和梯度磁场,不使用高能射线,因而不会对人体产生电离损害。

　　(2)成像方向更灵活,可以直接获得横断面、冠状面、矢状面及任意方向的断面像

　　MRI采用x、y、z三个方向的梯度磁场来确定层面方向。三个梯度磁场之一用于选层梯度可进行标准横断面、冠状面和矢状面成像;二个或三个梯度磁场组合用于选层梯度可进行任意方向的断层成像。这种可任意方向断层成像的特点使医生能根据需要立体地观察病变。而X线CT通常只能对横断面进行扫描。

　　(3)MRI不仅能反映人体解剖结构信息,而且能提供组织的生理生化等功能信息

　　疾病的发生和发展过程首先是生化的改变,然后是功能的改变,最后才是结构的改变。随着功能磁共振成像、磁共振波谱成像(Magnetic Resonance Spectroscopy Imaging,MRSI)和超高场磁共振成像等在临床中的应用,MRI使疾病的诊断深入到功能水平甚至组织学和分子生物学水平。

　　(4)成像参数多元化,可提供丰富的诊断信息

　　一般的医学成像技术大多使用单一成像参数。例如,X线CT的成像参数为线性衰减系数,正电子发射型计算机断层成像(Positron Emission Tomography,PET)的成像参数为放射性药物的浓度(或活度)。MRI是一种多参数成像方法,最基本的包括:氢核的密度$N(\mathrm{H})$、纵向弛豫时间T_1、横向弛豫时间T_2以及体内液体的流动等。上述参数可分别成像,也可相互结合获取对比图像,为临床提供了更丰富的诊断信息,达到更容易区分不同组织及增加诊断准确性的目的。另外,MRI也是目前唯一能够在活体中进行水分子扩散成像的技术。

(5)在人体很多部位的诊断优于 X 线 CT

磁共振成像本身作为一种多序列、多参数对比的成像技术，不仅可以大大提高病变的检出率，也能为诊断和鉴别诊断提供更具特异性的信息。特别是中枢神经系统疾病的早期诊断，对骨髓、椎管的观察和认识，腹部、骨关节韧带的检查都优于 X 线 CT。

(6)MRI 对软组织有高超的显示能力，层次丰富

磁共振检查可以非常清楚地显示人体的软组织结构，反映人体组织的层次及解剖特点，对于诊断软组织疾病及微小病变有很大的帮助。

(7)磁共振成像可以实现完全无创的血管成像和灌注成像

磁共振血管成像(Magnetic Resonance Angiography，MRA)是采用磁共振的方式使人体血管显影的一种技术。与 X 线 CT 血管成像(Computed Tomography Angiography，CTA)相比，其有两个最显著的优点：①CTA 必须依赖于注射对比剂(Contrast Agent)来显示血管，而 MRA 则具备了两种方式，一种是注射对比剂，另一种则不需要注射对比剂，例如，TOF-MRA、PC-MRA 等；②MRA 不仅可以做血管成像，还能利用一些技术进行血流速度的测定。

(8)MRI 不是投影成像，所以不会产生诸如骨骼等造成的伪影

X 线 CT 在检查头颅的时候，后颅窝会存在骨伪影，导致图像显示不清楚，干扰诊断，而磁共振成像则不存在这种问题。

当然任何成像技术都不会完美无缺，都存在自身的局限性和缺点，MRI 的缺点如下。

(1)成像速度慢

成像速度慢是 MRI 的最主要的缺点，成为制约磁共振成像应用范围的重要原因。MR 信号的低信噪比和信号的空间定位是导致成像速度慢的两个主要原因。提高磁共振成像系统的成像速度，无论对于拓宽其应用领域还是提高利用效率，以及减少运动伪影都有着非常重要的意义，加快成像速度一直都是磁共振成像技术发展的重要目标之一。

(2)与 X 线 CT 相比，空间分辨率较低

受检测信号信噪比低和成像时间长等因素的制约，MRI 通常会采用更大的体素和较小的扫描或编码矩阵，使得其空间分辨率低于 X 线 CT。

(3)图像易受多种伪影影响

在 MRI 中有很多原因会产生图像伪影，主要有：成像物理原理造成的伪影，如化学位移伪影、金属伪影和卷褶伪影等；运动伪影，如生理性、非生理性运动伪影和流动伪影等。

(4)定量诊断困难

目前,临床磁共振成像主要依靠不同体素 MR 信号的相对大小形成图像对比度。

MR 信号的强度同时受多种组织特征参数(如质子密度、T_1 和 T_2 时间等)的影响。磁共振成像依靠不同的扫描序列和扫描参数获取这些组织特征参数的加权图像,其权重值难以精确确定。尽管在活体上直接获取有关组织特征参数的对比度图像(如 T_1-maping、T_2-maping 等)的相关研究已取得一些进展,但目前只有非常有限的临床应用。因此,MRI 还难以像 X 线 CT 那样在图像上进行定量诊断。

(5)禁忌证多

磁共振成像系统中存在三种磁场:强大的静磁场、快速变化的梯度磁场和大功率的射频磁场。这些磁场的作用有可能导致人工心脏起搏器失效和体内的金属性植入物移位等,射频磁场还会使体内的金属发热而造成烧伤。因此,装有人工心脏起搏器、疑有眼球异物、体内存在动脉瘤夹、高烧、幽闭恐惧症、装有金属假肢、人工髋关节的患者不能进行 MRI 检查,装有假牙的患者不能进行颌面水平的 MRI 检查,装有金属节育球的患者不能做盆腔检查等。需要指出的是,随着技术的进步和新材料的使用,上面提到的一些情况已不再是磁共振成像绝对禁忌证,如已经有兼容磁共振的心脏起搏器产品。

1.2　核磁共振原理

1.2.1　原子核的自旋磁矩和进动

1.2.1.1　原子核的自旋和核磁矩

原子由原子核和核外电子组成,原子核并不是静止不动的,而是围绕着自身的轴做旋转运动(如图 1-1 所示),原子核的这种运动称为原子核的自旋运动,简称核自旋。

由于原子核有一定的质量和大小,所以原子核的自旋具有自旋角动量 P_N,自旋角动量为矢量,其方向和自旋轴重合,大小由下式确定

$$P_N = \frac{h}{2\pi}\sqrt{I(I+1)} \tag{1-1}$$

其中,h 为普朗克常数;I 表示核自旋量子数。核自旋量子数 I 表征某种原子核的固有特性,对于特定的核 I 是定值,而不同的核有不同的 I 值。与宏观角动量不同,I 只能取零、半整数和整数,具体的取值由组成原子核的质子和中子构成决定,I 的取值规律如表 1-1 所示。

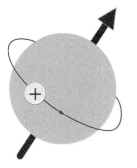

图 1-1　原子核的自旋运动[19]

表 1-1　核自旋量子数 I 的取值

核的种类	质子数	中子数	自旋量子数(I)	核的自旋
偶/偶核	偶数	偶数	0	无
奇/偶核	奇数	偶数	1/2, 3/2, 5/2, …	有
偶/奇核	偶数	奇数	1/2, 3/2, 5/2, …	有
奇/奇核	奇数	奇数	1, 2, 3, …	有

从核自旋量子数的取值可以看出，并非所有的核都具有自旋，只有质子数和中子数都为奇数或二者之一为奇数的核才有非零的自旋角动量，称为自旋核。自旋核带有正电荷，其上的电荷随核一起旋转形成电流，而电流在其周围产生磁场。因此，自旋核拥有自己的磁场，形成核磁矩 μ_N，其大小由下式确定

$$\mu_N = \gamma P_N \tag{1-2}$$

其中，γ 为磁旋比或旋磁比，对于特定的核是一常数，不同的核 γ 值不同，如表 1-2 所示。

表 1-2　不同原子核的磁旋比

核	磁旋比 γ/MHz/T	核	磁旋比 γ/MHz/T
^{1}H	42.58	^{19}F	40.05
^{3}He	−32.43	^{23}Na	11.26
^{13}C	4.32	^{31}P	17.23
^{17}O	5.77	^{39}K	1.99

大多数原子核具有正磁旋比，但少数原子核磁旋比为负。当 $\gamma > 0$ 时，核磁矩和自旋角动量同方向；当 $\gamma < 0$ 时，核磁矩和自旋角动量方向相反，但仍然共线。

由式(1-2)可知，具有自旋的核同时对外表现一定的磁性，因此自旋核也称为磁性核。参与磁共振过程的物质必须包含有自旋核。虽然人体内存在许多种自旋核，但目前在临床 MRI 中用来成像的自旋核主要是 ^{1}H 核。^{1}H 核只包含一个质子，所以常称 ^{1}H 核为质子。采用 ^{1}H 核作为成像核的主要原因如下。

(1) ^{1}H 核在人体组织中的含量高

人体组织中元素的含量可分为两大类：H、C、N、O 四大元素为一类，至少构成组织质量的 99%；另一类元素如 Na、P、K 等在组织中的含量很少，称为微量元素。占组织 99% 以上的四大元素最丰富的同位素是 ^{1}H、^{12}C、^{14}N 和 ^{16}O。四种同位素中 ^{1}H、^{14}N 是自旋核，而 ^{12}C、^{16}O 是非自旋核。表 1-3 为几种常用元素在人体中摩尔含量占比。

实际上在所有的元素中，^{1}H 是唯一在大多数人体组织中占有相当高浓度的同位素。

表 1-3　人体几种元素摩尔含量占比

元素	摩尔含量占比/%	元素	摩尔含量占比/%
氢(H)	63	磷(P)	0.24
氧(O)	26	钠(Na)	0.041
碳(C)	9.4	钙(Ca)	0.22
氮(N)	1.5	—	

(2) ^{1}H 核的核磁共振灵敏度最高

由等量的不同自旋核所产生的 MR 信号强度变化范围很大，这种固有的核磁共振灵敏度以 ^{1}H 核为基准来表示，^{1}H 的灵敏度最高，定义为 1。一些自旋核的核磁共振灵敏度如下：^{19}F 为 0.83、^{23}Na 为 0.093、^{31}P 为 0.066。

^{1}H 核在人体中摩尔浓度最高、灵敏度最高，所以 ^{1}H 核产生的磁共振信号最强。磁共振成像通过放置在体外的线圈检测 MR 信号，所检测到信号的信噪比很低。在临床磁共振成像条件下，目前的检测技术只能检测到体内 ^{1}H 核有足够信噪比的信号，从而形成满足临床要求的磁共振图像。尽管对其他感兴趣核(如 ^{31}P)的成像已经进行了相当的研究，但目前尚难以在临床上应用。除非特别提起，以下讨论的自旋核均代表 ^{1}H 核。

1.2.1.2　自旋核在外加静磁场中的状态

含有自旋核的组织，虽然每个自旋核都有自己的磁矩，但自旋核的磁矩在空间随机取向，如图 1-2 所示。它们的磁矩相互抵消，整个组织对外并不显示磁性。

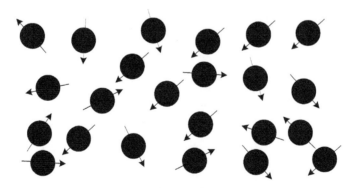

图 1-2　随机分布的自旋核

当将含有自旋核的组织放置到静磁场 $\boldsymbol{B}_0$ 中，核磁矩受到静磁场的作用力从而产生偏转，同外磁场呈特定角度 ϕ 的定向分布，称为自旋核被静磁场"准直"，如图 1-3 所示。

核磁矩在外磁场中的磁势能为

$$E = -\boldsymbol{\mu}_N \cdot \boldsymbol{B}_0 = -\mu_N B_0 \cos\phi \qquad (1\text{-}3)$$

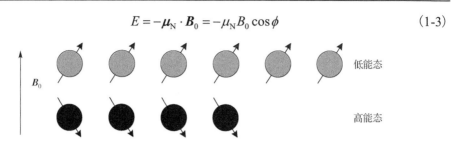

图 1-3　在静磁场 $\boldsymbol{B}_0$ 作用下定向分布的自旋核

根据量子理论，自旋核在外磁场中的势能量子化，角度 ϕ 只能取一些特定的值。设外磁场的方向为 z 轴方向，$\boldsymbol{\mu}_N$ 在外磁场方向的分量为

$$\mu_z = \mu_N \cos\phi = \gamma h m \qquad (1\text{-}4)$$

其中，m 为磁量子数，对于自旋量子数为 I 的核，m 有 $2I+1$ 种可能取值，即 $I, I-1, I-2, \cdots, -I$。对应于 $2I+1$ 种能量状态和可能的取向，如图 1-4 所示。

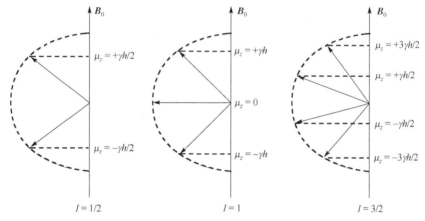

图 1-4　核磁矩在静磁场 $\boldsymbol{B}_0$ 中的取向[18]

对于 ^{1}H 核，$I=1/2$，有两种可能的取向：与外磁场呈锐角及与外磁场呈钝角，如图 1-5 所示。核磁矩两种不同取向对应的磁势能分别为

$$E_1 = -\frac{1}{2}\gamma h B_0, \quad E_2 = \frac{1}{2}\gamma h B_0 \qquad (1\text{-}5)$$

能级差为

$$\Delta E = E_2 - E_1 = \gamma h B_0 \qquad (1\text{-}6)$$

处于低能态的核略多于高能态的核，高、低能态核的数量差受外加静磁场 $\boldsymbol{B}_0$ 的影响。磁场强度越大，差值越大，如图 1-6 所示。仅多出来的那部分核对 MR 信号有贡献。

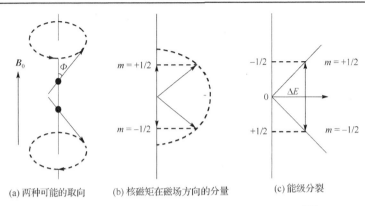

(a) 两种可能的取向　　(b) 核磁矩在磁场方向的分量　　(c) 能级分裂

图 1-5　^{1}H 核在外加静磁场 $\boldsymbol{B}_0$ 中的取向及能量差[18]

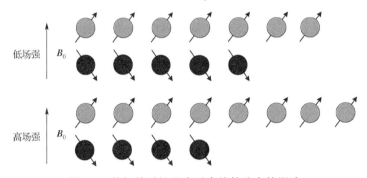

图 1-6　外加静磁场强度对自旋核分布的影响

被"准直"的核并不是静止不动的，它除了继续绕自身的轴作自旋运动外，还围绕着外磁场进行旋转，如图 1-7 所示。因此，自旋核在主磁场 $\boldsymbol{B}_0$ 内有两种运动：一是自旋运动，这正是产生自旋磁矩的原因；二是自旋磁矩围绕主磁场进行旋转，称为进动(Precession)。进动的快慢，用进动频率(拉莫尔频率)来表示，进动频率由拉莫尔公式决定

$$f_0 = \gamma B_0 \tag{1-7}$$

其中，B_0 为外磁场强度(单位 T，特斯拉)；f_0 为进动频率(单位 Hz 或 MHz)；γ 为磁旋比，对于 ^{1}H 核约为 42.58MHz/T。式(1-7)表明进动频率和外磁场强度呈正比。

如表 1-2 所示，磁旋比 γ 对于不同的核有不同的值，因此在同样的静磁场强度 $\boldsymbol{B}_0$ 下，不同的核具有不同的进动频率。拉莫尔公式是整个磁共振成像的核心，几乎贯穿了磁共振成像的每一环节，是理解磁共振成像的基石。

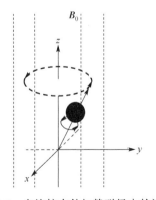

图 1-7　自旋核在外加静磁场中的运动

1.2.2　核磁共振的宏观描述

核磁共振现象是指某些特定的原子核在静磁场内受到适当频率的射频磁场激励时，所出现的吸收和放出射频电磁能量的过程。核磁共振的产生需具备三个基本条件：具有自旋磁矩的原子核、静磁场和适当频率的射频磁场。

1.2.2.1　自旋核的能级分布

将单位体积内含有 N 个 ^1H 核的组织放置到外加静磁场 $\boldsymbol{B}_0$ 中，由于 ^1H 核具有核磁矩，将受到外磁场的作用，^1H 核处于两种能级状态：同外磁场呈锐角的低能态以及同外磁场呈钝角的高能态。自旋核在两个能级上的分布主要取决于两个因素：①由于外磁场的作用，核磁矩倾向取平行于外磁场 $\boldsymbol{B}_0$ 的方向，处于低能态；②原子核的热运动使各能级上的自旋核数量趋于相等，两者最终达到平衡。设 N_H 为高能态的自旋核数量，N_L 为低能态的自旋核数量，ΔE 为高低能态的能量差，则自旋核按能级满足如下玻尔兹曼分布

$$\frac{N_H}{N_L} = \text{e}^{\frac{\Delta E}{kT}} = \text{e}^{\frac{\gamma h B_0}{kT}} \tag{1-8}$$

其中，k 为玻尔兹曼常数；T 为样品的绝对温度。由于 $\Delta E \ll kT$，将上式按泰勒级数展开，取一级近似后得

$$\frac{N_H}{N_L} = \text{e}^{\frac{\Delta E}{kT}} \approx 1 - \frac{\Delta E}{kT} \tag{1-9}$$

设氢核的数量为 N，则

$$N = N_L + N_H, \quad \Delta N = N_L - N_H \tag{1-10}$$

由式(1-9)和式(1-10)可得

$$\Delta N = N_L - N_H = \frac{N}{2}\left(\frac{\Delta E}{kT}\right) = \frac{N}{2}\left(\frac{\gamma h B_0}{kT}\right) \tag{1-11}$$

可见，ΔN 同总氢核数量 N、外加磁场的强度 B_0 呈正比，同绝对温度 T 呈反比。

1.2.2.2　静磁化强度矢量

以上讨论了单个自旋核的磁性及其在磁场中的运动规律，然而在磁共振成像中，关心的并不是单个的自旋核而是由大量自旋核构成的核系统(如体素)。用磁化强度矢量来描述大量自旋核的宏观磁化特性。定义磁化强度矢量 $\boldsymbol{M}$ 为单位体积内核磁矩的矢量和。

在无外加磁场作用时，虽然每个 ^1H 核都有磁矩，但由于空间取向的随机性，彼此相互抵消，系统磁矩的总矢量和的大小 $M = 0$。当将含有 ^1H 核的组织放置到静磁场 $\boldsymbol{B}_0$ 中，由于磁场的作用，^1H 核的磁矩不再随机取向，而是按一定的规律分布

为高能态和低能态,处于低能态的核略多于高能态的核,^{1}H 核的磁矩不能完全抵消,从而 $M \neq 0$,称组织被外磁场 $\boldsymbol{B}_0$ 磁化。

为了分析方便,引入直角坐标系,假定静磁场的方向为 z 轴方向,也称为纵向,沿 z 轴的磁化强度矢量称为纵向磁化。xy 平面与主磁场垂直,xy 面上的磁化强度矢量称为横向磁化。核磁矩用一箭头表示。在外磁场的作用下,^{1}H 核的磁矩有两种取向:与外磁场成锐角以及与外磁场成钝角。由于 $\boldsymbol{B}_0$ 场对自旋核系统的作用只是确定其进动轴的取向和进动频率,并不能确定进动的相位,相位均匀分布。自旋核的磁矩按正 $\boldsymbol{B}_0$ 方向和逆 $\boldsymbol{B}_0$ 方向形成上下两个圆锥面,如图 1-8 所示。

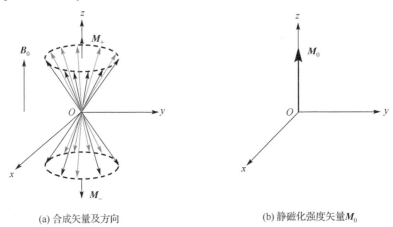

(a) 合成矢量及方向   (b) 静磁化强度矢量 $\boldsymbol{M}_0$

图 1-8 ^{1}H 核系统的磁化强度矢量[18]

用 $\boldsymbol{M}_+$、$\boldsymbol{M}_-$ 分别表示低能态和高能态的核磁矩的矢量和。由于相位均匀分布,所以 $\boldsymbol{M}_+$ 指向正 $\boldsymbol{B}_0$ 方向,而 $\boldsymbol{M}_-$ 指向负 $\boldsymbol{B}_0$ 方向。由于低能态的核多于高能态的核,$M_+ > M_-$,从而 $M_0 = M_+ - M_- \neq 0$,而指向 $\boldsymbol{B}_0$ 场方向。从宏观的角度来看就是产生了一个很微弱、与外磁场方向相同的磁化强度矢量,该磁化强度矢量称为静磁化强度矢量 $\boldsymbol{M}_0$,其大小为

$$M_0 = M_+ - M_- = N_L \mu_z - N_H \mu_z = \Delta N \mu_z \tag{1-12}$$

考虑到 $\mu_z = \dfrac{\gamma h}{2}$,将式(1-11)代入式(1-12)并用质子密度 ρ 代替 N,得

$$M_0 = \frac{\rho \gamma^2 h^2 B_0}{4kT} \tag{1-13}$$

静磁化强度矢量的大小 M_0 同质子密度 ρ 及静磁场的强度 B_0 呈正比,同温度 T 呈反比。

1.2.2.3 核磁共振的产生

平衡态时的磁化强度矢量 $\boldsymbol{M}_0$ 虽然能反映质子密度,但由于和 $\boldsymbol{B}_0$ 场方向相同,

大小同 $\boldsymbol{B}_0$ 场相比极其微小且相对静止，所以无法直接对 $\boldsymbol{M}_0$ 进行检测。为了检测 $\boldsymbol{M}_0$，需要利用核磁共振现象使其偏离 $\boldsymbol{B}_0$ 场。在与 $\boldsymbol{B}_0$ 场相垂直的方向施加射频 (Radio Frequency, RF)磁场 $\boldsymbol{B}_1$，如果射频磁场的频率等于自旋核进动的拉莫尔频率，射频磁场的能量会被大量地吸收，这种现象称为核磁共振现象。射频磁场 $\boldsymbol{B}_1$ 是由通以射频电流的线圈产生的旋转磁场，通常采用脉冲形式，称为射频脉冲。射频脉冲对自旋核主要产生以下两方面作用。

①一些处于低能态的核通过吸收射频能量从低能态跃迁到高能态，导致高能态的核数量增多，低能态的核数量减少，相应地沿 z 轴方向的纵向磁化矢量减小，如图 1-9 所示(注：为了表示清晰，图中及图 1-10 只画出了多出的那部分处于低能态的核)。

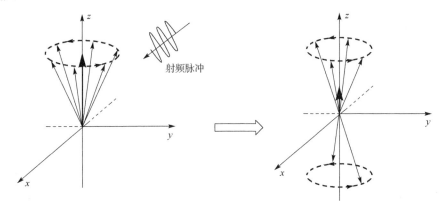

图 1-9 射频脉冲作用下 ^{1}H 核的能级跃迁

由于在射频能量范围，光子只能整个地被吸收，故电磁辐射的光子能量 $h\nu$ (ν 为射频光子的频率)必须等于自旋核的能级差 ΔE 才会被吸收，即

$$h\nu = \Delta E = \gamma h B_0 \tag{1-14}$$

$$\nu = \gamma B_0 \tag{1-15}$$

式(1-15)表明当电磁辐射的频率等于自旋核的进动频率时，射频能量才会被吸收，这称为共振条件。

②使自旋核的进动相位趋于一致，xy 面上的磁化矢量不再为零，产生横向磁化，如图 1-10 所示。

从宏观上看，两者产生的综合效果使 M_z 下降、M_{xy} 上升，相当于使 $\boldsymbol{M}_0$ 偏离 $\boldsymbol{B}_0$ 一个角度 θ，偏离 z 轴角度的大小由外加射频脉冲的强度 B_1 和持续时间 τ 决定，对于矩形射频脉冲

$$\theta \propto \gamma B_1 \tau \tag{1-16}$$

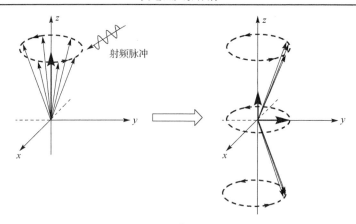

图 1-10 射频脉冲作用下 ^{1}H 核的进动相位趋于一致

式(1-16)表明,可以通过改变射频磁场的强度和/或持续时间控制磁化强度矢量的偏转角。使磁化强度矢量偏转到 xy 面上的射频脉冲称为 90° 脉冲,使磁化强度矢量偏转到 $-z$ 轴方向的射频脉冲称为 180° 脉冲,使磁化强度矢量偏转任意 θ 角的脉冲称为 θ 角脉冲,如图 1-11 所示。

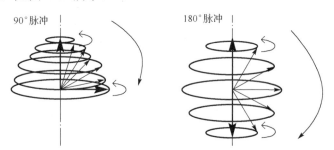

图 1-11 施加 90° 和 180° 射频脉冲磁化强度矢量的变化示意图

被射频磁场偏转的磁化强度矢量以拉莫尔频率绕 z 轴旋转。由于在 xy 面上有分量,通过在 xy 面上放置线圈,可对该磁化矢量进行检测,变化的磁场会在线圈中产生感应电动势。

1.2.3 弛豫过程

如前所述,把含有自旋核的组织放置在外加静磁场中,组织将被外磁场磁化,磁化方向为外磁场方向。如果外磁场不变化,不施加射频磁场,那么组织将一直保持这种状态,这是一种稳定状态,也称为热平衡状态。如果施加和 B_0 场相垂直且满足共振条件的射频磁场,磁化方向将发生改变,磁化强度矢量 M 不再平行于 z 轴而是偏离 z 轴 θ 角,导致纵向磁化 M_z 的减少和横向磁化 M_{xy} 的产生。这种状态是一种不稳定的激发态,当射频脉冲关闭后被激发的处于高能级的自旋核会逐渐释放能量而重新回归到射频脉冲作用前的热平衡状态，$M_z \to M_0$，$M_{xy} \to 0$，这一恢复过程称为弛豫过程。弛豫过程分为纵向弛豫和横向弛豫，二者基于不同的弛豫机理。两种弛豫的机制都与组织自身的特性息息相关。

1.2.3.1　纵向弛豫和 T_1 时间

射频脉冲关闭后，纵向磁化 M_z 从 $M_z(0) \to M_0$ 的恢复过程，称为纵向弛豫。

1）弛豫机理

一些处于高能态的核将其吸收的射频能量释放由高能态回到低能态，这一部分能量被周围物质所吸收，所以纵向弛豫又称为自旋 - 晶格弛豫（Spin-lattice Relaxation），也称为 T_1 弛豫。这里自旋（Spin）就是被激发了的自旋核，而晶格（Lattice）是指自旋核周围的环境。纵向弛豫是个能量交换和释放的过程，能量的交换发生在自旋核和周围环境之间[20]。

纵向弛豫 $M_z \to M_0$ 的恢复过程满足指数增长规律。根据 Bloch 方程[3]，射频脉冲关闭后 t 时刻的纵向磁化矢量的大小 $M_z(t)$ 可表示为

$$M_z(t) = [M_z(0) - M_0] \mathrm{e}^{-\frac{t}{T_1}} + M_0 \tag{1-17}$$

其中，T_1 为纵向弛豫时间，是用来定量描述组织纵向弛豫快慢的时间常数。考察一下在两种特定情况下这一公式的实际意义。首先，假设采用的是 90° 射频脉冲，意味着在射频脉冲结束的瞬间 $M_z(0) = 0$，式(1-17)简化为

$$M_z(t) = M_0(1 - \mathrm{e}^{-\frac{t}{T_1}}) \tag{1-18}$$

利用这一公式可以量化 T_1 时间。当 $t = T_1$ 时，式(1-18)为

$$M_z(T_1) = M_0(1 - \mathrm{e}^{-1}) \approx 0.63 M_0 \tag{1-19}$$

可见 T_1 时间就是 90° 射频脉冲后纵向磁化恢复到平衡状态下纵向磁化的约 63% 所需的时间。

如果施加的是 180° 射频脉冲，在 $t = 0$ 时，$M_z(0) = -M_0$，式(1-17)为

$$M_z(t) = M_0(1 - 2\mathrm{e}^{-\frac{t}{T_1}}) \tag{1-20}$$

图 1-12 为 90° 和 180° 射频脉冲后纵向磁化强度矢量的恢复曲线。

纵向弛豫是自旋核和周围环境之间的能量交换过程。那么哪些因素会影响这一能量交换过程呢？自旋核周围分子的运动频率是一个重要的决定因素。以拉莫尔频率进动的自旋核能否把其从射频脉冲摄取的能量传递出去，取决于周围不断运动的分子和自旋核能在多大程度上达成同步。当周围分子的运动频率等于自旋核的拉莫尔频率时，T_1 弛豫最快。周边环境中分子的运动速度过快或过慢，都会使得它们之

间难以达成同步运动，导致能量交换受阻，T_1 弛豫变得缓慢。图 1-13 为周围分子的运动频率和 T_1 时间的关系示意图。

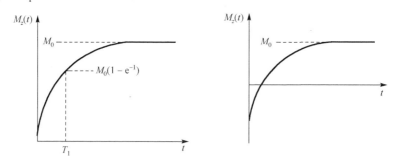

图 1-12　90°和 180°射频脉冲后纵向磁化强度矢量的恢复曲线

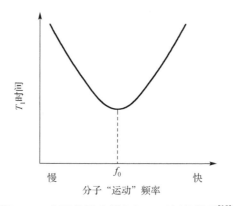

图 1-13　分子的运动频率和 T_1 时间的关系[19]

　　固体或依附于大分子物质中的水分子运动频率通常较慢，因此表现为 T_1 时间长；而自由水中水分子的运动频率则非常快，也不利于自旋核和这些水分子之间的能量传递，因此也表现为 T_1 时间长。黏性液体如脂肪、固形物含量相对较高的囊肿、脓肿其内的分子运动频率比较适中，使得其运动频率和拉莫尔频率相近，这是导致这些成分呈短 T_1 的基础[20-22]。此外，T_1 时间受外加磁场强度影响，对于相同的组织，外加磁场越强，T_1 越长。

　　2）T_1 对比度

　　基于不同的组织有不同的 T_1 时间可以形成图像对比度，称为 T_1 对比度。假定有两种组织，它们的 T_1 时间分别为 250ms 和 500ms。图 1-14 为两种组织的纵向磁化恢复曲线（假定质子密度相同）。90°射频脉冲后，两种组织均从 0 开始进行纵向弛豫。两种组织的 T_1 不同导致纵向磁化强度产生差别，在某个时间 TR 对其进行测量，并根据纵向磁化强度的大小用不同的灰阶进行显示便可转换成图像对比度。

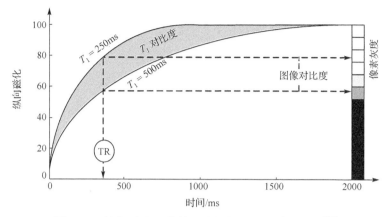

图 1-14　具有不同 T_1 值的两种组织 T_1 对比度的形成[23]

1.2.3.2　横向弛豫和 T_2 时间

射频脉冲关闭后，横向磁化 M_{xy} 从 $M_{xy}(0) \to 0$ 的恢复过程，称为横向弛豫。

1) 弛豫机理

当射频脉冲关闭后，由于自旋核之间的相互作用，原来的同步进动很快消失，使得核磁矩在 xy 面上的分量相互抵消，导致 $M_{xy} \to 0$。横向弛豫又叫自旋-自旋弛豫或 T_2 弛豫，横向弛豫发生在自旋核系统内部，是自旋核与自旋核之间相互作用的结果。本质上是原本具有相位相干的自旋核发生相位发散，进而导致横向磁化矢量的衰减，如图 1-15 所示。

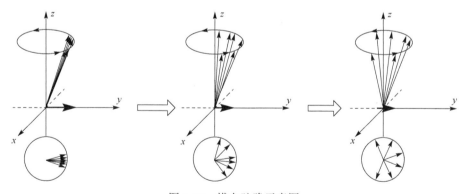

图 1-15　横向弛豫示意图

横向弛豫是横向磁化按指数规律不断减小的衰减过程，如图 1-16 所示。用 M_{xy} 表示横向磁化，用来描述横向磁化矢量指数衰减的公式为

$$M_{xy}(t) = M_{xy}(0)\mathrm{e}^{-\frac{t}{T_2}} \tag{1-21}$$

其中，T_2 为横向弛豫时间，是用来定量描述组织横向弛豫快慢的时间常数。当 $t = T_2$

时，$M_{xy}(T_2) \approx 0.37 M_{xy}(0)$，因此 T_2 表示射频脉冲作用后横向磁化矢量衰减到其初始最大值的约 37% 所需的时间。

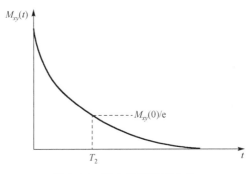

图 1-16　横向弛豫衰减曲线

影响 T_2 弛豫的最主要的机制是，相对于一个自旋核而言，其周围自旋核能否形成一个稳定的干扰小磁场。对于某个自旋核，与相邻自旋核之间的相互作用会导致其进动频率的波动，这种小的波动会造成原本相位相干的自旋核发生相位发散。关于 T_2 弛豫可用晶格磁场进行解释，对于一个自旋核，如果其周围的自旋核能形成一个相对稳定的晶格场，就更容易导致自旋核的进动频率发生改变，从而引起相位变化，核磁矩相互抵消，宏观上就表现为横向磁化的衰减。固体类如肌肉、韧带等因为能形成稳定的晶格磁场，因而具有极短的 T_2 时间；而自由水(如脑脊液等)因为水分子运动频率快而无序，不能形成有效的晶格磁场，表现为 T_2 时间长[21,22]。和 T_1 不同，T_2 受磁场强度影响较小。纵向弛豫和横向弛豫基于不同的机理，两种弛豫并不同步进行，通常 T_2 弛豫要快于 T_1 弛豫，对于同种组织 $T_2 < T_1$。

2) T_2 对比度

同样由于各种组织的 T_2 时间不同，可形成图像对比度。如图 1-17 所示，假定有

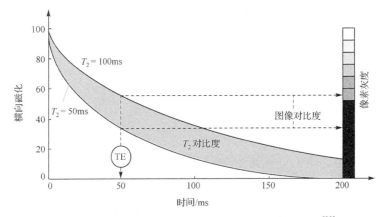

图 1-17　具有不同 T_2 值的两种组织 T_2 对比度的形成[23]

两种组织，它们的 T_2 值分别为 50ms 和 100ms，两种组织以相同的磁化水平开始横向弛豫。由于 T_2 值不同，磁化的衰减以不同的速率进行，具有较长 T_2 值(100ms)的组织比较短 T_2 值(50ms)的组织始终保持较高的磁化水平，在任一时刻，组织磁化的差异就代表 T_2 对比度。

1.2.3.3　质子密度对比度

每个体素的质子密度决定在弛豫过程中磁化能生长到最高水平的程度。图 1-18 表示具有相同 T_1 值但相对质子密度不同的两种组织纵向磁化的恢复过程，具有较低质子密度(80%)的组织达到的最大磁化水平仅是另一种组织的 80%，磁化水平差别是由质子密度不同造成的，形成质子密度对比度。

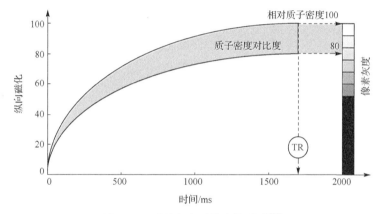

图 1-18　质子密度对比度的形成[23]

前面在讨论 T_1 对比度时，假定两种组织质子密度相同，而讨论质子密度对比度时，假定两种组织 T_1 相同。一般情况，不同组织的 T_1 值和质子密度均不相同。两种可能的情况分别如图 1-19 和图 1-20 所示。在图 1-19 中，组织 1 的 T_1 较短而质子密

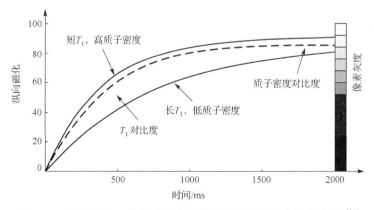

图 1-19　具有不同 T_1 值和质子密度的两种组织对比度的形成(1)[23]

度较高。组织 1 呈现的亮度始终高于组织 2。T_1 对比度出现在弛豫过程早期，后来逐渐为质子密度对比度所取代。

　　图 1-20 表示大脑灰质和白质的情况。白质具有短的 T_1 及低的质子密度，在弛豫阶段的早期，因为白质的 T_1 短，白质的磁化超过灰质。如果 TR 选择在这一范围，白质在图像上较亮。随着组织磁化达到最大值，白质的亮度低于灰质，这是由于白质的质子密度低于灰质。

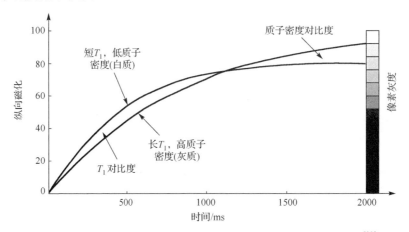

图 1-20　具有不同 T_1 值和质子密度的两种组织对比度的形成(2)[23]

1.2.4　磁共振信号的检测和自由感应衰减信号

1.2.4.1　自由感应衰减信号

　　组织内的纵向磁化不能直接测量，需要转化成横向磁化。以 90° 射频脉冲激励组织后，磁化强度矢量 M 在 xy 面上将会产生分量 M_{xy}。射频脉冲关闭后，开始纵向弛豫和横向弛豫。从宏观上，M 继续围绕 B_0 以拉莫尔频率进动。然而，由于磁场的不均匀性和固有的 T_2 弛豫机制，它在 xy 面上的投影逐渐减少直至为零。当在 xy 面上放置接收线圈，由于 M_{xy} 在线圈轴线上转动，相当于线圈内磁场发生变化，根据法拉第电磁感应定律，在线圈两端将会产生感应电动势。由于 M_{xy} 随时间衰减，线圈上的感应信号为幅度衰减的正弦波振荡信号，如图 1-21 所示，称为自由感应衰减(Free Induction Decay，FID)信号。FID 信号以进动频率振荡，信号包络线是指数衰减曲线。

$$I_{\mathrm{FID}} = A\mathrm{e}^{-\frac{t}{T_2}} \cos(\omega_0 t + \phi_0) \tag{1-22}$$

其中，A 为常数(取决于线圈的敏感度、电子电路的放大倍数和质子密度等)；ω_0 为进动角频率；ϕ_0 为初始相位。

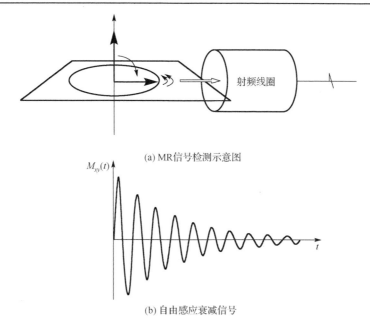

(a) MR信号检测示意图

(b) 自由感应衰减信号

图 1-21　MR 信号的检测和自由感应衰减信号

需要特别指出的是，FID 信号只是以不同方式产生的四种核磁共振信号中的一种(其他三种分别为自旋回波信号、梯度回波信号和受激回波信号，将在后续的章节介绍)。

1.2.4.2　正交检测

如前面所述，MR 信号是由射频脉冲激励后偏转的磁化强度矢量 M 绕外磁场的进动在接收线圈所产生的感应电动势。通常使用正交检测技术进行信号检测。一种方式是采用两个相互垂直的接收线圈，如图 1-22 所示。输出通道 I(In Phase) 和 Q(Quadrature)通过各自的射频接收通道输出信号。这些信号最终被解调、处理和重组，用于形成最终的 MR 图像。

正交接收线圈从两个不同的角度测量相同的进动磁化 M。因此，除了它们之间的 90° 相移，I 通道和 Q 通道的信号理论上应该是相同的。采用正交检测能够得知 M 的确切位置和旋转方向(即正频率与负频率)。与信号不同，两个通道的噪声是独立和不相关的。因此，正交线圈检测比单一线性线圈检测的信噪比增加了 $\sqrt{2}$ 倍。MR 信号可以用来自 I 通道分量和 Q 通道分量构成的矢量来表示，如图 1-23 所示。信号的另一种表示是将 I 通道分量作为实部(Re)，Q 通道分量作为虚部(Im)，用复数表示如下

$$I = Ae^{-\frac{t}{T_2}}\cos(\omega_0 t + \phi_0) + jAe^{-\frac{t}{T_2}}\sin(\omega_0 t + \phi_0) = Ae^{-\frac{t}{T_2}}e^{j(\omega_0 t + \phi_0)} \tag{1-23}$$

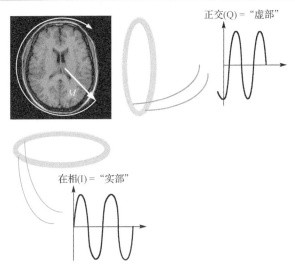

图 1-22　磁共振信号的正交检测[19]

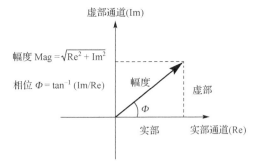

图 1-23　磁共振信号的矢量和复数表示[19]

图像重建可以产生四种图像：实部图像、虚部图像、幅度图像和相位图像，如图 1-24 所示。在临床实践中，鉴于复数图像不便于观察和对相位变化导致的伪影敏感，普遍采用幅度图像。一些特殊的应用会用到相位图像，例如，用于描述血流的运动情况等。

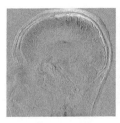 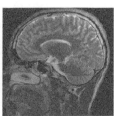 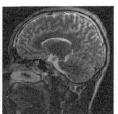 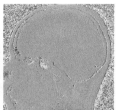

(a)实部图像　　　　(b)虚部图像　　　　(c)幅度图像　　　　(d)相位图像

图 1-24　四种形式的重建图像

磁共振成像中有时也会使用单一的线极化线圈。意味着最初只记录 MR 信号的一个通道。然而，I 和 Q 通道信号仍然可以由这个单一的源产生，通过将信号分成两路，并使用数字或模拟技术将其中一路信号移相 90°，形成傅里叶变换所需的复数数据。然而，由于在每个通道中都存在相同的信号和噪声，所以信噪比没有 $\sqrt{2}$ 倍的提高。

1.2.4.3　旋转坐标系

为了更方便地描述 MR 现象，在磁共振成像中通常会使用两种参考坐标系[24]：实验室参考坐标系(Laboratory Frame of Reference) x-y-z 和旋转参考坐标系(Rotating Frame of Reference) x'-y'-z'。实验室参考坐标系根据扫描仪或磁体的物理坐标定义，$\boldsymbol{B}_0$ 场的方向总是选择为 z 轴(称为纵向)，x 和 y 轴作为垂直于 $\boldsymbol{B}_0$ 场的平面上的一对正交向量，这三个轴符合右手规则，由 x 轴和 y 轴定义的平面称为横向平面。旋转参考坐标系是相对于实验室参考坐标系而言的，当实验室参考坐标系的横向平面以非零角频率 ω_0 绕 z 轴旋转时便得到旋转参考坐标系，如图 1-25 所示。

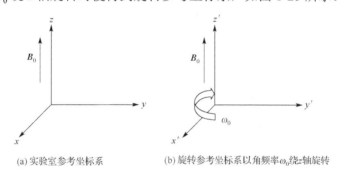

(a) 实验室参考坐标系　　　　　　(b) 旋转参考坐标系以角频率 ω_0 绕 z 轴旋转

图 1-25　两种参考坐标系比较

两种参考坐标系的坐标有如下关系

$$\begin{bmatrix} x' \\ y' \\ z' \end{bmatrix} = \begin{bmatrix} \cos\omega_0 t & \sin\omega_0 t & 0 \\ -\sin\omega_0 t & \cos\omega_0 t & 0 \\ 0 & 0 & 1 \end{bmatrix} \begin{bmatrix} x \\ y \\ z \end{bmatrix} \tag{1-24}$$

旋转参考坐标系极大地简化了许多 MR 现象的描述。在以拉莫尔角频率 ω_0 旋转的参考坐标系中：①静磁场 $\boldsymbol{B}_0$ 的作用消失；②射频磁场 $\boldsymbol{B}_1$ 不再旋转而是静止；③磁化强度矢量 $\boldsymbol{M}$ 绕 $\boldsymbol{B}_1$ 进动。

1.3　磁共振图像的形成

1.3.1　断层图像的几个基本概念

基本的 MRI 属于断层成像，在此先介绍一下断层图像的几个基本概念。

（1）体层

体层是指三维受检体的一个二维薄层，也称断层，断层的厚度称为层厚。

（2）体素和像素

一幅 MR 图像代表人体内的一个断层，断层有一定的厚度，磁共振成像在扫描时将人体断层沿行和列两个方向均匀地划分为许多小体积单元，如图 1-26 所示，每个小体积单元称为体素（Voxel）。体素的大小由层厚、扫描矩阵和视野（Field of View，FOV）三者控制。求出每个体素的 MR 信号的大小并用不同的灰度等级表示在图像上就得到 MR 图像。组成灰度数字图像的基本单元是像素（Pixel），MR 图像上的一个像素代表人体断层的一个体素，而每个像素的灰度等级由相对应体素的 MR 信号的大小决定。像素有两个基本信息：像素位置信息和像素灰度信息。像素位置信息表示图像中该像素对应人体内的体素位置，不同成像方法进行位置对应的手段不同。对磁共振成像而言，实现像素与体素的对应是通过施加三个维度上的梯度磁场进行空间位置编码。像素灰度信息表示对应体素的检测信号强度，对磁共振成像而言，检测的生物体信息是磁共振信号。

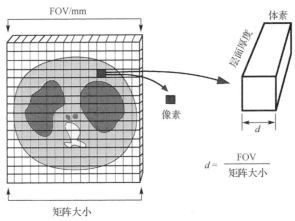

图 1-26　体素、像素和图像矩阵

（3）图像矩阵

将 MR 图像中的像素按行和列进行排列构成一个矩阵，称为图像矩阵。矩阵项的值为其表示的像素值，矩阵的大小为 $M \times N$。在 MRI 中，通常采用方形图像矩阵，但有时为缩短扫描时间，在相位编码方向会使用较小的矩阵。常用的矩阵大小有 256×256、256×192、256×128、512×256 和 512×384 等。图像矩阵又分为扫描图像矩阵和显示图像矩阵。扫描图像矩阵的大小直接影响图像的分辨率和扫描时间。显示图像矩阵的大小可以和扫描图像矩阵相同，也可以通过插值运算获得更大的图像矩阵，尽管不能提高图像分辨率，但提供了更好的视觉感受。像素、体素和图像矩阵的关系如图 1-26 所示。

1.3.2　傅里叶变换成像

目前最常用的成像方法是傅里叶变换成像。下面首先介绍空间编码(Spatial Encoding)和梯度磁场(Magnetic Field Gradients)的概念，然后详细讨论傅里叶变换成像方法。

1.3.2.1　空间编码和梯度磁场

1) 空间编码

当将患者放置到均匀静磁场中，人体内的 ^{1}H 核将以相同的拉莫尔频率进动(不考虑化学位移和磁敏感效应等的影响)，为了使其产生磁共振信号要施加相同频率的 RF 脉冲，^{1}H 核以相同的频率共振，此时用线圈检测到的 MR 信号是单一频率的，所有的 ^{1}H 核的 MR 信号叠加到一起，无位置信息。为了成像必须将每个体素的 MR 信号同其他体素的 MR 信号区分开来，也就是说必须获得每个体素的 MR 信号。如果有意识地使人体中各体素位置具有不同的磁场，则各体素的 ^{1}H 核将以不同的频率进动，检测到的 MR 信号将包含多种频率。根据信号频率就可区分不同体素的 MR 信号，利用频率编码了体素的空间位置，称为空间编码。在实际成像过程中，空间编码通过在主磁场 $\boldsymbol{B}_0$ 之上叠加特定的梯度磁场实现。

2) 梯度磁场

梯度磁场是指磁场强度随空间位置呈线性变化的磁场，梯度磁场叠加在主磁场 $\boldsymbol{B}_0$ 之上实现空间编码。为了获取三维空间信息，需要使用三个方向的梯度磁场：分别为强度随 x、y 和 z 轴坐标线性变化的梯度磁场 G_x、G_y 和 G_z，可表示如下

$$G_x(t) = \frac{\partial B_z(t)}{\partial x} = 常数, \quad G_y(t) = \frac{\partial B_z(t)}{\partial y} = 常数, \quad G_z(t) = \frac{\partial B_z(t)}{\partial z} = 常数 \quad (1\text{-}25)$$

这三个梯度磁场分别由三组独立的梯度线圈产生。需要特别指出的是，梯度磁场的磁场方向仍是朝着 z 轴方向，只是磁场大小随着某个方向线性变化，例如，梯度磁场 G_y 是指"z 方向磁场随 y 坐标位置不同而线性改变"，如图 1-27 所示。

1.3.2.2　磁共振成像的一般流程

图 1-28 为磁共振成像的一般流程。射频发射/接收子系统和梯度磁场子系统作为图像编码装置，按照编码模型产生编码的图像数据(K 空间数据或原始数据)，图像重建过程将 K 空间数据转换成图像[25]。

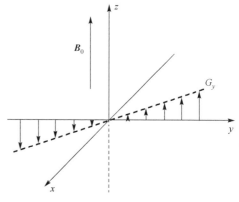

图 1-27　梯度磁场 G_y 场强大小随 y 坐标线性变化，方向朝向 z 轴

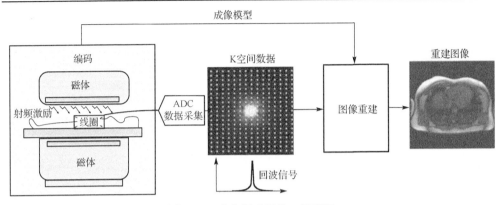

图 1-28　磁共振成像的一般流程

编码模型描述磁共振成像仪内的编码过程，即 MR 信号如何形成和将空间定位信息编码进 MR 信号中。编码模型也称为前向模型（Forward Model），描述从物体信号到 K 空间数据的前向变换，数学上可表示为

$$E(\rho(x,y)) = m(k_x, k_y) \tag{1-26}$$

其中，E 表示编码算子；$\rho(x,y)$ 为待重建物体信号；$m(k_x, k_y)$ 为测量数据。对于离散情况可用矩阵形式表示如下

$$E\rho = m \tag{1-27}$$

其中，E 表示编码矩阵；ρ 为矢量化的待重建物体信号；m 为矢量化的测量数据。

磁共振成像就是要通过特定的编码矩阵 E 对目标物体信号 ρ 进行编码获得测量数据 m，然后由 E 和 m 重建出 ρ。

不同的编码方式（编码模型）需要不同的图像重建方法。编码和图像重建一起构成 MRI 的成像方法。图像重建方法一般分为直接法（解析法）和迭代法。如果编码矩阵 E 可逆，可采用直接法，对式（1-27）进行矩阵求逆得到

$$\rho = E^{-1}m \tag{1-28}$$

其编码和重建过程如图 1-29 所示。当编码矩阵为离散傅里叶变换（Discrete Fourier Transform，DFT），可采用快速傅里叶变换（Fast Fourier Transform，FFT）直接求逆的方法，这是目前最常用的图像重建方法。

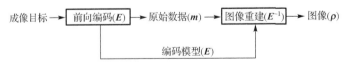

图 1-29　直接法图像重建一般流程

迭代法通过一系列的迭代得到图像的近似解，其过程如图 1-30 所示。

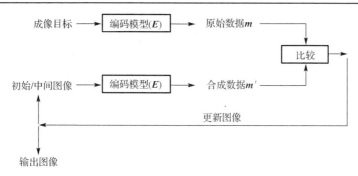

图 1-30　迭代法图像重建一般流程

代替直接对编码模型求逆，迭代法假定一个初始解 ρ^0，用前向编码模型对其进行编码得到假设的原始数据，然后与采集的原始数据进行比较，两者之间的误差用来更新假设解，迭代地重复这个过程，直到假设的原始数据和采集的原始数据足够接近，得到最后的近似解。

1.3.2.3　二维傅里叶变换成像方法

MRI 中使用最多的成像方法是二维傅里叶变换（2D Fourier Transform，2DFT）法，它是一种直接重建方法[10]。在二维傅里叶变换成像方法中，首先使用层面选择梯度磁场（Slice-selective Gradient，G_{SS}）选择感兴趣层面；然后在该层面中，分别使用相位编码梯度磁场（Phase-encoding Gradient，G_{PE}）和频率编码梯度磁场（Frequency-encoding Gradient，G_{FE}）对每个点的位置进行垂直和水平编码，在施加频率编码梯度磁场的同时进行数据采集，最后通过二维傅里叶逆变换实现图像重建[25]。下面以横断面为例解释层面选择、相位编码和频率编码过程。

1）层面选择

MRI 和 X 线 CT 一样获取断层图像，首先要完成层面选择。MRI 中层面选择通过梯度磁场和射频脉冲相互配合来实现，下面以横断面为例说明层面选择过程。为实现横断面的选择，在 z 方向施加梯度磁场 G_z，人体各横断面所经历的磁场为

$$B(z) = B_0 + G_z \cdot z \tag{1-29}$$

相应的进动频率为 $f(z) = \gamma B(z) = f_0 + \gamma G_z \cdot z$ 随 z 坐标不同而变化，通过施加不同频率的射频脉冲便可有选择性地使不同横断面内的 ^1H 核产生共振，从而实现层面选择。

层面的位置可通过改变射频脉冲的中心频率来改变，实际作为层面选择的射频脉冲不是单一频率（产生单一频率的射频需要无限长的持续时间），而是覆盖一个特定的狭窄频带，取决于脉冲的形状和持续时间。频带的宽度和梯度磁场的梯度一同决定断层的厚度。

（1）层面厚度的控制

在 z 轴施加梯度磁场后，根据拉莫尔公式，不同 z 坐标横断面上质子的进动频率为

$$f(z) = \gamma(B_0 + G_z \cdot z) \tag{1-30}$$

每个频率 f 对应一个 z 坐标位置，频率范围 Δf 对应 z 坐标的范围。

$$\Delta f = \gamma G_z \cdot \Delta z \tag{1-31}$$

$$\Delta z = \frac{\Delta f}{\gamma G_z} \tag{1-32}$$

其中，Δf 为射频带宽，Δz 为层厚。式（1-32）表明，层面厚度同射频脉冲的带宽呈正比，同梯度磁场的梯度呈反比。因此，可以通过射频脉冲的带宽和梯度磁场的梯度控制层面厚度。

（2）层面方向的控制

与 X 线 CT 相比，MRI 具有非常灵活的选层方法。它不仅可以选择常规的横断面、冠状面和矢状面，还可进行任意斜面成像。

按图 1-31 的坐标系，G_x 作层面选择梯度磁场可获得矢状面图像，G_y 作层面选择梯度磁场可获得冠状面图像。对于任意斜面成像，其层面选择需要两个或三个梯度磁场的共同作用。总的原则是使层面选择梯度磁场 G_{SS} 的方向与待成像层面垂直。

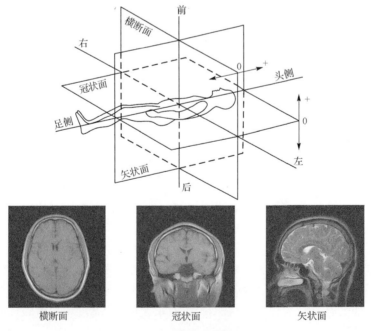

图 1-31　人体三个标准轴向面

2) 相位编码

所谓相位编码是在某方向(例如 y 方向)施加短暂的梯度磁场，使得沿 y 轴方向不同体素中的 ^{1}H 核进动相位不相同，以相位标定体素空间位置的编码方式。

当完成层面选择后，MR 信号被限定在选定的层面内。但随着 z 方向梯度磁场和射频脉冲的关闭，层面内的 ^{1}H 核又经历相同的磁场，以相同的拉莫尔频率进动。此时如果在 y 方向施加梯度磁场 G_y，则有

$$B(y) = B_0 + G_y \cdot y \tag{1-33}$$

导致沿 y 轴不同位置的 ^{1}H 核以不同的频率进动。G_y 每次只施加很短的时间 τ，由 G_y 引起的附加相位为

$$\phi(y) = -\gamma G_y y \tau \tag{1-34}$$

虽然 G_y 关闭后，沿 y 轴不同位置的 ^{1}H 核又以相同的频率进动，但进动的相位各不相同。这样依据相位的不同便可识别体素在 y 方向的位置。

在每次数据采集周期中，相位编码梯度磁场只是瞬间接通，且在各数据采集周期，要求施加梯度各不相同的梯度磁场(通常采用步进方式)，如图 1-32 所示，相对应的附加相位为

$$\phi_m(y) = -\gamma m \Delta G_y y \tau \tag{1-35}$$

这是为了图像重建而采集足够的数据所必需的。在磁共振成像过程中，沿相位编码方向排列的像素个数决定了为实现图像重建所需的相位编码步数。在全采样的情况下，如果要得到一幅 128×128 像素的二维图像，则相位编码步数要等于或大于 128。

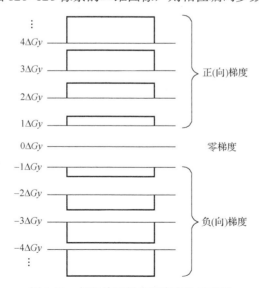

图 1-32　相位编码梯度幅度变化示意图

3）频率编码

在二维傅里叶成像方法中，相位编码只解决了 y 方向的体素识别，x 方向的体素识别还需加入 x 方向的梯度磁场来实现频率编码。频率编码的原理是：加入 x 方向的梯度磁场 G_x，使得沿 x 轴坐标不同体素的进动频率不同，即

$$f(x) = \gamma(B_0 + G_x \cdot x) \tag{1-36}$$

从而产生的 MR 信号的频率也略有差别，这样依靠频率标定了体素在 x 方向的位置。在频率编码梯度磁场存在的同时，用线圈检测该层面发出的 MR 信号

$$I(t,m) = \iint \rho(x,y) \mathrm{e}^{-\mathrm{j}2\pi\gamma(G_x xt + m\Delta G_y y\tau)} \mathrm{d}x\mathrm{d}y \tag{1-37}$$

设 $k_x = \gamma G_x t$，$k_y = \gamma m\Delta G_y \tau$，得到如下图像方程

$$I(k_x, k_y) = \iint \rho(x,y) \mathrm{e}^{-\mathrm{j}2\pi(k_x x + k_y y)} \mathrm{d}x\mathrm{d}y \tag{1-38}$$

上式表明检测到的 MR 信号是待重建图像 $\rho(x,y)$ 的二维傅里叶变换。

相位编码和频率编码都是通过施加梯度磁场来实现的，实际上，相位编码梯度和频率编码梯度对 $^1\mathrm{H}$ 核产生相同的作用，只是使用的目的不同。当梯度磁场施加时，所有的成像梯度磁场暂时改变 $^1\mathrm{H}$ 核的进动频率。当梯度磁场关闭后，所有的 $^1\mathrm{H}$ 核回到正常频率但相位差别被保留。相位编码和频率编码的主要区别在于，相位编码时不采集信号，而频率编码的同时进行信号的采集。

4）二维傅里叶变换重建方法

在二维傅里叶变换成像技术中，首先通过层面选择将 MR 信号限定在特定的待成像层面内，然后分别用相位编码和频率编码标定各体素的 y 轴和 x 轴位置坐标，由射频线圈接收到的 MR 信号 $I(k_x, k_y)$ 和待重建图像 $\rho(x,y)$ 是傅里叶变换对的关系，通过二维傅里叶逆变换便可获得各体素的 MR 信息，按信号的强弱赋予各个体素不同的灰度，就形成了一幅亮暗不同的二维图像。

1.3.2.4　三维傅里叶变换成像方法

二维傅里叶变换成像方法经过改造可以对整个成像目标进行三维傅里叶变换（3DFT）的数据采集和图像重建。在进行 3DFT 成像时，使用"非层面选择性"射频激励脉冲同时对人体的整个感兴趣容积进行激励而不是某一层面。然后沿 G_y 和 G_z 两个方向上进行相位编码，沿 G_x 方向上进行频率编码。三维傅里叶变换的图像方程为

$$I(k_x, k_y, k_z) = \iint \rho(x,y,z) \mathrm{e}^{-\mathrm{j}2\pi(k_x x + k_y y + k_z z)} \mathrm{d}x\mathrm{d}y\mathrm{d}z \tag{1-39}$$

在采集完整个感兴趣容积的数据后，再进行图像重建，层面选择在重建过程中完成。这种成像方法带来很大的重建灵活性，层面的位置、方向和层厚可以任意选择，同时可以重建横断面、冠状面、矢状面甚至任意方向层面的图像。对于 3D 成

像，检测的信号来自整个感兴趣容积而不是单个层面，具有更高的信噪比，因此可进行更薄层厚的成像。考虑到填充三维 K 空间需要获取大量的数据，3D 成像通常要和快速成像序列相结合。

1.4　磁共振成像脉冲序列

磁共振信号的强度 I 取决于一些基本组织特征参数，主要有 T_1、T_2 和质子密度 $N(H)$，可表示为

$$I = KM_0 f_1(T_1) f_2(T_2) \tag{1-40}$$

其中，K 取决于接收线圈的敏感度和电子电路的放大倍数等，对于特定的机器和线圈是一常数；M_0 表示磁化强度矢量 $\boldsymbol{M}$ 的初值，反映质子密度的大小，也常用 $N(H)$ 表示；$f_1(T_1)$ 为 T_1 的函数，反映 T_1 对信号强度 I 的影响；$f_2(T_2)$ 为 T_2 的函数，反映 T_2 对信号强度 I 的影响。

为了获得反映这些参数的图像，需要采用脉冲序列对人体进行扫描，脉冲序列由一系列按一定时序施加的射频脉冲和梯度脉冲构成。脉冲的组成方式和时间间隔称为扫描参数。通过改变扫描参数，可以改变 $N(H)$、$f_1(T_1)$ 和 $f_2(T_2)$ 对 I 的影响程度。如果信号强度 I 的差别主要取决于组织 T_1 时间的不同，那么称为 T_1 加权像（T_1-weighted Image）。同样如果信号强度 I 的差别主要取决于组织 T_2 时间或 $N(H)$ 的不同，则称为 T_2 加权像（T_2-weighted Image）或质子密度加权像（PD-weighted Image）。扫描参数是医生和操作人员能根据需要设置的参数。

脉冲序列可分为常规脉冲序列和快速脉冲序列。本节主要介绍几种常规脉冲序列。

1.4.1　饱和恢复脉冲序列

饱和恢复脉冲序列（Saturation Recovery, SR）在施加一个射频激励脉冲（如 90°射频）后马上就进行信号的读取，所以饱和恢复序列读取的信号属于自由感应衰减信号。

1.4.1.1　饱和恢复脉冲序列的时序

饱和恢复脉冲序列施加一系列的 90°射频激励脉冲，常简写成 (90°–TR)n，n 是形成一幅图像该脉冲的重复次数，如图 1-33 所示。根据所选择的射频脉冲重复时间 TR 的不同，在下一次射频激发前纵向磁化矢量会有不同程度的恢复。如果 TR 很短，得到的对比度更能反映不同组织成分的 T_1 弛豫差别，也就是 T_1 加权对比；而如果 TR 足够长，意味着每次射频激发时组织都有充分的纵向弛豫，得到的对比度主要反映不同组织成分的质子密度差别，为质子密度加权像。

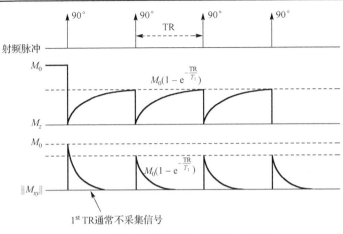

图 1-33 饱和恢复脉冲序列时序示意图

1.4.1.2 激发过程和图像特征

施加 90° 脉冲前 $M_z = M_0, M_{xy} = 0$，施加 90° 脉冲后 $M_z = 0, M_{xy} = M_{xy\max}$。90° 射频脉冲关闭后，分别进行纵向弛豫和横向弛豫，经过时间 t 后有

$$M_z(t) = M_0(1 - e^{-\frac{t}{T_1}}) \tag{1-41}$$

由于不同的组织具有不同的 T_1 值，经过相同的时间 t，它们的纵向磁化 $M_z(t)$ 的恢复量便不相同。假定有两种组织：脑组织和脑脊液(CSF)。脑组织有较短的 T_1 值称为 T'，而脑脊液有长的 T_1 值称为 T''。它们的纵向弛豫曲线如图 1-34 所示，显然脑组织的 $M'_z(t)$ 恢复较脑脊液的 $M''_z(t)$ 要快得多。经过一定的时间间隔 TR，它们分别恢复到

$$M'_z(\mathrm{TR}) = M_0(1 - e^{-\frac{\mathrm{TR}}{T'_1}}) \tag{1-42}$$

$$M''_z(\mathrm{TR}) = M_0(1 - e^{-\frac{\mathrm{TR}}{T''_1}}) \tag{1-43}$$

此时再施加一 90° 脉冲，使 M_z 再次偏转到 xy 面。同时在 xy 面上用线圈进行信号检测，由于 $M'_z(\mathrm{TR}) > M''_z(\mathrm{TR})$，两种组织间的磁化强度存在差别，根据信号大小不同用不同的灰度等级表示，便可在图像上区分出脑组织和脑脊液。

因为饱和恢复序列所采集的信号是 FID 信号而不是回波信号，这样带来的一个好处是可以获取更短的回波时间，但缺点是对线圈技术提出了很高的要求。另外，FID 信号也很容易受到射频脉冲的干扰，这些原因导致这一序列在临床上没有获得使用。不过近年来，随着线圈切换技术的提高，部分序列可以实现这种采集，在射频激励结束后迅速采集相应的 FID 信号，从而实现了零回波时间信号读取。

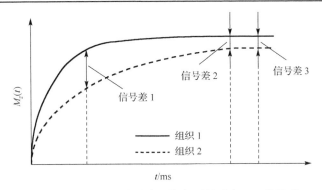

图 1-34　饱和恢复脉冲序列组织对比度与 TR 的关系

1.4.2　自旋回波脉冲序列

自 20 世纪 80 年代初 Edelstein 等引入基于傅里叶变换的自旋回波成像技术以来[14]，自旋回波（Spin Echo，SE）脉冲序列一直是 MR 成像的主流方法。之后出现了很多自旋回波脉冲序列的变体。

1.4.2.1　T_2 和 T_2^*

前面讨论了磁场均匀情况下的横向弛豫过程，它满足

$$M_{xy}(t) = M_{xy}(0)\mathrm{e}^{-\frac{t}{T_2}} \tag{1-44}$$

是组织中原子和分子水平上的自然相互作用的结果。然而，在磁共振成像设备中，磁场强度不可能做得绝对均匀以及组织间的磁敏感性差异导致的磁场畸变等使得磁场并不均匀[26]。作用于 ^{1}H 核的磁场强度的微小差别能导致进动频率的差异，使同步进动很快受到破坏，横向弛豫过程大大加速。影响自旋核的相位失去同步和形成横向弛豫的因素主要有两个[27]：一是自旋核之间的能量交换，它引起较慢的相位失去同步和磁化丧失，其速率由组织的性质决定。这种组织特异性自旋-自旋弛豫（自旋核之间的随机相互作用）导致纯 T_2 衰减。由 T_2 时间表征的相位失去同步活动，这种效应是不可逆的；二是磁场的不均匀性引起相当快的自旋核相位失去同步和横向磁化的丧失，这种效应与组织性质无关，但它容易导致掩盖组织的真实弛豫特性。把这种情况下用 FID 信号测得的横向弛豫时间称为 T_2^*。T_2^* 包含了由分子机制产生的自然 T_2 影响以及磁场不均匀性引起的相位失去同步。

$$\frac{1}{T_2^*} = \frac{1}{T_2} + \frac{1}{T_2'} \tag{1-45}$$

其中，$T_2' = 1/\gamma\Delta B_i$ 为磁场不均匀导致的横向弛豫时间，实际的横向弛豫满足

$$M_{xy}(t) = M_{xy}(0)\mathrm{e}^{-\frac{t}{T_2^*}} \tag{1-46}$$

要比单独由组织特性所引起的横向弛豫快得多，通常 $T_2 \gg T_2^*$。要在图像上表现出组织的 T_2 特性或对 T_2 进行测量，必须排除由磁场的不均匀性引起的相当快的横向弛豫的影响。人们设计了一些脉冲序列，其中最常用的是自旋回波脉冲序列，它用来补偿由磁场的非均匀性所引起的相位失去同步和快速弛豫。

自旋回波序列通过施加 180° 聚相脉冲将可回复的失相重新聚相，去除 T_2' 对横向弛豫的影响，提供纯 T_2 信息。聚相脉冲最大的作用是消除了空间上有规律分布的磁场不均匀(主磁场不均匀、各种原因导致的磁敏感效应等)对横向弛豫的干扰，但聚相脉冲不会消除组织本身对横向弛豫的影响，因此自旋回波序列能够用于标准 T_2 加权成像。

1.4.2.2　自旋回波脉冲序列的时序

基本的自旋回波脉冲序列每个重复周期包含两个射频脉冲：首先施加一个 90° 激励脉冲，然后跟随一个 180° 聚相脉冲，如图 1-35 所示。从时序上看，90° 激励脉冲到 180° 聚相脉冲的时间间隔为 TE/2，而 180° 聚相脉冲到回波中心的时间也是 TE/2，这种时间上的对称性确保了聚相脉冲可以克服空间上有规律分布的磁场不均匀对横向弛豫的干扰[28]。因此，采用自旋回波脉冲序列可以获得比较标准的反映组织横向弛豫特性的对比度图像。

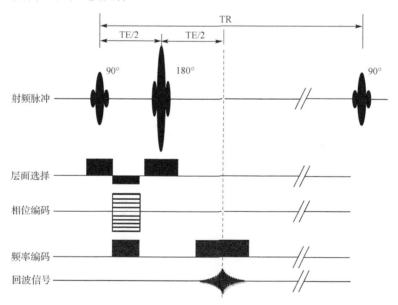

图 1-35　基本自旋回波脉冲序列示意图

　　经典二维自旋回波脉冲序列如图 1-35 所示。每对 90°～180° 射频脉冲后产生一个回波(Echo)信号。在施加每一个射频脉冲的同时打开层面选择梯度磁场 G_{SS}，因此只激励单个层面。频率编码梯度磁场 G_{FE}，也称为读出梯度 G_{RO} (Readout Gradient)，由 90° 和 180° 脉冲之间的反相瓣及 180° 脉冲之后的读出瓣组成。反相瓣根据质子在梯度磁场中的空间位置，沿频率编码轴使自旋质子产生和频率相关的相移。这些自旋质子的相位被 180° 脉冲反转，然后被读出瓣重新聚相形成回波。通常在 90° 和 180° 脉冲之间，采用变幅度的相位编码梯度 G_{PE}。在下一个 TR 区间内，以相同的频率编码梯度磁场和不同幅度的相位编码梯度磁场为该层面收集另一个回波信号。随着相位编码梯度的逐次应用，MR 信号被用来填充另一行 K 空间线。对于常规全采样 K 空间 MR 成像，这个过程通常重复 N_y 次(N_y 为相位编码方向的像素数)。一旦所有的 K 空间行都被数据填满，就可以使用傅里叶逆变换重建图像。

　　1. 自旋回波的形成

　　图 1-36 描述了自旋回波的形成过程。首先，90° 激励脉冲使磁化矢量 M 偏转到 xy 面上，如图 1-36(b) 所示。90° 脉冲关闭后，由于被检查组织内局部磁场的不均匀性，质子群经受着或强或弱的磁场，导致频率进动不同。经过 TE/2 时间后，在 xy 面上某些进动频率较高的质子在圆周上的位置比频率较低的质子要超前一些(由箭头在横平面上的展开来表示)，如图 1-36(c) 所示，由于质子进动失去同步，磁化矢量 M_{xy} 逐渐减小。此时施加 180° 脉冲，使这些质子翻转 180°，如图 1-36(d) 所示。使得快速运动的质子的定位落后于慢速质子，如图 1-36(e) 所示。随后，快速运动的质子开始赶上慢速质子，经过 TE/2 它们又重新回到相位相同状态，M_{xy} 又达到"最大值"，如图 1-36(f) 所示。然后频率高的质子超过频率低的质子，再次失去同步，M_{xy} 又逐步减小，最终趋于零，如图 1-36(g) 所示。形成图 1-36(a) 所示的回波信号[29]。

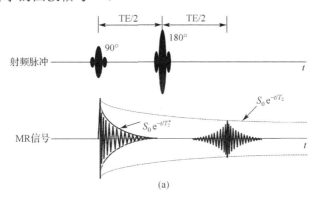

(a)

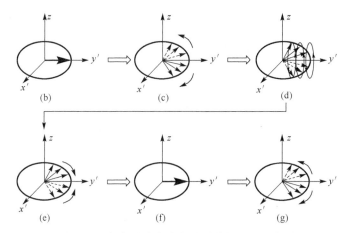

图 1-36　自旋回波脉冲序列回波的形成示意图

然而，因为由自旋核之间的随机相互作用产生的 T_2 弛豫是不可逆的，所以磁化不会生长到初始值。质子的相位再同步使磁化达到的水平由组织的 T_2 特性决定。180° 射频脉冲后回波最大值的信号包络线对应纯 T_2 衰减曲线。

2. 自旋回波脉冲序列的图像特征

自旋回波脉冲序列有两个主要扫描参数：重复时间 TR 和回波时间 TE，信号强度可表示为

$$I = KM_0(1 - e^{-\frac{TR}{T_1}})e^{-\frac{TE}{T_2}} \qquad (1\text{-}47)$$

上式表明图像像素的亮度取决于组织的特征参数质子密度、T_1 和 T_2，以及扫描参数 TR 和 TE。改变 TR 和 TE 可改变 T_1、T_2 和质子密度对图像信号的贡献，从而获得 T_1、T_2 和质子密度加权像。下面分为四种情况来分析[30]。

（1）长 TR，短 TE

假定有两种组织 A 和 B，如果 TR 很长，下一周期 90° 脉冲前，两种组织的纵向磁化恢复到接近静态值 M_0。此时 90° 脉冲将其偏转到 xy 面上，M_{xy} 中基本无 T_1 的信息。如果选择短的 TE，由 T_2 弛豫所引起的信号差别仍未形成，得到的图像既不是 T_1 加权像也不是 T_2 加权像，如果 A、B 两种组织的 M_0 不同，则可形成质子密度加权像，如图 1-37 所示。

（2）长 TR，长 TE

由于 TR 很长，下一周期 90° 脉冲时，两种组织的纵向磁化恢复到接近静态值 M_0。90° 脉冲将其偏转到 xy 面上，M_{xy} 中基本无 T_1 信息。由于 TE 长，由 T_2 弛豫不同引起的信号强度差别很大，形成 T_2 加权像，如图 1-38 所示。

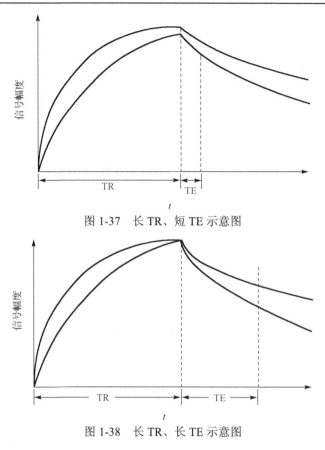

图 1-37　长 TR、短 TE 示意图

图 1-38　长 TR、长 TE 示意图

(3) 短 TR，短 TE

由于 TR 短，在下一周期到来时，纵向磁化只产生部分恢复，由于 T_1 不同引起的信号强度差别很大，又由于 TE 很短，由 T_2 弛豫引起的信号强度差别仍未形成，为 T_1 加权像，如图 1-39 所示。

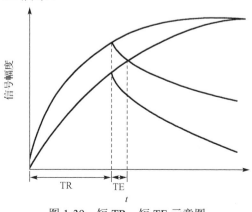

图 1-39　短 TR、短 TE 示意图

（4）短 TR，长 TE

这只是理论上的问题，实际上由于 TR 短，纵向磁化恢复很少，只有很小的纵向磁化被偏转到 xy 面上，同时采用长的 TE，得到的信号强度很小，无实际意义。

图 1-40 为不同 TR、TE 情况下的图像。几乎所有的 MR 图像都同时依赖于质子密度、T_1 和 T_2 的组织对比。质子密度、T_1 和 T_2 权重随着脉冲序列参数的变化而改变。

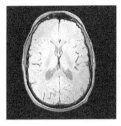 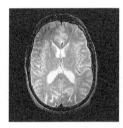 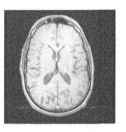 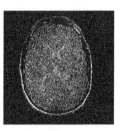

(a) TR=2000ms，TE=20ms　　(b) TR=2000ms，TE=80ms　　(c) TR=750ms，TE=20ms　　(d) TR=250ms，TE=20ms

图 1-40　不同 TR、TE 情况下的图像

3. 多次回波脉冲序列

多次回波脉冲序列[28]（Carr-purcell）和标准自旋回波序列的区别在于施加 90° 脉冲后再用多个 180° 脉冲进行聚相，使磁化矢量 M 在 xy 面上产生多次回波，并对每个回波进行采集，如图 1-41 所示。多次回波脉冲序列简写成 $[90° - (TE/2 - 180° - TE/2) \ m - T']n$，$m$ 是重聚相射频脉冲的数目，也就是回波的数目，n 是该脉冲的重复次数。采用较多的是双回波成像，通过选取长的重复时间 TR 和一短一长两个 TE，分别获取质子密度加权图像和 T_2 加权图像。

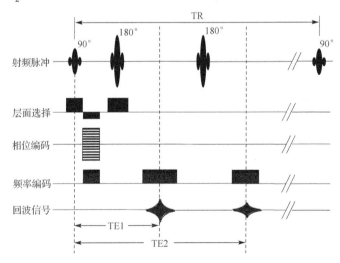

图 1-41　多次回波脉冲序列（以双回波为例）

4. 多层面成像

多层面成像是一种节约成像时间的方法。对于自旋回波序列，通常 TR(500~2000ms)远大于 TE(20~80ms)，在采集完回波信号后，需要一个长的时间等待纵向磁化恢复。在等待期间对其他多个层面进行激励和数据采集，从而在差不多相同的时间内获得多个层面的图像[18]，如图 1-42 所示。

在自旋回波序列中，在一个 TR 内能够采集的最大层面数理论上等于

$$\frac{TR}{TE+TS} \tag{1-48}$$

其中，TR 是重复时间，TE 是回波时间，TS 是信号读出时间和梯度准备时间等。需要指出的是，多层面成像虽然可以显著缩短患者检查时间，但对于单个层面而言扫描时间并未减少。

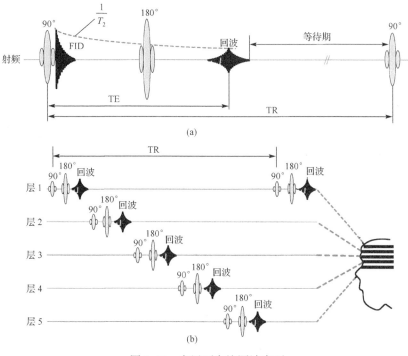

图 1-42　多层面自旋回波序列

1.4.3　反转恢复脉冲序列

与饱和恢复、自旋回波序列不同，反转恢复序列(Inversion Recovery，IR)[31]由两个模块构成：反转恢复模块(IR Module)和宿主序列模块(Host Sequence)，如图 1-43 所示。

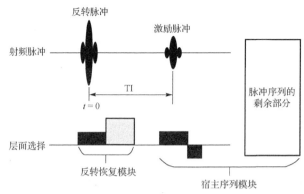

图 1-43 反转恢复脉冲序列示意图

宿主序列模块是具体完成最后信号采集的序列，可以是饱和恢复序列、自旋回波序列、快速自旋回波序列，也可以是梯度回波序列。反转恢复模块由一个反转脉冲如 180°（也可以是非 180°）加上一个在该反转脉冲后针对横向磁化矢量的一个扰相梯度（Spoiler Gradient）共同构成，通常同时还要施加选层梯度。施加扰相梯度的目的是去除由反转脉冲的非理想所产生的横向磁化。从施加反转脉冲到施加宿主模块射频激励脉冲的时间称为反转时间（Inversion Time，TI）。在 TI 时间内，不同组织的纵向弛豫能有多大程度的恢复由不同组织的 T_1 弛豫属性以及 TI 时间长短共同决定。而这个纵向弛豫的恢复程度决定了宿主模块射频激励脉冲所能产生的横向磁化的大小。因此，反转恢复序列必须综合考虑两个模块的作用对最后图像对比的影响。

1.4.3.1 反转恢复自旋回波脉冲序列

反转恢复自旋回波脉冲序列由 180° 反转脉冲和自旋回波序列模块组成，如图 1-44 所示。

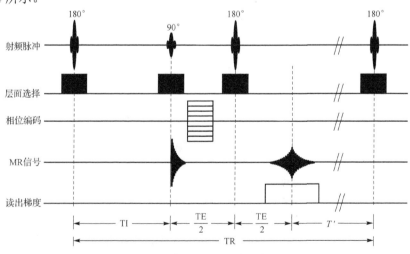

图 1-44 反转恢复自旋回波脉冲序列

反转恢复自旋回波脉冲序列图像上信号强度由组织的混合弛豫机制决定：某种组织在射频激励脉冲作用后所能产生的最大横向磁化矢量由组织的 T_1 及 TI 共同决定。而在回波时刻所能采集的信号强度则又反映了组织的 T_2 弛豫属性。当然，信号强度也受组织的质子密度影响。反转恢复自旋回波脉冲序列的信号强度可表示为

$$I = KM_0(1 - 2\mathrm{e}^{-\frac{TI}{T_1}} + \mathrm{e}^{-\frac{TR}{T_1}})\mathrm{e}^{-\frac{TE}{T_2}} \tag{1-49}$$

像素亮度取决于组织的特征参数质子密度、T_1 和 T_2，以及扫描参数 TR、TE 和 TI。

1.4.3.2　反转恢复序列的信号特点

1) 过零时间

反转恢复脉冲序列在施加 $180°$ 反转脉冲后，纵向磁化将从 $M_z(0) = -M_0$，经过 $M_z = 0$，向平衡态 $M_z = M_0$ 恢复。如果某种组织经过反转时间 TI 后刚好恢复到纵向磁化 M_z 为零，这个时间称为该组织的过零时间（TI_{null}）。对于大多数组织，$TI_{null} = T_1 \times \ln 2$。不同的组织因为 T_1 不同表现出不同的过零时间，如图 1-45 所示，这是使用反转恢复序列实现某种组织信号抑制的基础。

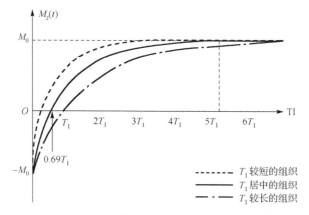

图 1-45　不同组织过零时间示意图

2) 短 TI 反转恢复序列

短 TI 反转恢复序列（Short TI Inversion Recovery，STIR）[32]是一种抑制脂肪的技术，选择脂肪组织的过零点作于反转时间，如图 1-46(a)所示。与其他组织相比，脂肪有相对短的 T_1 弛豫时间。根据 $TI_{null} = T_1 \times \ln 2$，可以大致计算出脂肪组织的过零时间。在不同场强时脂肪组织的 T_1 不同，所以过零时间也不同。在 1.5T 场强下，脂肪组织的 T_1 约 220ms，过零时间约为 150ms，而在 3.0T 场强下脂肪组织的过零时间约为 200ms。

采用 STIR 进行脂肪抑制具有几个突出的临床优势：①场强依赖性低，在不同

场强下脂肪组织的 T_1 会有所不同，可以据此计算出相对应的脂肪过零时间，从而实现抑制脂肪信号的目的。STIR 是低场强磁共振最重要的脂肪抑制方法。在低场强时，水和脂肪的化学位移频率差异很小，无法使用频率选择法脂肪抑制技术。②更适合大范围、偏中心脂肪抑制，相比于频率选择法脂肪抑制技术而言，STIR 对磁场均匀度要求低，因此更有利于实现大范围、偏中心的脂肪抑制成像。

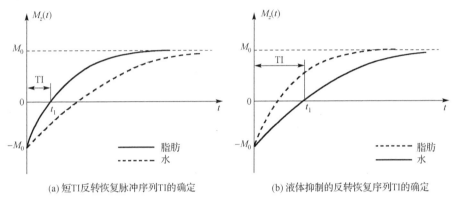

(a) 短TI反转恢复脉冲序列TI的确定　　　　(b) 液体抑制的反转恢复序列TI的确定

图 1-46　两种反转恢复脉冲序列 TI 的确定

3) 液体抑制反转恢复序列

液体抑制反转恢复序列（Fluid Attenuated Inversion Recovery，FLAIR）[33]采用长 TI，在组织中自由水的纵向磁化过零时反转信号，从而实现液体抑制，如图 1-46(b) 所示。

反转恢复序列的优点如下：①选择性组织抑制，通过选择不同的反转时间 TI 可分别抑制脂肪或液体等。②可以在 T_1 弛豫时间不同的组织之间提供非常强的图像对比度。这是由于 180°反转脉冲后，组织经历 T_1 弛豫的动态范围是自旋回波序列的两倍。但缺点是附加的反转脉冲使该序列的时间效率低于其他序列以及高的射频比吸收率（Specific Absorption Rate，SAR）。

1.4.4　梯度回波脉冲序列

梯度回波（Gradient Echo，GRE）脉冲序列由一系列间隔时间 TR 的射频脉冲组成[34]。这些 RF 脉冲往往选择偏转角度（α）小于 90°。梯度回波的特点是，用一个梯度场使质子群失相，然后用一相反方向的梯度场使质子群重聚产生回波信号。基本梯度回波脉冲序列的时序如图 1-47 所示。

1.4.4.1　梯度回波的形成

在射频激励脉冲之后，沿频率编码方向施加一个负向梯度瓣（散相梯度）造成质子群的自旋进动频率出现差别，很快丧失同步。代替使用 180°脉冲，再施加一梯度

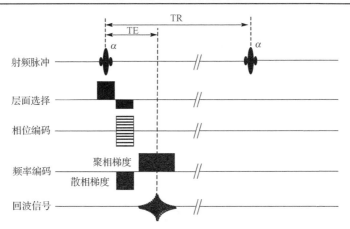

图 1-47　基本梯度回波脉冲序列的时序

场强相同、方向相反的梯度磁场(称为聚相梯度)。这个梯度磁场的作用类似于 180°
脉冲，使失相的质子群重新集合，产生回波信号，称为梯度回波(也叫场回波)。
图 1-48 描述了梯度回波的形成过程。首先，射频激励脉冲使磁化矢量 *M* 偏转产生横

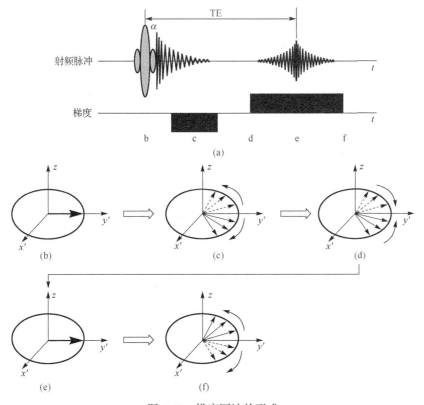

图 1-48　梯度回波的形成

向磁化，如图 1-48（b）所示；然后施加散相梯度使质子群散相，横向磁化矢量 M_{xy} 迅速衰减，如图 1-48（c）所示；在某个时刻再施加聚相梯度使失相的质子群重新聚相，如图 1-48（d）所示；经过和散相梯度相同的面积（聚相梯度的前半部分）后，质子群又重新回到相位相同的状态，M_{xy} 达到最大值，如图 1-48（e）所示；随后在聚相梯度的后半部分的作用下，质子群再次失去同步，M_{xy} 迅速衰减，最终趋于零。

1.4.4.2　梯度回波序列和自旋回波序列的区别

自旋回波由一对射频脉冲产生，而梯度回波由单个射频脉冲结合梯度反转产生。由于只使用一个射频脉冲，所以梯度回波序列可以更快地记录回波。因此，梯度回波序列的回波时间 TE 通常比自旋回波序列短。当梯度回波序列使用低偏转角（Low Flip Angle）激励时，可以使用短重复时间 TR，短 TR 和短 TE 的组合允许更快速的信号采集。因此，梯度回波序列是大多数快速成像和 MR 血管造影技术的基础。梯度回波序列的第二个重要特征是梯度反转只能使梯度磁场本身造成的自旋散相重新聚相，由磁场不均匀、静态组织敏感性梯度或化学位移引起的相移在梯度回波序列中不像在自旋回波序列中那样被抵消。图像对比度不由真正的 T_2 弛豫决定，而是由构成 T_2^* 的所有因素决定。因此，梯度回波序列更容易受到磁化率和化学位移伪影的影响，在磁场不均匀的扫描仪上不能很好地工作。

自旋回波由一对射频脉冲（90°激励脉冲和180°重聚相脉冲）产生，由于在信号读取过程中施加180°射频脉冲作为聚相脉冲，从而消除空间上有规律分布的磁场不均匀对信号的干扰，所以自旋回波序列所反映的横向弛豫快慢主要由组织自身的 T_2 弛豫特性决定。自旋回波序列之所以能够消除空间上恒定的磁场不均匀对回波信号的干扰，是因为聚相脉冲具有使质子的进动方向发生镜像翻转的功能。而梯度回波由单个射频激励脉冲与梯度反转一起产生，回波形成过程中没有射频聚相脉冲的作用，所以梯度回波容易受磁场均匀度等因素影响。自旋回波反映组织 T_2 弛豫属性，而梯度回波反映的是 T_2^* 弛豫过程（平衡稳态自由进动序列除外）。

1.5　K　空　间

1.5.1　K 空间的概念

磁共振成像通过梯度磁场进行空间编码，所采集的 MR 信号是包含空间位置信息的不同振幅、频率和相位的射频波的混合。该信号被解调和数字化后，被写入称为 K 空间的数据矩阵，K 空间也称为原始数据空间。K 空间实际就是傅里叶变换的频率空间，在 2DFT 成像方法中，y 和 x 方向各用一个傅里叶变换进行空间编码，分别为相位编码和频率编码。因此对 K 空间数据进行傅里叶逆变换，就得到所需的图像。每幅 MR 图像都明确地与自身的 K 空间数据组相联系,可以通过傅里叶变换互相转换,如图 1-49 所示。

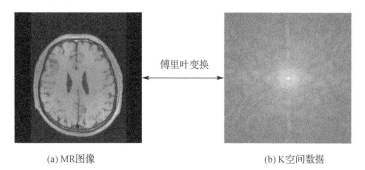

(a) MR图像　　　　　　　　　　　　(b) K空间数据

图 1-49　K 空间数据和 MR 图像的关系

　　K 空间是表示 MR 图像中的空间频率(Spatial Frequency)的数字数组,K 空间的一个坐标位置对应于 MR 图像中的某个空间频率。通过控制 K 空间参数、K 空间数据的填充方式和方法能够控制数据的采集,从而可改变图像对比度、分辨率、数据采集速度、视野和图像伪影效应等。K 空间是理解、分析和设计磁共振成像脉冲序列和成像方法不可缺少的工具。1980 年,Edelslein[14]等在研究磁共振 Spin-Warp 成像技术时,首次把 K 空间概念引入到磁共振成像中。1983 年,Twieg[35]第一次对 K 空间参数、数据填充轨迹与 MR 图像、数据采集时间的关系进行了详细讨论。在此之后 K 空间被广泛应用于各种磁共振成像脉冲序列和成像技术的分析和设计。其在改善 MR 图像质量、提高成像速度和开发新的成像序列等方面做出了巨大的贡献,使 MRI 技术得到快速的发展。

1.5.2　K 空间数据的写入

1.5.2.1　K 空间轨迹

　　在数据采集期间,原始数据被依次地写入 K 空间。数据写入的路径称为 K 空间轨迹,取决于扫描序列中脉冲的时序和波形。常用的有水平轨迹、迂回轨迹、螺旋状轨迹和放射状(径向)轨迹等,如图 1-50 所示。对于水平轨迹和迂回轨迹,每个傅里叶行在 K 空间的位置由相位编码梯度决定,各条线上的数据写入由频率编码梯度决定。填满 N 条线的 K 空间需要 N 次相位编码步。

1.5.2.2　K 空间数据获取和 K 空间填充

　　下面以梯度回波脉冲序列为例说明 K 空间数据获取和 K 空间填充,如图 1-51 所示。

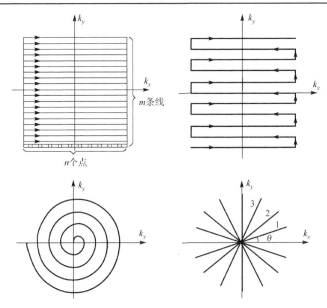

图 1-50　常用 K 空间轨迹

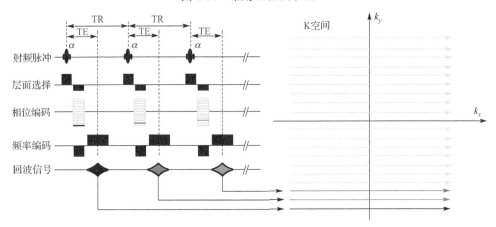

图 1-51　梯度回波的数据获取和 K 空间的填充

　　梯度回波序列使用一个射频脉冲激发选中层面，然后施加散相梯度和聚相梯度产生梯度回波。每个序列周期采集一个回波信号，标记 K 空间的一条线，周期每重复一次，相位编码梯度的值按一定的增量变化一次，这时回波信号的相位发生变化，又采集一次回波信号，所得数据写入 K 空间的另一条线。如此反复，按照一定的顺序直至 K 空间被原始数据所填满。

1.5.3　K 空间数据和图像的关系

　　对于笛卡儿采样，K 空间的单元格通常显示在主轴为 k_x 和 k_y 的矩形网格上，k_x

轴和 k_y 轴对应于图像的水平轴 x 和垂直轴 y。然而，k_x 和 k_y 轴表示的是 x 和 y 方向上的空间频率，而不是空间位置。必须明确的一点是，K 空间平面的每个点和图像中的每个点不存在一一对应关系。K 空间的一个点包含图像中所有像素的某个空间频率，图 1-52 为不同位置 K 空间点和空间频率的对应关系。

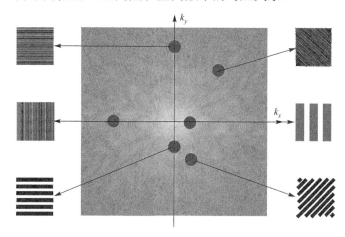

图 1-52　K 空间的点和空间频率的对应关系

K 空间表示的是空间频率，相对于时间频率反映信号随时间变化的快慢，空间频率则表示图像信号强度随空间距离变化的快慢。在短图像距离内强度变化的图像特征对应于高空间频率，在长图像距离上强度变化的图像特征对应于较低的空间频率。K 空间的中心包含低空间频率信息，决定图像的整体对比度、亮度和一般形状；K 空间的外围包含高空间频率信息，主要包括图像的边缘、细节和尖锐的过渡，如图 1-53 所示。

在图 1-53 中，$k_{x,\max}$ 和 $k_{y,\max}$ 分别决定图像 x 和 y 方向的空间分辨率，而 Δk_x 和 Δk_y 决定图像在 x 和 y 方向的 FOV 大小。具体有如下关系

$$\Delta x = \frac{1}{2k_{x,\max}}, \quad \Delta y = \frac{1}{2k_{y,\max}}, \quad \mathrm{FOV}_x = \frac{1}{\Delta k_x}, \quad \mathrm{FOV}_y = \frac{1}{\Delta k_y} \qquad (1\text{-}50)$$

图 1-54 进一步展示了 K 空间对图像的影响。图 1-54(a) 只保留 K 空间中心的低频数据，重建图像包含了大部分对比度信息和成像目标的一般形状，但非常模糊；图 1-54(b) 去除 K 空间中间部分数据，重建外周的高频数据，从重建图像可以看到组织的边界，但是信噪比很低且基本没有对比度信息；图 1-54(c) 水平方向采样间隔加大一倍，由于采样率降低，沿该方向 FOV 减小，产生了图像卷褶。

K 空间的点对最后图像的贡献取决于 K 空间点在 K 空间中的位置。那么，每个 K 空间点在 K 空间中的位置由什么来决定呢？k_x 方向上的位置由频率编码梯度磁场和 MR 信号采样点的位置决定，而 k_y 方向的位置取决于相位编码梯度磁场的大小。

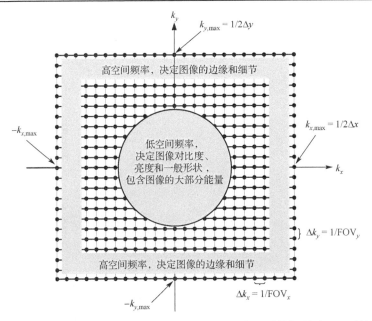

图 1-53　不同位置 K 空间数据对图像的影响及 K 空间采样间隔对 FOV 的影响

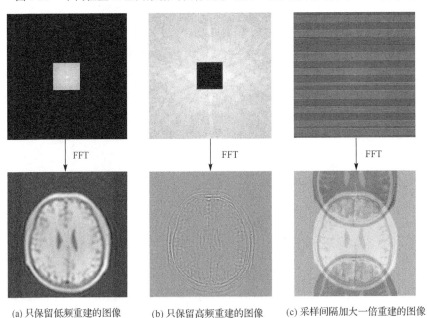

图 1-54　K 空间数据对图像的影响图示

　　K 空间的另一个重要属性是具有共轭对称特性，给实施部分 K 空间采集提供了可能。后文会讨论这一属性的实际应用。

1.6　本章小结

在过去 50 年的时间内，磁共振成像技术获得了长足的发展，已成为影像学四大常规检查手段之一。1.1 节首先回顾了 MRI 的早期发展历史，正是这些先驱者的卓越工作和不懈努力使得磁共振成像成为临床医学和医学科学研究的重要工具，有力地推动了现代医学的发展。然后，列举了磁共振成像的主要特点。1.2 节介绍了核磁共振的基本原理。1.3 节引入梯度磁场和空间编码的概念，详细讨论了 MR 图像的形成过程。1.4 节对四种常规脉冲序列的序列组成、对比度的形成机制和序列特点进行了讨论。1.5 节对磁共振成像中的一个重要概念 K 空间进行了讨论，对 K 空间和图像的关系进行了详细的描述。

磁共振成像仍有很大的发展空间，除了进一步加快成像速度外，超高场(Ultra High Field，UHF)磁共振成像是另一个重要发展方向[36,37]。超高场的高灵敏度和高信噪比有助于获取更高的分辨率和/或使用更短的扫描时间，或者有利于进行杂核成像。超高的分辨率将磁共振成像推向"活体 MRI 组织学"方向。超高的灵敏度使得 ^{13}C、^{17}O、^{23}Na、^{31}P、^{35}Cl 和 ^{39}K 等低同位素丰度的杂核成像成为可能。此外，超高场磁共振成像的优势不仅仅是灵敏度提高本身，也有助于实现一系列成像方法及应用。在超高场下，化学位移增加、血氧水平依赖性对比增强、弛豫时间改变和磁敏感效应增大，这使得超高场磁共振成像技术在磁共振波谱成像、功能磁共振成像、化学交换饱和转移、磁敏感加权成像和定量磁敏感成像方面的应用具有先天优势。超高场磁共振成像技术为理解生物学过程开辟了全新途径。目前，7.0T 的磁共振系统已商业化，并在脑神经疾病检查、脑功能与脑科学研究方面获得广泛的应用。美国 FDA 已批准 9.4T 人体磁共振成像的研究器械豁免，对更高磁场的人体 MRI 也在进行评估。在脉冲序列方面，弹性成像序列、波谱成像序列和参数 maping 等已在部分商用机型上配置，以满足医学诊断方面的特殊需求。

参 考 文 献

[1]　Rabi I I. Space quantization in a gyrating magnetic field. Physical Review, 1937, 51(8): 652-654.

[2]　Rabi I I, Zacharias J R, Millman S, et al. A new method of measuring nuclear magnetic moment. Physical Review, 1938, 53(2): 131-133.

[3]　Bloch F. Nuclear induction. Physical Review, 1946, 70(7-8): 460-474.

[4]　Purcell E M, Torrey H C, Pound R V. Resonance absorption by nuclear magnetic moments in a solid. Physical Review, 1946, 69(1-2): 37-38.

[5]　Hahn E L. Spin echoes. Physical Review, 1950, 80(4): 580-594.

[6]　朱正和, 苟清泉. NMR 的化学位移和自旋耦合分裂发现 40 周年. 原子与分子物理学报, 1989, 6(4): 5-7.

[7]　Damadian R V. Tumor detection by nuclear magnetic resonance. Science, 1971, 171(3976): 1151-1153.

[8]　Lauterbur P C. Image formation by induced local interactions: examples employing nuclear magnetic resonance. Nature, 1973, 242: 190-191.

[9]　Mansfield P, Grannell P K. NMR 'diffraction' in solids?. Journal of Physics C: Solid State Physics, 1973, 6(22): 422-426.

[10]　Kumar A, Welti D, Ernst R R. NMR Fourier zeugmatography. Journal of Magnetic Resonance, 1975, 18(1): 69-83.

[11]　Hinshaw W S. Image formation by nuclear magnetic resonance: the sensitive point method. Journal of Applied Physics, 1976, 47(8): 3709-3721.

[12]　Mansfield P. Multi-planar image formation using NMR spin-echos. Journal of Physics C: Solid State Physics, 1977, 10(3): 55-58.

[13]　Mansfield P, Maudsley A A. Medical imaging by NMR. British Journal of Radiology, 1977, 50(591): 188-194.

[14]　Edelstein W A, Hutchison J M S, Johnson G, et al. Spin warp NMR imaging and applications to human whole-body imaging. Physics in Medicine and Biology, 1980, 25(4): 751-756.

[15]　Chapman B, Turner R, Ordidge R J, et al. Real-time movie imaging from a single cardiac cycle by NMR. Magnetic Resonance in Medicine, 1987, 5(3): 246-254.

[16]　Dumoulin C L, Souza S P, Hart H R. Rapid scan magnetic resonance angiography. Magnetic Resonance in Medicine, 1987, 5(3): 238-245.

[17]　Bandettini P A, Wong E C, Hinks R S, et al. Time course EPI of human brain function during task activation. Magnetic Resonance in Medicine, 1992, 25(2): 390-397.

[18]　赵喜平. 磁共振成像系统的原理及其应用. 北京: 科学出版社, 2000.

[19]　Elster A D. Questions and Answers in MRI. http: //MRIquestions. com.

[20]　Goldman M. Formal theory of spin-lattice relaxation. Journal of Magnetic Resonance, 2001, 149(2): 160-187.

[21]　Bottomley P A, Foster T H, Argersinger R E, et al. A review of normal tissue hydrogen NMR relaxation times and relaxation mechanisms from 1-100 MHz: dependence on tissue type, NMR frequency, temperature, species, excision, and age. Medical Physics, 1984, 11(4): 425-448.

[22]　Stanisz G J, Odrobina E E, Pun J, et al. T1, T2 relaxation and magnetization transfer in tissue at 3T. Magnetic Resonance in Medicine, 2010, 54(3): 507-512.

[23]　Perry S. 医学成像的物理原理. 北京: 高等教育出版社, 1993.

[24]　Bernstein M A, Kevin K F, Zhou X J. Handbook of MRI Pulse Sequences. New York: Academic

Press, 2004.

[25] Liang Z P, Lauterbur P C. Principles of Magnetic Resonance Imaging: A Signal Processing Perspective. New York: IEEE Press, 2000.

[26] Chavhan G B, Babyn P S, Thomas B, et al. Principles, techniques, and applications of T2*-based MR imaging and its special applications. Radiographics, 2009, 29(5): 1433-1449.

[27] 俎栋林, 高家红. 核磁共振成像: 物理原理和方法. 北京: 北京大学出版社, 2014.

[28] Brown R W, Cheng Y C N, Haacke E M, et al. Magnetic Resonance Imaging: Physical Principles and Sequence Design. New York: Wiley, 2013.

[29] 陈武凡, 康立丽. MRI 原理与技术. 北京: 科学出版社, 2016.

[30] McRobbie D W, Moore E A, Graves M J. MRI from Picture to Proton. Cambridge: Cambridge University Press, 2006.

[31] Bydder G M, Young I R. MR imaging: clinical use of the inversion recovery sequence. Journal of Computer Assisted Tomography, 1985, 9(4): 659-675.

[32] Smith R C, Constable R T, Reinhold C. Fast spin echo STIR imaging. Journal of Computer Assisted Tomography, 1994, 18(2): 209-213.

[33] Melhem E R, Israel D A, Eustace S, et al. MR of the spine with a fast T1-weighted fluid-attenuated inversion recovery sequence. American Journal of Neuroradiology, 1997, 18(3): 447-454.

[34] Elster A D. Gradient echo imaging: techniques and acronyms. Radiology, 1993, 186(1): 1-8.

[35] Twieg D B. The k-trajectory formulation of the NMR imaging process with applications in analysis and synthesis of imaging methods. Medical Physics, 1983, 10(5): 610-621.

[36] Budinger T F, Bird M D. MRI and MRS of the human brain at magnetic fields of 14T to 20T: technical feasibility, safety, and neuroscience horizons. Neuroimage, 2018, 168: 509-531.

[37] Polimeni J R, Uluda K. Neuroimaging with ultra-high field MRI: present and future. Neuroimage, 2018, 168: 1-6.

第2章　快速成像脉冲序列

成像时间长一直是制约 MRI 应用范围的主要原因，常规自旋回波获取一幅图像的时间（假定 NSA（Number of Signal Acquired）=1）为

$$T_A = \mathrm{TR} \times N = \mathrm{TR} \times N_{\mathrm{PE}} \tag{2-1}$$

其中，TR 为周期重复时间，N 为周期重复次数，N_{PE} 为相位编码步数。对于常规自旋回波序列，$N = N_{\mathrm{PE}}$（因为每周期只采集一条相位编码线）。如 TR=2s，图像矩阵为 256×256，则常规自旋回波序列获取一层图像的扫描时间为 TR×256=2×256=512s=8.5min。常规自旋回波成像缓慢的基本原因如下：①需要从分开的磁共振激励中获取 K 空间数据矩阵的每个相位编码步对应的 K 空间线；②需要留出一定的时间使磁化强度在连续激励之间有足够的恢复。

提高 MRI 系统的成像速度，无论对于拓宽其应用领域还是提高利用效率，都有着非常重要的意义。20 世纪 80~90 年代，科研人员在快速成像脉冲序列的研究方面取得了举世瞩目的成就，使成像时间由常规扫描序列的分钟级提高到秒级，而回波平面成像（Echo-planar Imaging，EPI）的应用已使成像速度达到毫秒级（30~100ms），可以获取人体的功能信息，极大地降低了运动对图像的影响。

从式(2-1)可以看出，为了缩短成像时间，可以从以下三个方面着手：①减少周期重复次数 N，这正是快速自旋回波序列（Fast Spin Echo，FSE）所采取的策略；②缩短 TR 时间，快速梯度回波序列（Gradient Echo，GRE）属于这一类；③通过同时减少重复次数 N 和缩短 TR 时间来提高成像速度，如回波平面成像序列。

快速自旋回波序列、快速梯度回波序列和回波平面成像序列构成了 MRI 快速成像序列的三大序列家族。

2.1　快速自旋回波序列

快速自旋回波技术最早由 Hennig 等于 1986 年提出[1]，当时称为重聚焦回波快速采集方法（Rapid Acquisition with Refocused Echoes，RARE），由于软硬件技术的快速发展，尤其是高性能梯度和涡流补偿技术的出现，其从提出到应用只经过短短几年时间。RARE 更广泛的名称为 FSE，有些厂家也称为 TSE（Turbo Spin Echo）。FSE 已经成为现代 MRI 系统使用的"主力"脉冲序列之一。

2.1.1　标准快速自旋回波序列

2.1.1.1　标准快速自旋回波序列的时序

标准快速自旋回波序列与常规自旋回波序列有些类似，序列以 90°射频激励脉冲开始，但是随后用一系列等间隔的重聚相 180°射频脉冲来产生多个回波信号，图 2-1 是快速自旋回波序列的时序图[2]。标准快速自旋回波序列所产生的回波数为 4～32，这一系列回波称为回波链。每个回波链中包括的回波个数称为回波链长度（Echo Train Length，ETL）。

在第 1 章介绍的多回波序列中，每个回波是在同一相位编码梯度下采样并送入不同的 K 空间以重建出多幅不同对比度的图像。但在快速自旋回波序列中，每个回波都具不同的相位编码，每次激发所得的数条相位编码线被送往同一个 K 空间以重建出同一幅图像。当回波数增加时，仅用数个序列执行周期，就可填充满整个 K 空间。由于每个 TR 间隔获取多条相位编码行，所以快速自旋回波序列可以显著缩短成像时间，具体为

$$T_{\text{A}} = \text{TR} \times N = \text{TR} \times \frac{N_{\text{PE}}}{\text{ETL}} \tag{2-2}$$

上式表明，在其他条件相同的情况下，与常规自旋回波序列相比，快速自旋回波序列将数据采集时间缩短了 ETL 倍，所以回波链长度也被称为加速因子（Turbo Factor，TF）。

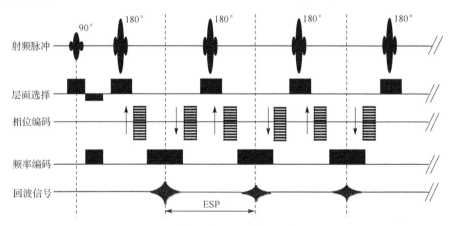

图 2-1　快速自旋回波序列时序图

在图 2-1 所示的快速自旋回波序列图中，在采集完回波信号后施加一个和相位编码梯度大小相等但极性相反的相位回绕梯度（Rewinder Gradient），一方面消除由相位编码梯度引起的散相以维持随后的回波有足够的信号强度；另一方面允许 K 空间的每一行都沿着相同的方向进行遍历。

2.1.1.2　标准快速自旋回波序列的参数

在常规自旋回波成像中，只需要指定两个基本的定时参数：重复时间 TR 和回波时间 TE。在快速自旋回波成像中，简单的回波时间 TE 被有效回波时间 TE_{eff}（Effective Echo Time）所替代。有效回波时间是 K 空间中心线被填充的时间。此外，还需要两个新参数：回波链长度 ETL 和回波间隔（Echo Spacing，ESP），如图 2-2 所示。

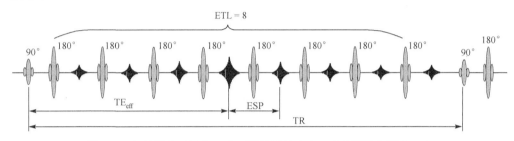

图 2-2　有效回波时间（TE_{eff}）、回波链长度（ETL）和回波间隔（ESP）

1）有效回波时间

快速自旋回波序列中的回波在不同的回波时间接收，与中心 K 空间线对应的回波决定图像对比度。获得这一回波的时刻称为有效回波时间（TE_{eff}）。通过将低阶相位编码步的集合聚类到所需的 TE 值附近，可以使图像对比度类似于常规自旋回波序列。这是因为全局图像对比度主要由 K 空间中心的低阶相位编码步获得的信号决定。虽然回波链上的每一个回波都是在不同的 TE 时间获取，但有效回波时间决定了整体图像对比度。

2）回波链长度

回波链长度（ETL）是最重要的参数。一般情况下，图像采集时间与回波链长度成反比。ETL 对图像对比度也有影响，回波链越长，T_2 的权重越大，因为较长 TE 的较晚回波对整体信号的贡献越大。较长的 ETL 也与整体信噪比（Signal to Noise Ratio，SNR）和对比噪声比（Contrast to Noise Ratio，CNR）的降低有关，因为较晚的回波信号较弱[3,4]。

3）回波间隔

增加回波间隔（ESP）允许使用较长的 TE，但会对信噪比和对比噪声比产生不利影响，且会导致运动、磁敏感性和与边缘相关的伪影增加[4]。一般来说，增加 ESP 对图像质量的影响主要是负面的。因此，大多数应用程序都应选择允许的最短 ESP。

除了提高成像速度外，快速自旋回波序列还具有其他优势。首先，一次射频激励采集多行 K 空间线所节省的时间可以用来延长 TR，允许更长的时间恢复纵向磁化，从而改善信噪比；其次，可以使用更多的相位编码步，从而提高空间分辨率。

除了用于笛卡儿/直线轨迹外,快速自旋回波序列也可应用于其他 K 空间采样策略,包括螺旋、径向、圆形和螺旋桨方法等。

快速自旋回波序列可以在 2D 或 3D 模式下使用,快速自旋回波序列节省的时间使得基于自旋回波的 3D 采集第一次成为可能[5]。

快速自旋回波序列的一个主要限制是组织过热。这是该序列中固有的高密度 180° 射频脉冲的直接结果。射频脉冲的能量沉积同翻转角度的平方 (α^2) 成正比。因此,180° 射频脉冲沉积在人体内的热量是 90° 射频脉冲的 4 倍。

2.1.2　单次激发快速自旋回波序列

单次激发快速自旋回波(Single-Shot-FSE,SS-FSE)是一种单次激发技术[2],意味着所有 K 空间数据都是在单次 90° 激励脉冲后获得,这就需要很长的回波链,如图 2-3 所示。在现代磁共振成像系统中,回波序列可能有多达 128～256 个回波。相比之下,标准快速自旋回波是一种多次激发技术,虽然 K 空间的遍历比常规自旋回波成像要快得多,但是仍然需要几个单独的射频激励周期来获取所有的数据。例如,如果要采样 128 行 K 空间线,回波链长度为 16 的快速自旋回波序列需要 128/16=8 次射频激励才能收集所有数据。为了进一步缩短数据采集时间和避免因回波链太长导致的回波信号的过度衰减,单次激发快速自旋回波通常利用 K 空间共轭对称属性进行部分 K 空间采集。

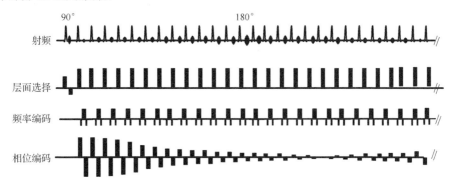

图 2-3　单次激发快速自旋回波时序图

由于采用很长的回波链,大部分 K 空间线由长 TE 回波填充,得到的图像 T_2 加权值较高。SS-FSE 可在 1s 内完成断层扫描。这种超长回波链序列带来的负面影响主要有信噪比降低、较低的空间分辨率和相位编码方向的模糊等。

2.1.3　三维容积扫描快速自旋回波序列

三维快速自旋回波技术(3D-FSE)是快速自旋回波一种特殊修改,通过结合部分傅里叶技术和并行成像技术等,采用长回波链(100～250 个回波)和超短回波间隔

(3～4ms)实现快速各向同性三维容积成像[5]。"各向同性"是指三维采集产生的体素在每个方向上的尺度相同，例如，0.6mm×0.6mm×0.6mm，允许图像在任意方向以相同的分辨率重组。与使用短 TR 的梯度回波 3D 成像相比，3D-FSE 序列具有几何失真小和高信噪比的优势，同时保留了长 TE（T_2 加权）和长 TR 的 FSE 特征。

快速自旋回波序列大大提高了图像的采集速度,但同时也带来一些固有的问题。如图像对比度模糊效应、J 耦合效应减弱导致的脂肪信号升高以及相位累积误差导致的伪影等[6]。制约快速自旋回波序列提高成像速度的一个主要因素是射频能量在人体内的沉积，高密度的 180° 射频脉冲导致大量的射频能量被人体吸收，使人体组织升温。为了避免对人体造成的不良生理效应，对射频比吸收率（Specific Absorption Rate，SAR）有严格的要求。

2.2　快速梯度回波脉冲序列

快速梯度回波（Gradient Echo，GRE）脉冲序列是随着小角度激励技术的采用而诞生的一系列快速成像序列[7]。随着梯度系统和功率放大器技术的发展，能够产生更高的梯度幅度和更快的梯度爬升率，梯度回波序列变得更加快速和鲁棒。快速梯度回波序列的优点主要体现在扫描速度快、对比度控制灵活、单位时间信噪比高和不受射频能量沉积的制约等[8,9]。快速梯度回波序列广泛应用于灌注成像、功能磁共振成像、心脏成像、MR 血管成像、磁共振介入成像和高分辨率 3D 成像等领域。

2.2.1　快速梯度回波脉冲序列概述

快速梯度回波脉冲序列的基本思想是通过缩短脉冲序列重复时间 TR 实现快速成像。由此带来一系列新问题，如纵向磁化的饱和、剩余横向磁化等。需要采用相应的措施进行处理，快速梯度回波序列比自旋回波序列要复杂得多。

2.2.1.1　小角度激励

快速梯度回波脉冲序列通常采用小于 90° 的射频激励脉冲，称为小角度翻转（Low Flip Angle），也称为小角度激励，使横向部分有相当大的磁化 M_{xy}，同时保留足够的纵向磁化 M_z。如图 2-4 所示，30° 脉冲可使 50% 的磁化矢量偏转到横向平面，而保留 87% 的纵向磁化。仅数十毫秒，M_z 即可恢复到平衡状态。因此，采用小角度翻转可以显著缩短 TR 时间[10,11]。

对于短 TR 序列，使用小角度激励脉冲可获得比 90° 激励脉冲更强的 MR 信号。乍一看，减少翻转角（因此减小纵向磁化偏转到横向平面的比例）能够产生比使用 90° 脉冲更强的信号，这似乎自相矛盾。的确，如果只使用一个射频脉冲，那么 90° 翻转角总是最佳的。但是，MR 成像序列通常要使用一系列重复的射频激励脉冲。

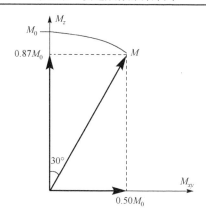

图 2-4　30°翻转角后，z 轴保留了 87%M_0 的纵向磁化，在 xy 平面上产生了 50%M_0 的横向磁化

对于短 TR 的重复脉冲序列，MR 信号的幅值取决于两个因素之间的平衡作用：
①上一个脉冲周期纵向磁化的恢复值，随激励脉冲的角度增大而减小；②每个射频
脉冲将纵向磁化偏转到横向平面的比例，随激励脉冲的角度增大而增大。对于特定
的组织和脉冲序列重复时间 TR，有一个使 MR 信号的幅值达到最大的激励角度 α_E，
称为恩斯特角[12]。对于扰相梯度回波序列可由下式计算

$$\alpha_E = \arccos(e^{\frac{TR}{T_1}}) \tag{2-3}$$

由上式可知，只有当 TR>>T_1 时，最佳翻转角才为 90°。恩斯特角和 TR/T_1 的关
系如图 2-5 所示。需要指出的是，虽然恩斯特角可以在去除横向磁化的扰相梯度回
波序列为单个组织提供最大的信号强度，但它不一定能最大限度地提高两个不同组
织之间的对比度。

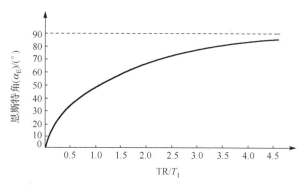

图 2-5　恩斯特角和 TR/T_1 的关系

为什么梯度回波序列可以使用小角度射频激励而自旋回波序列通常采用 90°射
频激励呢？这是因为梯度回波序列每个周期只使用一个射频脉冲，梯度回波序列中
的梯度极性反转不会影响纵向磁化矢量；而自旋回波序列除了施加射频激励脉冲外

还要跟一个 180° 聚相脉冲，这个聚相脉冲除了可以引起横向磁化发生相位重聚外，同时也会引起纵向磁化发生翻转，从 M_z 转化为 $-M_z$，这样就会导致下一次射频激发时纵向磁化变低，同时图像中还会混有更复杂的对比机制，如在进行 T_2 对比加权成像时会引入更多的 T_1 污染。

2.2.1.2　快速梯度回波序列中的稳态与稳态的形成

相比于自旋回波和快速自旋回波序列，快速梯度回波序列的参数组合对于图像对比度、信噪比的影响因素相对更复杂。如 TR 的长短与翻转角的大小必须相互配合才能获取更好的对比度、信噪比等。尽管快速梯度回波序列种类繁多，但它们都存在一些共同之处：快速梯度回波序列都采用一系列等间隔且间隔期比 T_1、T_2 或 T_2^* 都要短的射频脉冲重复激发。在若干次激发之后，系统将建立起质子运动的稳定状态。快速梯度回波序列需要考虑两种稳态：纵向磁化稳态和横向磁化稳态的建立和维持。首先考察在应用一组均匀间隔的射频激励脉冲时，当 TR 逐渐变短，纵向磁化和横向磁化的演变[2](注：此处暂不考虑梯度磁场的影响)。

1）长 TR 脉冲串

每个射频脉冲都将 M_z 的一部分(或全部)偏转到横向平面。在 TR 区间内，M_z 会以指数形式再生，时间常数为 T_1。如果 TR 足够长(通常的要求是 TR 大于 4~5 倍 T_1)，纵向磁化 M_z 将有时间恢复到其初始磁化强度 M_0。由于 TR 足够长，横向磁化已经衰减到零。

2）中等 TR 脉冲串

在这种情况下，TR 等于或小于 T_1。从第二个激励脉冲开始，脉冲发生在 M_z 返回到其初始值 M_0 之前。在射频激励过程中，部分(或全部)纵向磁化转化为横向磁化。但在每次射频脉冲停止后又立即进入纵向弛豫过程。被转化为横向磁化的纵向磁化越多，那么纵向弛豫的速率就越快，反之亦然。在经历一连串的射频激发后就会达到一种动态平衡：每次射频激发被转化的纵向磁化与下一次射频激发之前恢复的纵向磁化相等，使得每次射频激发时的纵向磁化相等，称为稳态纵向磁化 M_{ss}，如图 2-6 所示。

关于横向磁化 M_{xy} 和 MR 信号，如图 2-7 所示，每个射频脉冲产生一个 FID 信号，每对射频脉冲产生一个自旋回波(SE)信号，每三个射频脉冲产生一个受激回波(Stimulatated Echo，STE)信号。因为射频脉冲均匀间隔，SE 信号和 STE 信号同时出现，在下一个射频脉冲之前达到最大值。

3）短 TR 脉冲串

如果 TR 变得更短($<T_2^*$)，每个射频脉冲之后的 FID 在 SE/STE 开始形成之前并未完全消失。FID 的尾部和 SE/STE 合并在一起。横向磁化在整个 TR 间期内从未完全消失，形成的横向磁化稳态称为稳态自由进动(Steady-State Free Precession，SSFP)，如图 2-8 所示。

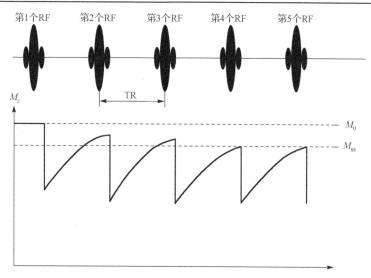

图 2-6　一系列射频脉冲纵向磁化稳态的建立(稳态磁化强度 $M_{ss} < M_0$，出现部分饱和)

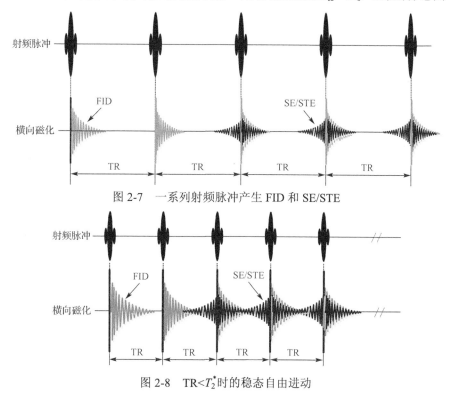

图 2-7　一系列射频脉冲产生 FID 和 SE/STE

图 2-8　TR$<T_2^*$时的稳态自由进动

2.2.1.3　快速梯度回波序列的基本分类

快速梯度回波序列的开发和应用的一个重要目的就是实现快速成像。通常在快速梯度回波序列中都会采用比较短甚至是系统所允许的最短 TR 时间。在自旋回波序列中，由于满足 TR≫T_2，下一个射频脉冲到来时横向磁化矢量已恢复为 0。在快速 GRE 序列中，由于 TR<T_2^*（或 T_2），短 TR 的应用带来一个实际问题是：下一周期的射频脉冲出现时可能保留相当多的横向磁化，称为剩余横向磁化。如果对剩余横向磁化不进行处理，将会在图像上出现带状伪影。剩余横向磁化矢量的不同处理方式对于梯度回波序列的对比度、信噪比以及进一步的临床应用都具有重要的影响。通常有两种截然不同的处理方式：相位破坏和相位重聚。相位破坏在下一个周期射频激励脉冲前人为地去除剩余横向磁化。相位重聚使剩余横向磁化得到增强以利于下个周期使用。据此，梯度回波序列分为[13]：①去除剩余横向磁化的扰相梯度回波序列（Spoiled-GRE），也称为稳态不相干（Steady-State Incoherent）梯度回波序列（SSI-GRE）；②保留剩余横向磁化的稳态自由进动（SSFP）梯度回波序列，也称为稳态相干（Steady-State Coherent）梯度回波序列（SSC-GRE）。而稳态自由进动梯度回波序列又可分为普通（常规）稳态自由进动梯度回波序列（SSFP）和真正（平衡）稳态自由进动梯度回波序列（True-SSFP 或 Balance-SSFP）[14]。相比扰相梯度回波序列而言，稳态梯度回波序列的对比度更复杂，而且不同组织之间对比度也相对较差。

2.2.2　扰相梯度回波序列

扰相梯度回波序列的特点是：在数据采集后通过破坏横向磁化的相位相干去除各周期剩余的横向磁化，使每个射频脉冲之前，稳态磁化只有纵向磁化而没有横向分量[15-17]。回波信号由 FID 信号的梯度重聚相产生。

2.2.2.1　主要扰相方法

扰相梯度回波序列去除剩余横向磁化主要有两种方法：梯度扰相和射频扰相。这两种方法可以单独使用，也可以联合使用。

1）梯度扰相

梯度扰相（Gradient Spoiling）通过在每个周期结束、下一个射频脉冲之前应用可变强度的层面选择和/或读出梯度磁场实现，如图 2-9 所示。扰相梯度磁场的强度每个周期呈线性或半随机变化。梯度磁场产生随空间变化的磁场，导致相位相干的破坏在空间上不均匀。

2）射频扰相

射频扰相（RF-Spoiling）使射频脉冲载波的相位（ϕ）根据一个预定义的公式随序列重复周期变化，如图 2-9 所示。射频扰相不产生涡流且不随空间变化，因此扰相效果优于梯度扰相，是最常用的去除剩余横向磁化的方式。

2.2.2.2　扰相梯度回波序列的对比度

扰相梯度回波序列专门为破坏横向相干而设计，它的主要用途是产生 T_1 加权图像。然而,质子密度和T_2^*加权也可以通过适当的参数选择来实现。由于这种多功能性和以 2D 及 3D 模式获取图像的能力,扰相梯度回波序列广泛应用于几乎每个身体部位的 MR 成像。

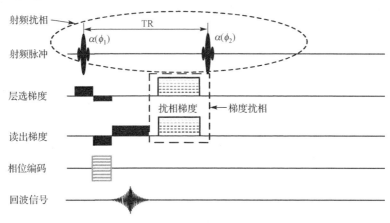

图 2-9　扰相梯度回波序列时序图

扰相梯度回波的信号大小取决于操作者可选择的三个参数(TR、TE 和翻转角度α)和三个组织特征参数(T_1、T_2^*和质子密度)。假设已达到纵向稳态且横向相位相干被完美破坏,则扰相梯度回波序列的信号强度为

$$I = M_0 \frac{\sin\alpha(1-\mathrm{e}^{-TR/T_1})}{(1-\cos\alpha\mathrm{e}^{-TR/T_1})}\mathrm{e}^{-TE/T_2^*} \tag{2-4}$$

选择适当的 TR 值,使纵向磁化有一定的恢复,就会出现适度的信号。由于纵向磁化未完全恢复,包含T_1弛豫信息,可获得T_1加权像,同时增加偏转角,T_1加权增重。为获得T_2^*和质子密度加权像,必须像自旋回波序列那样,去除T_1对比对图像的影响。可以通过减小偏转角或延长 TR,使纵向磁化在射频脉冲之间接近完全恢复。由于使用小角度激励,纵向磁化恢复很快,所以用比自旋回波序列短得多的 TR 即可去除T_1对比的影响,TE 短为质子密度加权像,TE 较长为T_2^*加权像。

与下面将要介绍的保留剩余横向磁化的稳态自由进动梯度回波序列相比,扰相梯度回波序列具有更好的组织间对比度,但在相同的参数时,扰相梯度回波序列的信噪比不如稳态自由进动梯度回波序列。扰相梯度回波序列的另一个特点是游离液体表现为低信号。在临床上扰相梯度回波序列可用于各种显示T_1对比的增强扫描如腹部、乳腺等动态增强扫描,对比剂增强血管成像。TOF MRA 成像也更多使用扰相梯度回波序列,因为在扰相梯度回波序列上脑脊液等自由水表现为低信号,可避免自由水对血管内血流高信号的干扰。

扰相梯度回波序列不同的厂商使用不同的名称,GE 称为 SPGR(Spoiled Gradient

Recalled Echo)，西门子称为 FLASH(Fast Low Angle Shot)，而飞利浦称为
T_1-FFE(T_1-Fast Field Echo)。

2.2.3 稳态自由进动梯度回波序列

在稳态与稳态的形成部分，讨论了一长串均匀间隔的射频脉冲作用于未施加梯度磁场的样品时会发生什么。在这种情况下，每个射频脉冲之后将立即产生自由感应衰减(FID)信号，两个连续射频脉冲将产生自旋回波(SE)信号，每组三个以上的射频脉冲将依次产生和自旋回波信号重合的受激回波信号(STE)。如果脉冲的间隔时间足够短(即 TR<<T_2)，"Echos"和"FID"的尾部将会合并，从而产生一个幅度不等的连续信号，称为稳态自由进动(SSFP)。磁共振信号在射频脉冲之间从未完全消失等同于磁化的横向分量从未完全失相。这种稳态的形成需要满足如下条件：①TR 必须显著短于 T_2，否则自然弛豫过程会破坏横向相干；②在每个周期，由成像梯度引起的相移必须保持不变；③磁场的不均匀性必须是静态的；④自旋核必须是静止的或经运动补偿。虽然将这两个信号称为 FID 信号和 Echo 信号，但实际上它们要复杂得多。经过一长串射频脉冲后，每个脉冲周期都包含了来自多个先前周期重新聚相的磁化的贡献，也许更好的术语应该是"FID-like"和"Echo-like"。有学者也将它们分别称为后激励信号和前激励信号。如果在成像过程中注意不要破坏这些横向相干，就有可能使用散相-聚相梯度来单独或以不同的组合方式重聚 FID 或/和回波信号。不同的重聚相方法导致了表 2-1 所示的三种基本类型的保留横向磁化的稳态自由进动梯度回波序列。

表 2-1　稳态自由进动梯度回波序列类型

序列通用名称	重聚相信号	商业名称
SSFP-FID	FID	FISP、GRASS、FFE
SSFP-Echo	SE/STE	PSIF、SSFP、T2-FFE
SSFP-Balanced	FID+ SE/STE	TrueFISP、FIESTA、Balanced-FFE

在去除横向磁化的扰相梯度回波序列中稳态仅涉及纵向磁化，而横向磁化被人为破坏。但对于保留横向磁化的稳态自由进动梯度回波序列，稳态要同时包括纵向磁化稳态和横向磁化稳态。根据具体的序列执行方案的不同，稳态自由进动梯度回波序列又分为常规稳态自由进动梯度回波序列与真正(平衡)稳态自由进动回波序列两类。

2.2.3.1 常规稳态自由进动梯度回波序列

如果确保在每个 TR 间期内射频脉冲处于相干状态(在旋转坐标系内射频脉冲的相位是相同的或只是重复一个简单的相位循环如极性相反)，同时在任意梯度轴上

的梯度面积恒定，则满足了常规稳态自由进动梯度回波的条件。对于 SSFP 这类稳态自由进动序列而言，从连续的时间轴上看，可以产生两类不同的信号：一类是在每一个射频脉冲后立即产生的 SSFP-FID 信号，这是常规稳态梯度回波序列最经常利用的信号；另一类信号是 SSFP-Echo 信号，因为 SSFP 序列 TR 通常非常短，每一个射频脉冲对前面射频脉冲存留的横向磁化具有一定的聚相脉冲的作用，称为"准聚相射频脉冲"，在这个"准聚相射频脉冲"作用下所形成的回波信号性质上属于射频回波，所以它反映更多的是组织的 T_2 弛豫属性。根据检测信号的不同，常规稳态梯度回波序列分为基于 SSFP-FID 和 SSFP-Echo 两类。

1）基于 SSFP-FID 的稳态自由进动梯度回波序列

这类稳态自由进动梯度回波序列在不同公司有不同的对应名称，GE 称为 GRASS（Gradient Recalled Acquisition in Steady State）[18]，西门子称为 FISP（Fast Imaging Steady State Precession）[19]，飞利浦则称为 FFE（Fast Field Echo）。

SSFP-FID 序列采集 SSFP-FID 信号同时抑制 SSFP-Echo 信号，其序列如图 2-10（b）所示。

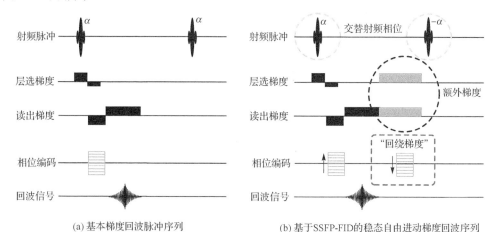

(a) 基本梯度回波脉冲序列　　　　　　　　(b) 基于SSFP-FID的稳态自由进动梯度回波序列

图 2-10　基本梯度回波和基于 SSFP-FID 的稳态自由进动梯度回波序列示意图

如图 2-10 所示，在 SSFP-FID 序列中，通常会对 GRE 序列做以下三种修改。

（1）相位交替的射频脉冲

快速施加的射频脉冲会使纵向磁化饱和，采用相位交替的射频脉冲（即 $\alpha, -\alpha, \alpha, -\alpha, \cdots$）可将上个周期剩余横向磁化的一部分转换成纵向磁化，有助于纵向磁化的恢复。

（2）读出和层选方向的恒定幅度梯度

在稳态自由进动梯度回波序列中，由于像素间共振偏移角的聚类和不均匀性，可能会产生大量的伪影，显著降低 MR 图像的质量。如图 2-10（b）所示，通常在

SSFP-FID 脉冲序列的末尾沿着读出和层面选择方向应用额外的梯度,使这种位置相关的信号强度和相位变化最小化。这个过程也称为共振偏移平均(Resonant-Offset Averaging)。

(3)沿相位编码方向的变幅度"回绕梯度"

"回绕梯度"是在每个循环结束时应用反极性的第二组相位编码梯度步,目的是保证磁共振信号在每个重复周期内相位的稳定并有助于相干横向磁化的发展。如果没有"回绕梯度",共振偏移量将在不同的周期中变化(因为相位编码梯度步发生了变化)。因此,一个周期中的相位编码信息可能会"溢出"到下一周期,在图像中产生不必要的受激回波和带状伪影。

尽管 SSFP-FID 序列和扰相梯度回波序列一样,信号取决于操作者可选择的三个扫描参数(TR、TE 和翻转角度 α)和三个组织特征参数(T_1、T_2^* 和质子密度)。然而,与扰相梯度回波序列相比,这些因素对图像对比度的影响更加复杂。通过递推过程[20],可以得到 SSFP-FID 序列的信号强度公式如下

$$I = M_0 \tan(\alpha/2)\left[1 - (e^{-TR/T_1} - \cos\alpha\sqrt{\frac{1-e^{-2TR/T_2}}{(1-e^{TR/T_1})^2 - e^{-2TR/T_2}(e^{-TR/T_1} - \cos\alpha)^2}}\right]e^{-TE/T_2^*} \quad (2\text{-}5)$$

SSFP-FID 序列将 SSFP-FID 信号进行散相和重新聚相形成梯度回波。梯度回波的幅度随时间常数 T_2^* 呈指数衰减。因此,延长 SSFP-FID 序列中的 TE 增加 T_2^* 权重。

尽管大多数情况下 SSFP-FID 序列用于生成 T_2^* 加权图像,但也可以用于其他加权。当 TR 远远大于 T_2^* 时,T_2^* 弛豫过程本质上导致射频脉冲之间的横向磁化完全衰减,SSFP-FID 序列的表现和扰相梯度回波序列相似。对于较短的 TR 值,随着脉冲间的大量混合,纵向和横向磁化的稳态都会建立起来。因此,图像的对比在很大程度上独立于 TR,主要取决于翻转角度(α)。低翻转角度($\alpha < 20°$)产生质子密度加权图像,而较大的翻转角度($\alpha > 45°$)图像对比度则主要取决于 T_2/T_1 的比值。

需要特别指出的是,SSFP-FID 信号和扰相梯度回波序列的 FID 信号相比具有更高的信噪比,因为 SSFP-FID 信号中保留了具有长 T_2 弛豫属性组织所存留的横向磁化对于信号的贡献。在图像上一个最大的特点就是具有长 T_2 弛豫属性的液体表现为亮的高信号。换言之,在相同的扫描参数(相同的 TR、TE 及翻转角)情况下,SSFP-FID 序列图像上液体是亮的高信号,而扰相梯度回波序列液体则表现为黑的低信号。从对比度角度而言,SSFP-FID 序列图像的对比度不如扰相梯度回波序列,所以扰相梯度回波序列更优异的组织对比度是通过牺牲长 T_2 弛豫属性组织的横向磁化的贡献而换取的。

2)基于 SSFP-Echo 的稳态梯度回波序列

基于 SSFP-Echo 的稳态梯度回波序列采集自旋回波/受激回波分量而不是 FID 信号。该序列不同公司有不同的名称,西门子称为 PSIF,由 FISP 的镜像颠倒而来,

其序列如图 2-11 所示,时序上 PSIF 的脉冲时序图和 FISP 互为镜像。GE 称为 SSFP,飞利浦则称为 T_2-FFE。

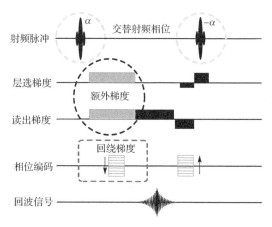

图 2-11 PSIF 序列时序示意图

SSFP-Echo 序列记录的信号实际上是前一个周期射频脉冲产生的回波信号的重新聚相。因为在回波收集之前已经经过了一个完整的额外周期,有效回波时间是TR+TE,这就产生了一个有趣的现象:SSFP-Echo 序列的实际 TE 比 TR 长。由于该序列所具有的长有效回波时间,不管如何选择其他参数,来自 SSFP-Echo 序列的图像都具有显著的 T_2 加权。由于该序列会产生较多的图像伪影,通常被真正稳态自由进动序列所取代。

2.2.3.2 真正稳态自由进动梯度回波序列

真正稳态自由进动梯度回波序列(True-SSFP)也称为平衡稳态自由进动梯度回波序列(Balanced-SSFP)。如果在每次激发过程中射频脉冲保持相干而同时在三个梯度轴上梯度面积在每个 TR 间期不变,此时就可以达到纵向与横向两个方向磁化的稳态,称为稳态自由进动 SSFP。True-SSFP 是一种更特殊的情形:在连续的射频激发过程中即能满足射频脉冲保持相干状态,同时又能保持在三个梯度轴上梯度面积为零,其脉冲时序如图 2-12 所示。

"平衡"的意思是净梯度诱导的去相位在 TR 区间为零。相对而言,SSFP 中的一些梯度是不平衡的,允许记录独立的 FID 和稳态自由进动信号的回波分量。然而,在 True-SSFP 中,平衡梯度将两个分量重新聚相在 TR 间隔的中心,形成单一的回波。在这种稳态下,SSFP-FID 和 SSFP-Echo 的信号峰值相互融合并叠加。理论上两个信号的回波峰值刚好在 TR/2 这一点相互交汇。这种特殊的稳态自由进动称为真正稳态自由进动。有关真正稳态自由进动序列通用的名称是 True-SSFP,但各个厂家的商品名称各不相同,GE 称为 FIESTA,西门子和飞利浦则分别称为 True-FISP

和 Balanced-FFE。根据采用相位交替或同相位射频激励，True-SSFP 序列的信号强度分别可由式(2-6)或式(2-7)表示[20]。

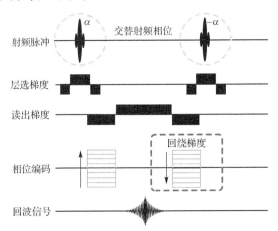

图 2-12　平衡稳态自由进动梯度回波脉冲序列时序示意图

射频脉冲相位交替情况下

$$I = M_0 \sin\alpha \frac{1 - e^{-TR/T_1}}{1 - (e^{-TR/T_1} - e^{-TR/T_2})\cos\alpha - e^{-TR/T_1}e^{-TR/T_2}} e^{-TE/T_2} \tag{2-6}$$

射频脉冲相位不交替情况下

$$I = M_0 \sin\alpha \frac{1 - e^{-TR/T_1}}{1 - (e^{-TR/T_1} + e^{-TR/T_2})\cos\alpha + e^{-TR/T_1}e^{-TR/T_2}} e^{-TE/T_2} \tag{2-7}$$

这两个公式都是用于计算 True-SSFP 信号强度的公式。有几个定性特点：①无论式(2-6)还是式(2-7)，其信号衰减遵循 T_2 指数衰减而不是 T_2^*，这说明当达到真正稳态自由进动状态后，利用一种快速梯度回波序列实现了射频回波信号的读取；②对比式(2-6)和式(2-7)，两式的分子相同但分母不同，式(2-6)得到的信号强度大于式(2-7)。式(2-6)中相邻两个射频脉冲极性相反，后一个射频脉冲同时起到了驱动平衡的作用，能把横向上的磁化翻转到纵向，这种射频脉冲极性改变的方式能获得更高的信噪比。但如果由于扫描区域存在由磁化率差异等导致的磁场不均匀时，就有可能因为这种外来的干扰导致在相邻的采集信号之间存在相位差，如果这个相位差刚好是 180° 就等同于把一个射频极性反转的 True-SSFP 序列转化成一个极性不反转的 True-SSFP 序列，导致该区域出现信号减低，表现为带状伪影(Banding Artifact)。实际上，实现真正稳态自由进动的条件非常苛刻，任何原因破坏了实现真正稳态自由进动的条件都会导致这个序列的信号不是单纯的 T_2 指数衰减，而会引入了 T_2^* 的影响。对于 True-SSFP 序列，通常 TR 很短(TR≪ T_2< T_1)，则

$$e^{-TR/T_1} \approx 1 - \frac{TR}{T_1}, \quad e^{-TR/T_2} \approx 1 - \frac{TR}{T_2} \tag{2-8}$$

式(2-6)可简化为

$$I \approx M_0 \sin\alpha \frac{1}{\dfrac{T_1}{T_2}(1-\cos\alpha)+(1+\cos\alpha)} e^{-TE/T_2} \tag{2-9}$$

式(2-9)分母中有 T_1/T_2 这一项，所以真正稳态自由进动的对比度主要取决于 T_2/T_1 值。液体、血液和脂肪这三种组织有相对比较高的 T_2/T_1 值，因此在 True-SSFP 图像中表现为亮的高信号。该序列特别适用于一些部位的水成像(如内听道成像或用于心脏亮血电影成像等)。True-SSFP 序列这一对比特点(特别是水亮、血亮)有助于在富含水或富含血的病变与实性占位病变之间进行鉴别。

在使用 True-SSFP 这一类真正稳态自由进动序列时，如何保证稳态相干的维持和尽可能减少扫描过程中相位累积误差对于获取好的图像非常重要。力争更短的 TR 时间是极为关键的一个影响因素。如果 TR 时间过长就可能导致这种稳态遭到破坏，图像中出现带状伪影。为了解决 TR 延长所导致的带状伪影，有时会采用多次采集的真正稳态自由进动成像，即所谓的稳态下的相长干涉(Constructive Interference in Steady State，CISS)。

2.2.4　超快速梯度回波序列

超快速梯度回波又称为磁化准备梯度回波序列。需要注意的是，这种超快速梯度回波序列，它的权重(或者对比度)不取决于 TR 和 TE，因为序列的 TR、TE 都非常短，TR 一般为 3～5ms，TE 一般为 1～3ms。图像的对比度取决于前面加的磁化准备脉冲。这类序列可以和多种不同的磁化准备脉冲结合，产生不同对比度的图像。如果磁化准备脉冲类似于 IR(180°反转恢复)，则得到 T_1 权重甚至是重 T_1 权重的图像；如果磁化准备脉冲是 90°～180°～−90° 这种形式，则得到 T_2 权重甚至是重 T_2 权重的图像。

超快速梯度回波序列主要用来进行 3D 容积扫描。在 3D 容积扫描时，如果三个方向体素大小一样(即各向同性)，则扫描完后可以进行不失真的任意方位多平面重建(Multiple Planar Reconstruction，MPR)，得到需要的多方位信息。

2.3　回波平面成像

与快速自旋回波序列相对应，采用梯度回波信号读取方法能不能也实现回波链的采集呢？答案是肯定的，这就是下面要介绍的回波平面成像信号采集方式。

1977 年，Mansfield 描述了回波平面成像的一般原理[21]。然而，由于受当时磁共振成像硬件和计算机能力的限制，这项技术无法在实验室环境之外使用。其团队在 1981 年首次展示了单次激发回波平面图像[22,23]，他们使用带有 12cm 口径探头的磁共振成像仪，获得了 6 幅注射镇静剂的兔子的心脏图像，连续循环显示心脏运动。1983 年他们使用 EPI 获得了第一幅人类的回波平面图像[24]。

　　回波平面成像是当今最快的成像脉冲序列。随着梯度和射频技术的发展，单次激发 EPI 可在 20～100ms 内采集一幅完整的图像，使得快速变化的生理过程成像成为可能。EPI 序列能有效地减少各种运动对图像质量的影响，因此，它的一切应用都在排除运动伪影方面显示出独特的优越性。例如，可用 EPI 进行心脏的高速形态学和功能成像研究。而多次激发 EPI 可以在几秒内获得与常规 MR 图像分辨率和对比度相近的回波平面图像。目前，EPI 的应用包括脑功能成像、扩散及灌注成像、脑功能神经系统成像、心脏成像、动态成像、实时成像和介入 MRI 等。

2.3.1　回波平面成像的基本原理

2.3.1.1　回波平面成像的数据采集方式

　　与传统的梯度回波序列不同，回波平面成像在横向磁化因 T_2^* 弛豫衰减之前采用一系列双极性读出梯度来产生一系列梯度回波。回波序列中的每个梯度回波在空间上都进行了不同的相位编码。因此可以在一次射频激励下采样多条 K 空间线，如图 2-13 所示。

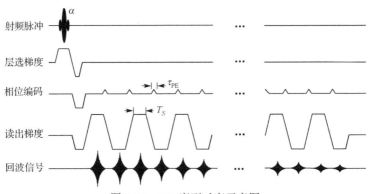

图 2-13　EPI 序列时序示意图

　　和快速自旋回波序列一样，射频激励后产生的梯度回波数称为回波链长度，两个相邻回波之间的间隔称为回波间隔。但 EPI 利用梯度回波序列代替射频自旋回波序列来加速数据采集。由于梯度回波的产生速度比射频自旋回波快得多，EPI 可以在更短的时间内生成图像。

2.3.1.2　回波平面成像的 K 空间填充方式

　　EPI 中的读出梯度波形开始于预相位梯度 $G_{x,p}$，然后是一系列具有交替极性的

读出梯度 ($G_{x,1}, G_{x,2}, G_{x,3}, \cdots$)，如图 2-14 所示。首先预相位梯度 $G_{x,p}$ 将 K 空间点从原点沿 $-x$ 轴移到最左侧但不采集数据，然后读出梯度 $G_{x,1}$ 将 K 空间点从最左侧移动到最右侧同时采集回波信号得到 K 空间的一条线，$G_{x,2}$ 则沿 $G_{x,1}$ 相反的方向移动 K 空间点得到 K 空间的另一条线，$G_{x,3}$，$G_{x,4}$，…重复这一过程[20]。

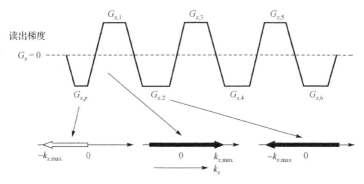

图 2-14 EPI 序列 K 空间填充方式示意图

EPI 信号读取过程中相位编码梯度的施加方法理论上有两种选择：原始的 EPI 使用连续的相位编码梯度[25]，在整个 EPI 回波链信号读取过程中相位编码梯度始终处于开放状态。这种相位编码梯度与读出梯度相结合，产生了如图 2-15(a)所示的锯齿形 K 空间轨迹。因为这种方法采集的 K 空间线呈非笛卡儿分布，不能直接用于快速傅里叶变换，所以现在基本不采用这种相位编码方式。另一种选择是采用小尖头梯度脉冲(Blip 梯度)相位编码方式[26]。小尖头梯度脉冲通常具有相同的极性和面积。这种相位编码梯度方式与连续相位编码梯度方式相比有两点不同：①相位编码梯度只在每个回波读取前开放，而不是一直处于开放状态；②用这种相位编码梯度方式采集的 K 空间线呈平行直线型分布，如图 2-15(b)所示，可以直接用于快速傅里叶变换。正是基于这个原因 Blip 相位编码梯度方式被更广泛地采用。另外，因为 EPI 利用梯度回波进行回波链采集时没有快速自旋回波序列中聚相脉冲的作用，其读出梯度极性交替反转，导致所采集的 K 空间线的方向交替改变，呈迂回状走行，在进行傅里叶变换图像重建时需要对其 K 空间方向进行翻转(Flip)。

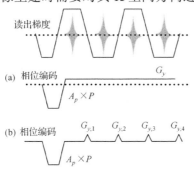

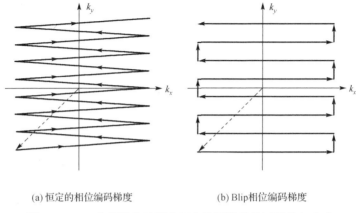

(a) 恒定的相位编码梯度　　　　　　　　(b) Blip相位编码梯度

图 2-15　EPI 信号读取过程中相位编码梯度的两种施加方式

2.3.2　回波平面成像序列

　　严格意义上讲，回波平面成像不是一种序列分类，而是一种信号读取模式。回波平面成像序列采用连续的读出梯度场极性反转进行回波链采集，根据这一连串梯度回波信号是在什么弛豫信号包络下所形成，EPI 信号读取可分为三种[20]：与梯度回波相结合，称为梯度回波 EPI（GRE-EPI）；与自旋回波相结合，称为自旋回波 EPI（SE-EPI）；与反转恢复相结合，称为反转恢复 EPI（IR-EPI）。

2.3.2.1　梯度回波 EPI 序列

　　典型的二维梯度回波 EPI 脉冲序列如图 2-16 所示。和梯度回波序列一样，首先施加一个选择性的激励脉冲，在这个射频激励脉冲所产生的 FID 信号包络内完成 EPI 信号读取。

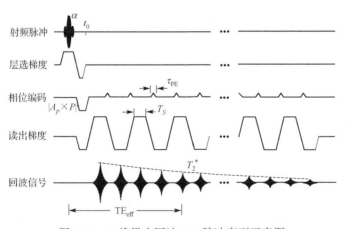

图 2-16　二维梯度回波 EPI 脉冲序列示意图

　　因为 EPI 信号读取的 TR 相对都很长，所以通常采用 90°射频激励脉冲以获得更高的信噪比。EPI 所读取的一连串回波信号中，每个回波对应不同的回波时间。因为 K 空间中心的回波对整个图像的对比度和信噪比影响最大，所以把这一回波所对应的回波时间称为有效回波时间(TE$_{eff}$)。和快速自旋回波序列的回波链读取类似，在 EPI 所读取的回波链中每个回波信号都不同，其信号幅度遵从 T_2^* 弛豫衰减，表示为

$$S_n = S_0 \mathrm{e}^{\frac{-\mathrm{TE}_n}{T_2^*}} \tag{2-10}$$

其中，S_0 表示起始 FID 信号的幅度，S_n 为回波链中第 n 个回波的幅度，TE$_n$ 为第 n 个回波的回波时间。回波的幅度按 T_2^* 弛豫衰减是 EPI 图像模糊的一个主要原因。GRE-EPI 在相位编码方向的相位准备梯度的极性和后续的相位编码梯度相反。相位准备梯度面积$|A_p×P|$的大小决定哪个回波填充中心 K 空间线。如果$|A_p×P|$很大，则在后续的回波中需要在更多的回波累积相应的相位编码梯度的面积才能等于$|A_p×P|$，导致比较靠后的回波才能满足 $k_y=0$，意味着 TE$_{eff}$ 更长；如果$|A_p×P|$很小，花很短的时间所累积的相位编码梯度面积就可以和$|A_p×P|$相平衡，此时有效回波时间前移。所以可通过调整相位编码梯度方向上的相位准备梯度达到控制 K 空间中心线出现的时间点，从而达到控制有效回波时间 TE$_{eff}$ 长短的目的。

2.3.2.2　自旋回波 EPI 序列

　　这种类型的 EPI 也称为 SE-EPI。与 GRE-EPI 相比，SE-EPI 在 90°射频激励脉冲后会施加一个 180°射频聚相脉冲，如图 2-17 所示。

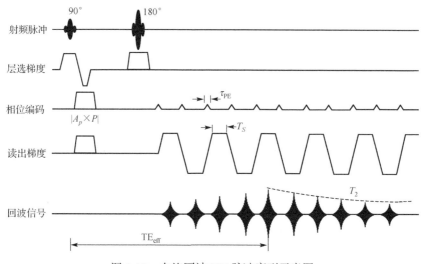

图 2-17　自旋回波 EPI 脉冲序列示意图

　　在 SE-EPI 序列中，所有 K 空间线的采集也是通过一连串的梯度回波来进行的，

只是这些梯度回波的采集是在自旋回波所形成的弛豫包络内完成。SE-EPI 序列有两种弛豫机制会对最后的图像产生影响：一种是源于射频聚相脉冲的 T_2 弛豫机制；另一种是源于梯度回波读取本身的 T_2^* 弛豫。如果由聚相脉冲所决定的回波时刻和由 EPI 信号采集所决定的 K 空间中心对应的回波时间刚好重合，则此时整体图像可以最大程度克服 T_2^* 弛豫效应。如果聚相脉冲的回波时间点和 EPI 决定的 K 空间中心回波时刻不能完全重合，则图像中就会存在一定程度的 T_2^* 弛豫影响。与 GRE-EPI 序列相比，SE-EPI 具有相对低的 T_2^* 对比效应。一方面可以一定程度上克服 EPI 信号读取所导致的几何形变，但另一方面也降低了该序列的磁敏感效应，不利于利用磁敏感效应进行成像的临床需求（如 fMRI）。

在序列细节方面，与 GRE-EPI 序列有所不同的是，SE-EPI 因为有 180°聚相脉冲的存在，在读出或相位编码方向上的预相位梯度不必在读出或相位编码梯度之前立即施加。预相位梯度可以放置在激励脉冲和再聚相脉冲之间，这样可以更有效地利用再聚相脉冲后的时间产生梯度回波。采用该策略，预相位梯度沿读出方向和相位编码方向的极性分别与第一读出梯度瓣和相位编码梯度的极性相同。因为聚相脉冲可以使其前的相位准备梯度的相位累积反向。

与梯度回波 EPI 相似，自旋回波 EPI 中的每个梯度回波都是在不同的 TE 处获得的。序列的有效 TE 也定义为获取中心 K 空间线时的 TE，$TE_{eff}=TE_{ky=0}$。自旋回波的 TE（TE_{se}），可以和 TE_{eff} 重合也可以不重合。当 TE_{eff} 与 TE_{se} 重合时，序列对偏共振效应的敏感度大大降低，图像主要表现为 T_2 加权。该策略常用于提高 EPI 图像质量，如扩散加权 EPI 和 T_2 加权 EPI。然而，当需要对 T_2^* 或偏共振效应敏感时，TE_{eff} 可以偏离 TE_{se}。

由于自旋回波 EPI 可以减少磁化率变化和磁场不均匀等偏共振效应，所得到的图像与相应的 GRE-EPI 相比，通常具有更少的伪影。

2.3.2.3　反转恢复 EPI 序列

反转恢复 EPI 也称为 IR-EPI，在 GE-EPI 或 SE-EPI 脉冲序列之前施加反转恢复（IR）模块。IR-EPI 可用于脂质抑制，可以像 FLAIR 那样用来衰减脑脊液，也可以像磁化准备的 T_1 加权成像那样准备所需的组织对比度，还可以用于动脉自旋标记测量组织灌注等。

2.3.2.4　单次激发 EPI 和多次激发 EPI

EPI 是利用读出梯度的快速极性反转而实现的回波链采集技术。和 FSE 序列相似，在 EPI 信号采集过程中，每个回波被赋予不同的相位编码梯度值并填充到不同的 K 空间位置。在基于 EPI 信号采集方式的成像序列中，所需的相位编码步可以在一个 TR 间期或一次射频激发后完成，也可以分配到几个 TR 间期或几次射频激发后完成,据此可以分为单次激发 EPI(Single Shot EPI,SS-EPI)和多次激发 EPI(Multi-Shot EPI,MS-EPI)信号采集两种方式[20]。

1) 单次激发 EPI

这种 EPI 信号采集方式理论上在一次射频激发后采集全部的相位编码步。完成如此多的回波采集要求回波间隔非常短才能尽可能减少回波之间的信号衰减,这种依赖于 T_2^* 的信号衰减是导致 EPI 信号采集方式图像模糊的一个重要原因。对于单次激发 EPI 而言,如何获得更短的回波间隔对图像质量有重要影响,包括信噪比、图像模糊程度、相位误差的累积所导致的伪影等。实际上,考虑到每次射频激发后所产生的信号生命周期一般比较短,单次激发 EPI 通常在相位编码方向会采用部分 K空间填充技术。一般只采集一半稍多的 K 空间线。

单次激发 EPI 提供了出色的时间分辨率,但对硬件的要求更严格,常常产生质量不佳的图像,如低信噪比、低空间分辨率和明显的图像伪影。

2) 多次激发 EPI

顾名思义,多次激发 EPI 通过多次射频激发来完成相位编码的步数。每一次射频激发产生的回波序列只获取所需 K 空间数据的一部分,在图像重建之前将多次射频激发所获取的 K 空间数据组合起来。最经常使用是间插式多次激发 EPI(Interleaved Multishot EPI),将原来单次激发所要完成的相位编码数分配到几次激发中完成,而后这些在不同激发过程采集到的 K 空间线再相互穿插组成一幅完整的 K空间平面。这种多次激发方式带来几个好处:①可实现的空间分辨率不再受回波链长度的限制,可以得到 256×256 甚至更大的 K 空间矩阵;②每次激发后回波链长度变短,可以产生更好的图像质量;③因为采集的回波链变短,相位累积的错误变小,同时由于每次激发都会重新产生一个新的信号,进一步减少了相位累积错误;④对梯度和射频硬件(如梯度幅度、切换率和射频接收通道的带宽)的要求较低。图 2-18为单次激发 EPI 和多次激发 EPI 的图像质量对比,随着激发次数的增加图像的分辨率提高同时失真减小。

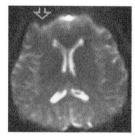 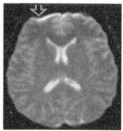 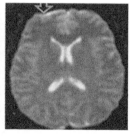 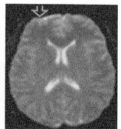

(a)单次激发　　　　(b)8 次激发　　　　(c)16 次激发　　　　(d)32 次激发

图 2-18　单次激发 EPI 和多次激发 EPI 图像对比

多次激发 EPI 所带来的一个问题是总的采集时间延长，而且不像单次激发 EPI 那样能在一次采集过程中冻结生理运动，对于运动伪影的克服能力变差。

2.3.2.5　斜坡采样

基于 EPI 信号采集的序列中系统会采用更高的梯度场强，虽然采用更高的梯度场强理论上更有利于获取更短的 ESP，不过还要受梯度切换性能的制约。ESP 可大致按下式计算

$$ESP = 2T_{ramp} + \frac{n_x}{2\Delta \nu} = 2T_{ramp} + \frac{n_x}{\gamma L_x G_x} \tag{2-11}$$

其中，$2\Delta \nu$ 为全接收带宽，T_{ramp} 为梯度磁场爬升时间，n_x 为沿读出方向 K 空间数据点个数，L_x 为读出方向的 FOV，G_x 为读出梯度场强。从式(2-11)可以看出影响最短回波间隔 ESP 的因素有三个：一是梯度切换率所决定的爬升时间 T_{ramp}；二是频率编码矩阵的大小 n_x；三是全接收带宽 $2\Delta \nu$。

对于 EPI 信号采样方式，为了缩短 ESP 通常会采用相对较小的频率编码矩阵如 128，同时也会采用相对更高的读出梯度场强。然而读出梯度场强的增大，用于梯度爬升和回落的时间也延长，而且为了避免外周神经刺激(Peripheral Nerve Stimulation，PNS)的产生，基于 EPI 信号采集的序列通常会采用更高的梯度场强但不会同时采用更高的梯度切换率。如果继续采用平台期采样，那么梯度爬升和降落的时间会导致 ESP 有所延长。斜坡采样(Ramp Sampling)技术在梯度爬升和回落时也进行数据采样，大大提高了信号采样的效率。从图 2-19 不难发现采用斜坡采样可以明显缩短回波间隔。

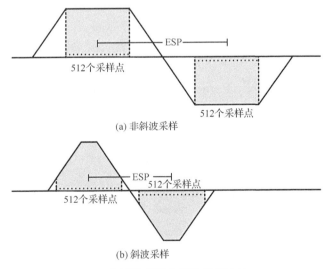

(a) 非斜波采样

(b) 斜波采样

图 2-19　非斜坡采样和斜坡采样比较

斜坡采样是在频率编码方向上一种特殊的 K 空间填充方式。这种 K 空间填充方式带来了巨大的好处,但同时也对梯度性能(特别是梯度保真度)提出了更高的要求。因为采用斜坡采样所读取的 K 空间数据呈非均匀分布,不能直接用于快速傅里叶变换而是要先经过网格化处理。为了完成这种网格化处理,在斜坡采样过程中实际采集的数据点要多于所选择的频率编码矩阵;而且网格化处理要求梯度磁场具有更高的保真性能,这样才可以通过插值处理得到更符合实际采集的均匀 K 空间数据。

斜坡采样是在梯度爬升和下降过程中进行数据采集,此时梯度线圈内的电流处于快速变化中,变化中的电流会感应出涡流,这些都使得斜坡采样数据具有更多的不确定性。

2.3.3 梯度和自旋回波序列

梯度和自旋回波(Gradient And Spin Echo, GRASE)序列是一种混合技术[27]。GRASE 脉冲序列使用一串射频重聚相脉冲,每个射频脉冲与一串交替极性读出梯度相结合,从而产生一系列射频自旋回波和梯度回波。在最初的实现中,一个 90° 射频脉冲之后是八个 180° 重聚相脉冲,产生八个自旋回波。以每个自旋回波为中心,通过快速切换读出梯度极性产生三个梯度回波,如图 2-20 所示。最后的数据集由 24 个独立的 MR 信号组成,这些信号的性质介于射频自旋回波和梯度回波对比度之间。

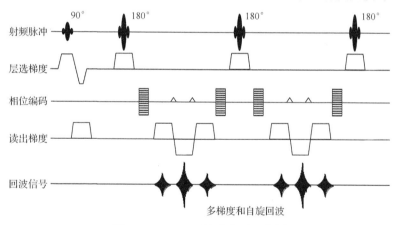

图 2-20 GRASE 脉冲序列示意图

GRASE 是回波平面成像和快速自旋回波的结合,克服了这两种脉冲序列的一些限制,但也继承了这两种脉冲序列的大多数问题。和 FSE 相比较,由于使用梯度反转比使用射频重聚相在单位时间内可以收集更多的回波,对于相同的激发次数和相同的每次回波序列持续时间,可以获得比 FSE 更高的空间分辨率。相应地,对于给定的分辨率,可以获得较短的 T_2 加权扫描。由于获得一定数量的回波需要更少的射频重聚相脉冲,射频比吸收率(SAR)比 FSE 低得多,特别是在高场强下。重聚相脉冲间隔的增加也会导致脂质信号比 FSE 更弱，更接近传统射频自旋回波图像中的强度。对于固定数量的回波，GRASE 的序列长度比 FSE 短，从而减少了图像的模糊。与 EPI 相比，射频重聚相脉冲的使用大大减少了偏共振自旋积累的相位，减少几何畸变和体素内去相位引起的信号损失。此外，这个序列允许通过调整相位编码的顺序和使用的梯度回波及自旋回波的相对数量控制 T_2、T_2^* 加权的相对程度。

2.4　一些其他加快磁共振成像速度的技术

2.4.1　非笛卡儿采集

前面主要讨论在笛卡儿坐标下如何实现 K 空间数据的快速采集，而非笛卡儿采集在提高成像速度方面具有独特的优势。常用的非笛卡儿采集包括放射状采样和螺旋状采样轨迹。

2.4.1.1　放射状采样轨迹

实际上，早在 1973 年 Lauterbur 获取充水试管的第一个 MR 图像时采用的就是放射状 K 空间采样轨迹[28]。然后使用类似于 X 线 CT 的反投影重建(Back Projection Reconstruction，BPR)方法进行图像重建。在早期的磁共振扫描仪中，由于磁场的不均匀性和梯度磁场的非线性，该方法所重建的图像过度模糊，基于放射状采样的反投影重建方法被基于笛卡儿采样的傅里叶变换重建所取代。然而，随着扫描仪性能的不断改进，放射状采样轨迹重新受到人们的重视。放射状采样也称为径向(Radial)成像。在放射状采样中，在物体的不同角度获取一系列投影。图 2-21 为基于放射状采样轨迹的 2D 梯度回波序列时序图和 K 空间示意图。为了产生径向投影，在两个物理轴(如横切面的 x 和 y 轴)上同时施加不同振幅的频率编码梯度磁场，以产生旋转的径向直线。径向的角度由两个频率编码梯度的相对大小按式(2-12)确定[29]。在放射状采样中，脉冲序列仅涉及层面选择和两个频率编码轴，不再分频率编码和相位编码。

$$
\begin{cases}
\phi = \arctan\left(\dfrac{G_y}{G_x}\right) \\
G_x = G\cos\phi, \quad G_y = G\sin\phi
\end{cases}
\tag{2-12}
$$

在笛卡儿采集下原始数据沿直线 K 空间轨迹进行均匀采样，然后直接通过快速傅里叶变换(FFT)重建图像。在放射状采样中，K 空间的点并不处在均匀分布的矩形网格点上，无法直接使用 FFT。虽然非均匀分布数据可以使用标准离散傅里叶变换(DFT)方法进行重建，但这种方法通常太慢，不能用于实际临床。对于放射状采样，通常有两类重建方法：①采用同 X 线 CT 类似的滤波反投影重建[30](Filtered Back

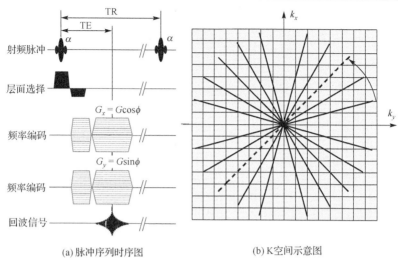

(a) 脉冲序列时序图　　　　　　　(b) K 空间示意图

图 2-21　放射状采样轨迹脉冲序列时序图和 K 空间示意图

Projection，FBP)；②网格化(Gridding)重建，将数据重采样或插值到一个均匀的矩形网格中，然后采用 FFT 进行图像重建[30,31]。

　　K 空间中心的过采样意味着对于相同大小的采样矩阵，放射状采样比笛卡儿采样获取时间长 $\pi / 2$ 倍。可通过减少放射状采样辐条(Spoke)数缩短扫描时间。在笛卡儿成像中，这会导致规则的图像混叠。而径向成像下，它导致放射状定位的条纹伪影。然而，在足够高的欠采样情况下，伪影成为几乎均匀的背景噪声，而不是离散的条纹。在采集时间和伪影之间进行适当的权衡，放射状欠采样提供了一种快速获取高分辨率图像的方法。

　　通过获取三维的径向投影，可以将放射状采样扩展到三维。也可在 z 方向进行笛卡儿采样，同时保持在 xy 平面放射状采样，这种 3D 实现称为星状堆叠(Stack of Stars)[32]。

　　放射状成像有许多优点：①因为没有相位编码梯度，对于梯度回波类放射状采样，最小 TE 可以很短。随着硬件系统的不断改进，系统延迟和切换时间大大减少，回波时间 TE 可以短至 8μs，实现超短回波(Ultra-Short TE，UTE)成像，使得一些短 T_2 组织(如皮质骨、肌腱、韧带和半月板)的成像成为可能；②因为每个径向投影都经过 K 空间中心，可以进行有效的信号平均，使得运动伪影大大减少，但同时增加了图像模糊；③放射状欠采样导致的是类似噪声样非相干伪影，对图像观察影响较小且利于后续处理。

2.4.1.2　螺旋状采样轨迹

　　在螺旋成像中，K 空间轨迹沿着阿基米德螺旋线采样数据。螺旋采集比传统的笛卡儿采集具有更高的扫描效率，每次射频激发，螺旋采集可以覆盖更大面积的 K 空间[29]。

螺旋状采样可以是单次激发，也可以是多次激发。在单次激发采集中，所有 K 空间数据在单个射频激励后获得。图 2-22 为单次激发采集的 K 空间轨迹和生成该轨迹所需的梯度波形。像放射状采样一样，不再有相位或频率编码的概念，数据沿着螺旋状轨迹读取。

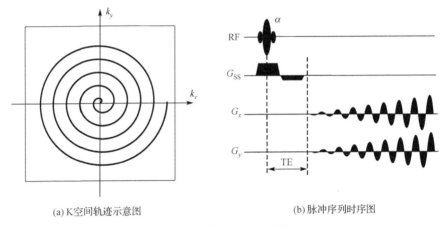

(a) K空间轨迹示意图　　　　　　　　　　(b) 脉冲序列时序图

图 2-22　螺旋状采样轨迹

对于多次激发采集，需要获取多条(N_{shot})相互交织的螺旋线。相邻螺旋线之间旋转 $2\pi/N_{shot}$，如图 2-23 所示。

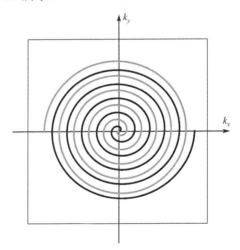

图 2-23　多次激发螺旋状采样轨迹示意图

如果使用阿基米德螺旋，螺旋轨迹被定义为[29]

$$r = a\theta \tag{2-13}$$

其中，r 为半径，a 为常数，θ 为角度。对于等间距的 K 空间螺旋轨迹

$$k_x = \frac{N_{\text{shot}}}{2\pi \cdot \text{FOV}} \theta \sin\theta$$
$$k_y = \frac{N_{\text{shot}}}{2\pi \cdot \text{FOV}} \theta \cos\theta \tag{2-14}$$

产生所需的螺旋 K 空间轨迹的梯度波形可通过 k_x、k_y 分别对时间求导得到

$$G_x = \frac{N_{\text{shot}}}{\gamma \cdot \text{FOV}} \cdot \frac{\mathrm{d}\theta}{\mathrm{d}t}(\sin\theta + \theta\cos\theta)$$
$$G_y = \frac{N_{\text{shot}}}{\gamma \cdot \text{FOV}} \cdot \frac{\mathrm{d}\theta}{\mathrm{d}t}(\cos\theta - \theta\sin\theta) \tag{2-15}$$

螺旋采样是一种数据读出方法，可以结合其他脉冲序列。螺旋采集也可扩展到三维，最简单的方法是加入层面选择相位编码，生成的数据通常形成一个螺旋堆叠（Stack of Spirals）。

螺旋状采样的主要问题包括：①由于偏共振效应引起的图像模糊，这些频率偏移可能来自于 $\boldsymbol{B}_0$ 场的不均匀性、局部磁化率效应和化学位移等。在笛卡儿成像中，这些频率偏移导致频率编码方向的简单位移，如化学位移伪影。而在螺旋采样中，由于轨迹在两个方向上同时改变，因此会产生二维的图像模糊。②由于非笛卡儿采样，给图像重建带来一定的困难。

2.4.2　部分傅里叶成像技术

部分傅里叶技术利用原始数据在 K 空间的共轭对称特性，通过只获取部分 K 空间数据来减少数据采集时间或缩短回波时间。

2.4.2.1　K 空间的共轭对称特性

由傅里叶变换的性质可知，实值函数的傅里叶变换具有共轭对称特性。而 K 空间数据恰好是被成像目标的傅里叶变换，如果在数据采集过程中不发生相位误差，K 空间具有一种特殊的镜像特性，称为共轭对称，如图 2-24 所示。对于 2D 数据，数学上可表示为

$$S^*(-k_x, -k_y) = S(k_x, k_y) \tag{2-16}$$

其中，*表示复数共轭。因此，理想情况下重建一个实值的目标物体只需要采集一半的 K 空间数据，另外一半数据可基于共轭对称特性合成得到。这可以转化为成像时间的缩短或最小回波时间的缩短。

有两种类型的部分傅里叶成像方法，分别称为相位共轭对称和读出共轭对称。

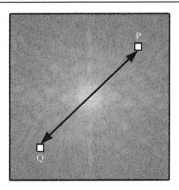

图 2-24　K 空间的共轭对称特性(在 K 空间的原点上彼此对角的 P 和 Q 共轭对称，
如果 P 点的数据是复数$[a+jb]$，那么 Q 点的数据就是 P 的复共轭$[a-jb]$)

1) 相位共轭对称

相位共轭对称技术，也称为半傅里叶(Half Fourier)扫描技术[33]。它利用 K 空间上半部分的数据来估计 K 空间下半部分的数据，如图 2-25 所示。

理论上，相位共轭对称性允许只采集正常相位编码步的一半来获取数据，从而可能减少多达 50%成像时间。然而，在实际临床使用中所采集到的数据都含有一定的相位误差，因此共轭对称并不完全满足。这些相位误差的来源通常包括B_0场的不均匀性、磁化率效应、涡流、生理运动以及射频发射的均匀性和表面线圈敏感度的空间变化等。因此，实际实施时部分傅里叶技术要求采样的 K 空间线略多于一半(大多数在 55%～75%)，这些额外的 K 空间线用于产生相位校正图，从而更准确地合成缺失的 K 空间数据。虽然相位共轭对称在保持空间分辨率的同时减少了成像时间，但这是以牺牲信噪比(SNR)为代价实现的。与使用完整的相位编码步相比，信噪比降低约 30%。

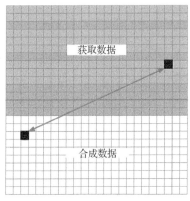

图 2-25　相位共轭对称(减少相位编码步的数量，采集略多于一半的 K 空间线，另一半由合成得到)

2) 读出共轭对称

读出共轭对称是另一种部分傅里叶技术，只采集回波信号的一部分(一半略多)，也称为部分回波(Partial Echo)扫描技术,另外一半 K 空间的数据通过合成得到。对称方向为读出方向(频率编码方向),如图 2-26(a)所示。与相位共轭对称不同的是,在读出共轭对称中仍需获取完整的相位编码步,因此不存在直接的时间节省。

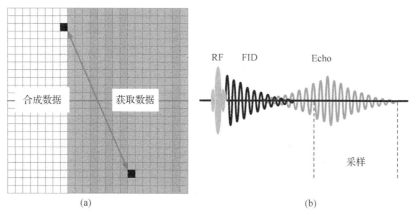

图 2-26　读出共轭对称

只对回波的一部分进行采样,可以使回波时间 TE 缩短。这对于快速和回波平面技术尤其有利,但也广泛应用于许多其他应用,包括磁共振血管造影和 T_1 加权自旋回波成像。当回波时间 TE 较短时,射频脉冲产生的自由感应衰减信号可能会溢出到回波的早期上升部分,如图 2-26(b)所示。通过只对回波信号的后半部分进行采样,并利用读出共轭对称对前半部分进行重构,得到了一幅回波时间 TE 短、FID信号与回波信号干扰小的图像。此外,对于选定的回波时间 TE,部分回波允许在回波的右侧延长采样时间。由于与较长采样时间相关的梯度幅度较低,从而产生更好的信噪比。读出共轭对称的另一个优点是沿读出轴的梯度矩减小,使得频率编码方向上的流动和运动伪影减小。

2.4.2.2　部分傅里叶图像重建方法

有多种不同的部分傅里叶重建方法[34]。在本节中,简单介绍三种最基本的方法:填零重建、零差重建和迭代零差重建。

1) 填零重建

填零(Zero Filling)重建通过用零代替未测量的 K 空间数据。在零填充后,标准的基于傅里叶变换的全 K 空间重建方法可用来进行图像重建。K 空间数据的截断,通常会导致在锐利的边缘附近产生一定数量的吉布斯环。填零重建的优点是在低空间频率过扫描范围内给出了一个相对可靠的目标表示。相对于零差重建,相位信息被保存在这个低空间频率范围。因此,大多数大型结构的相位是准确的,允许零填充用于相敏重建。

2) 零差重建

零差 (Homodyne) 重建使用从数据本身生成的低空间频率相位图来纠正不完整的 K 空间数据重建所产生的相位错误[35]。零差重建利用 K 空间数据的共轭对称性。

为了简化讨论，在这里考虑一维情况。设 K 空间数据为 $S(k)$，其中 K 空间通常从 $-k_{max}$ 到 k_{max} 进行全傅里叶采集。在部分傅里叶技术中，K 空间数据只采集从 $-k_0$ 到 k_{max} 的数据，其中 k_0 为正，表示过扫描 K 空间截止频率。K 空间数据可以认为是在低频范围 $(-k_0, k_0)$ 对称采样，在高频范围 (k_0, k_{max}) 非对称采样。该方法分为两步：缺失数据的共轭替换和重建对象虚部分量的补偿。

3) 迭代零差重建

零差方法的一个缺点是获得的低频相位图不能准确地描述快速变化的相位。为了解决这一问题，发展了迭代部分傅里叶重建方法[36]。该方法利用零差重建估计幅值图像，利用低频相位图估计相位。结合估计的幅值和相位图像，得到一幅可以进行傅里叶变换得到估计 K 空间数据的复数图像。将原实测范围内的 K 空间数据 $(-k_0, k_{max})$ 与新估算的 K 空间数据 $(-k_{max}, -k_0)$ 相结合，计算出新的复数图像 I'。将低频相位校正应用于 I' 并取实分量，形成新的幅度图像。这个幅度图像被输入到下一次迭代中。

2.4.3　k-t 技术

动态磁共振成像 (dynamic MRI，dMRI) 采集 k-t 空间数据。k-t 空间是 K 空间加上时间轴 t 的扩展。k-t 技术利用动态磁共振图像固有的空-时冗余来加快成像速度。和快速脉冲序列不同，k-t 技术通过获取部分原始数据 (欠采样) 并在之后恢复其余的数据来缩短数据采集时间。k-t 技术大致可分为三大类：①仅利用时间冗余；②先利用时间冗余，再使用空间冗余；③同时利用空-时冗余。

2.4.3.1　视图共享

视图共享 (View Sharing) 是一种跨时间帧共享数据的技术，一个视图 (View) 实际就是一条 K 空间线，一些 K 空间视图在多个原始数据集之间共享。视图共享减少了获取完整 K 空间数据集所需的时间，可以增加实时采集的帧率或心脏检查重建时相的数量。视图共享并不是进行 K 空间插值，而是将选定的视图完整地复制以便重复使用。视图共享主要用于实时成像、分段 K 空间心脏电影成像和心电触发相位对比成像等。

MR 荧光透视 (MR Fluoroscopy)[37] 是第一个视图共享技术。它重复从 K 空间的一端到另一端均匀地更新 K 空间数据。K 空间的每个部分都以相同的速率更新。每获得一行数据后，K 空间的其余部分由之前获得的数据填充。这样，可以在多个时间点之间共享数据或视图。在每次重复时间 TR 之后生成不同的图像。随后发展了几种变密度技术，其以一种非均匀的方式更新 K 空间。由于大部分信号能量包含在 K 空间中心，变密度技术通常更频繁地更新 K 空间中心部分。变密度技术包括钥孔成像技术(Keyhole)[38,39]、BRISK[40]、TRICKS[41] 和 CURE[42]等以及非笛卡儿变密度技术，如欠采样径向(Undersampled Radial)[43]、VIPR[44]和金角径向(Golden-angle Radial)[45]等。钥孔成像技术是一种极端情况，其中只有 K 空间中心区域连续更新，而外围数据只在动态过程开始或结束时采集一次。BRISK 和 TRICKS 将 K 空间划分为不同的区域，在 K 空间的中心区域和其中一个外围区域交替采样。CURE 采用伪随机欠采样，对中心进行更频繁的更新。由于径向轨迹汇集于 K 空间的中心，它们固有地更频繁地采样低空间频率。下面以钥孔成像技术为例具体介绍视图共享过程。

　　钥孔成像技术的引入最初是为了提高动态对比增强成像的时间分辨率[38]。基于这样一个假设：对比剂团块的大部分信息包含在低空间频率，而高空间频率的信息相对静止。原始钥孔数据采集反复在 K 空间的中心收集少量的相位编码步(称为钥孔)来监视动态过程。图 2-27 为钥孔成像原理示意图。

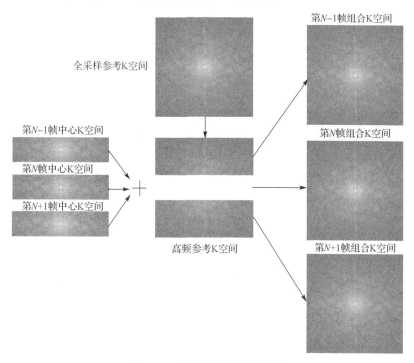

图 2-27　钥孔成像原理示意图

　　钥孔对称地位于 K 空间的中心，本身提供了一系列空间分辨率较低的时间序列图像。通常在收集一系列钥孔数据之前(但在某些情况下是在收集期间或之后)，收集一套全相位编码步(提供完整的空间分辨率)的参考数据集。钥孔相位编码步通常约占全相位编码步的 25%。将参考数据的高空间频率与每组钥孔数据相结合，生成一组完整的 K 空间数据，用于重建图像集，如图 2-27 所示。组合可以是简单的替换，也可以是更复杂的方法。

需要指出的是，重建后的图像虽然具有全空间分辨率的特征，但动态变化的数据实际是由钥孔采集的低频信息重建得到。高频信息可以作为解剖参考，但不能传递任何动态信息。对于三维获取，钥孔可以在相位编码、层面编码方向或两者兼用。由于层面编码方向的空间分辨率通常低于相位编码方向，所以层面编码方向的钥孔率通常较大，约为 50%。

一旦获得了数据，需要填充缺失的数据，然后重建动态图像。用于钥孔数据的常用重建方法有置换法、加权置换法和广义级数法[46]。

2.4.3.2　利用空-时冗余的技术

除了利用时间冗余在时间上填充缺失的 K 空间数据外，在空间上也有相当多的冗余。同时使用空间和时间冗余可以利用更多的可用信息。通过利用周围不同 K 空间位置和时间点 t 的数据，可更好地恢复缺失的数据点。

TSENSE[47]、TGRAPPA[48]、KL-TSENSE 和 KL-TGRAPPA[49] 顺序地利用空-时冗余。首先利用时间冗余，然后是空间冗余。TSENSE 和 TGRAPPA 各时间帧交错采集 K 空间相位编码线，使用滑动窗口重建来获得一组高空间分辨率但时间分辨率较低的图像。这些图像随后用于并行成像的校准，即用于获取 SENSE 的线圈敏感度或 GRAPPA 的重建权重。然后，分别用并行成像重建每个时间帧。KL-TSENSE 和 KL-TGRAPPA 是 TSENSE 和 TGRAPPA 的改进，通过主成分分析(Principal Component Analysis，PCA)对滑动窗口重建进行额外的滤波，以减少可能对并行成像校准产生不利影响的残余伪影。

UNFOLD[50]是最早联合利用时间和空间冗余的技术之一。它对心脏成像做以下假设：①心脏最多占据 FOV 的一半；②心脏包含区域随着时间有明显的强度变化，需要较宽的时间带宽；③在图像的其他部分运动受到限制，只需要窄的时间带宽。基于这些假设，通过将 k-t 空间数据变换到 x-f 空间(其中 x 和 f 分别表示空间位置和时间频率)实现欠采样混叠伪影和所需信号的分离，从而恢复原始未污染的图像。UNFOLD 需要操作者在 x-f 空间中指定动态区域。k-t BLAST 和 k-t SENSE[51]通过获取 K 空间中心部分作为训练数据克服了这一问题并可取得更高的加速。训练数据提供了一个低空间分辨率的 x-f 空间版本用来指导重建，从而完全消除操作人员的干预。具体来说，k-t BLAST 和 k-t SENSE 将采集到的数据分为欠采样扫描和训练扫描两部分，并将两部分数据集转换到 x-f 空间。在 x-f 空间中，欠采样数据具有完全的空间和时间分辨率，但受到混叠伪影的污染。相比之下，训练数据没有混叠现象，但由于只包含 K 空间中心的数据，所以空间分辨率较低。k-t BLAST 和 k-t SENSE

使用训练数据作为指导，确定信号是如何被欠采样过程污染的，并使用这两部分信息去除欠采样数据中的混叠伪影。k-t SENSE 是 k-t BLAST 在并行成像下的扩展，使用并行成像来进一步帮助伪影的消除。k-t PCA[52]通过引入主成分分析在 x-PC 空间进行重建。同 x-f 空间相比，x-PC 空间具有的一些数学性质(例如，改进的信号压缩，不会产生吉布斯环等)使得 k-t PCA 能获得更高的加速与改进的时间保真度。

需要特别指出，还有一些更先进的 k-t 空间加速技术，本书将在后面的有关章节介绍。

2.4.4　螺旋桨技术

螺旋桨技术(Periodically Rotated Overlapping Parallel Lines with Enhanced Reconstruction，PROPELLER)是一种混合笛卡儿和放射状采样的技术[53]，主要用于运动伪影校正。

如图 2-28 所示，螺旋桨技术中的每个桨片(Blade)其实就是快速自旋回波中的回波链。采用的回波链长度越长，桨片越宽，则在螺旋桨采集后 K 空间中心重叠的面积越大，所以螺旋桨采集属于 K 空间中心的一种过采样技术。由于 K 空间中心数据更多地决定图像的信噪比和对比度，因此螺旋桨技术具有更高的信噪比和对比噪声比。K 空间中心的过采样也是校正运动伪影的基础，在中心区域的过采样提供了冗余的信息，意味着每个桨片的新数据可以同之前桨片的数据进行一致性对比。如果患者在桨片之间发生了移动，后一桨片的数据可以依据前一个桨片的数据进行纠正。

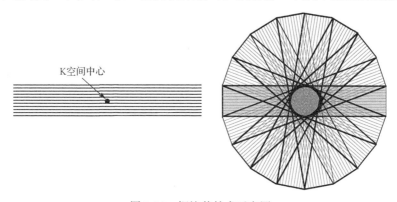

图 2-28　螺旋桨技术示意图

对于螺旋桨技术而言，决定其信噪比和运动伪影校正能力的两个主要因素是：①回波链的长度，决定了每个桨片的宽度；②每采完一组 K 空间线即一个桨片后，桨片以多大的角度旋转，这个旋转的角度越小则 K 空间过采样就越多。

螺旋桨技术和 K 空间螺旋采集不同，螺旋桨技术的每个桨片都在静止状态下采集，而每采完一个桨片，以一定角度旋转然后再采集下一组 K 空间线。

2.4.5　长方形扫描矩阵

　　前面讨论的都是在正方形扫描矩阵的情况下如何提高成像速度的方法。在四肢、脊柱等部位的成像和血管造影等应用环境中，由于解剖结构本身呈长方形，可使用长方形扫描矩阵和 FOV 来成像，以减少相位编码步数，缩短扫描时间[54]。长方形扫描时 K 空间相位编码行的行距增大，但所覆盖的面积不变，所以空间分辨率不变、相位编码方向 FOV 减小。图 2-29 为脊柱长方形扫描示意图，图 2-29 (a)表示相位编码的间距增大了一倍(相应的扫描时间缩短了一半)，但覆盖范围不变；图 2-29 (b)表示相位编码方向 FOV 减小一半，但空间分辨率不变，仍为正方形像素。

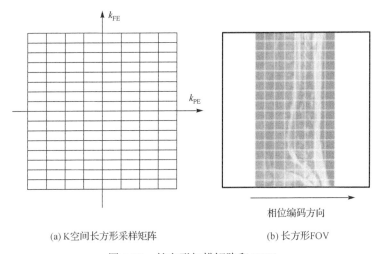

(a) K空间长方形采样矩阵　　　　　　　　　　　(b) 长方形FOV

图 2-29　长方形扫描矩阵和 FOV

　　长方形扫描矩阵的主要缺点是：由于采集数据少，SNR 有所降低，另外当 FOV 太小时容易在相位编码方向出现卷褶伪影。

2.5　本 章 小 结

　　本章主要围绕快速自旋回波、快速梯度回波和回波平面成像三大快速脉冲序列展开，分别讨论了它们的脉冲序列组成、加速原理、对比度的形成机制和特点等。最后列举了一些其他的加快磁共振成像的技术。

　　快速脉冲序列通过提高数据采集的速度和效率缩短扫描时间，随着磁体技术、射频技术和梯度技术等相关技术的进步，在 20 世纪 80～90 年代得到快速的发展。快速自旋回波序列、快速梯度回波序列和回波平面成像序列在临床上得到了广泛的应用，极大地推动了磁共振成像技术的发展，使 MRI 从最初的颅脑扫描扩展到全身扫描、从静态成像发展到动态成像、从解剖结构成像发展到功能成像、从 2D 断层成像发展到 3D 容积成像。快速自旋回波序列、快速梯度回波序列和回波平面成像依然是目前磁共振成像的支柱。但大功率、高密度的射频磁场会在人体存积大量的热能，高强度和快速切换的梯度磁场会刺激人的外周神经[55,56]和肌肉，还会产生涡流干扰和机械振动噪声。为了避免对受检者的健康造成威胁，美国 FDA 对静磁场的场强、梯度磁场的变化率、射频能量的吸收和梯度线圈的振动噪声均做出了严格限制。此外，长回波链带来的信号衰减、相位累积误差使得图像质量退化。因此，如何优化脉冲序列、射频线圈和梯度系统的设计，在满足物理、生理和临床可接受图像质量的条件下实现更快速的成像需要进一步的研究。此外，针对非笛卡儿采集需要进一步研究和开发快速高效的图像重建方法，以更好地利用其所具有的技术优势。

参 考 文 献

[1] Hennig J, Nauerth A, Friedburg H. RARE imaging: a fast imaging method for clinical MR. Magnetic Resonance in Medicine, 1986, 3(6): 823-833.

[2] Elster A D. Questions and Answers in MRI. http://MRIquestions. com.

[3] Li T, Mirowitz S A. Fast T2-weighted MR imaging: impact of variation in pulse sequence parameters on image quality and artifacts. Magnetic Resonance Imaging, 2003, 21(7): 745-753.

[4] Sze G, Kawamura Y, Negishi C, et al. Fast spin-echo MR imaging of the cervical spine: influence of echo train length and echo spacing on image contrast and quality. American Journal of Neuroradiology, 1993, 14(5): 1203-1213.

[5] Mugler J P. Optimized three-dimensional fast-spin-echo MRI. Journal of Magnetic Resonance Imaging, 2014, 39(4): 745-767.

[6] Henkelman R M, Hardy P A, Bishop J E, et al. Why fat is bright in RARE and fast spin-echo imaging. Journal of Magnetic Resonance Imaging, 1992, 2(5): 533-540.

[7] Hasse A, Frahm D, Mattaei D. Flash imaging: rapid NMR imaging using low flip angle pulses. Journal of Magnetic Resonance Imaging, 1986, 67(2): 258-266.

[8] Elster A D. Gradient echo imaging: techniques and acronyms. Radiology, 1993, 186(1): 1-8.

[9] Hargreaves B. Rapid gradient-echo imaging. Journal of Magnetic Resonance Imaging, 2012, 36(6): 1300-1313.

[10] Mills T C, Ortendahl D A, Hylton N M, et al. Partial flip angle MR imaging. Radiology, 1987, 162(2): 531-539.

[11] Winkler M L, Ortendahl D A, Mills T C, et al. Characteristics of partial flip angle and gradient reversal MR imaging. Radiology, 1988, 166(1): 17-26.

[12] Ernst R R, Anderson W A. Application of Fourier transform spectroscopy to magnetic resonance.

Review of Scientific Instruments, 1966, 37(1): 93-102.

[13] Brown R W, Cheng Y C N, Haacke E M, et al. Magnetic Resonance Imaging: Physical Principles and Sequence Design. New York: Wiley, 2013.

[14] Chavhan G B, Babyn P S, Jankharia B G, et al. Steady-state MR imaging sequences: physics, classification, and clinical applications. Radiographics, 2008, 28(4): 1147-1160.

[15] Zur Y, Wood M L, Neuringer L J. Spoiling of transverse magnetization in steady state sequences. Magnetic Resonance in Medicine, 1991, 21(2): 251-263.

[16] Epstein F H, Mugler J P, Brookeman J R. Spoiling of transverse magnetization in gradient-echo (GRE) imaging during the approach to steady state. Magnetic Resonance in Medicine, 1996, 35(2): 237-245.

[17] Denolin V, Azizieh C, Metens T. New insights into the mechanisms of signal formation in RF-spoiled gradient echo sequences. Magnetic Resonance in Medicine, 2005, 54(4): 937-954.

[18] Utz J A, Herfkens R J, Glover G, et al. Three second clinical NMR images using a gradient recalled acquisition in a study state mode (GRASS). Magnetic Resonance Imaging, 1986, 4(2): 106.

[19] Oppelt A, Grauman R, Barfuss H. FISP: a new fast MRI sequence. Electromedica, 1986, 54(1): 15-18.

[20] BernsteinM A, Kevin K F, Zhou X J. Handbook of MRI Pulse Sequences. New York: Academic Press, 2004.

[21] Mansfield P. Multi-planar image formation using NMR spin-echos. Journal of Physics C: Solid State Physics, 1977, 10(3): 55-58.

[22] Ordidge R J, Mansfield P, Doyle M, et al. Real time moving images by NMR// Proceedings of International Symposium on Nuclear Magnetic Resonance Imaging, Winston-Salem, 1981.

[23] Ordidge R J, Mansfield P, Coupland R E. Rapid biomedical imaging by NMR. The British Journal of Radiology, 1981, 54(646): 850-855.

[24] Redzian R, Mansfield P, Doyle M, et al. Real-time nuclear magnetic resonance clinical imaging in paediatrics. Lancet, 1983, 322(8362): 1281-1282.

[25] Mansfield P. Real-time echo-planar imaging by NMR. British Medical Bulletin, 1984, 40(2): 187-190.

[26] Stehling M J, Howseman A M, Ordidge R J, et al. Whole-body echo-planar MR imaging at 0.5 T. Radiology, 1989, 170(1): 257-263.

[27] Feinberg D A, Oshio K. GRASE (gradient- and spin-echo) MR imaging: a new fast clinical imaging technique. Radiology, 1991, 181(2): 597-602.

[28] Lauterbur P C. Image formation by induced local interactions: examples employing nuclear magnetic resonance. Nature, 1973, 242: 190-191.

[29] McRobbie D W, Moore E A, Graves M J. MRI from Picture to Proton. Cambridge: Cambridge University Press , 2006.

[30] Liang Z P, Lauterbur P C. Principles of Magnetic Resonance Imaging: A Signal Processing Perspective. New York: IEEE Press, 2000.

[31] Rasche V, Proska R, Sinkus R, et al. Resampling of data between arbitrary grids using convolution interpolation. IEEE Transactions on Medical Imaging, 1999, 18(5): 385-392.

[32] Chandarana H, Block T K, Rosenkrantz A B, et al. Free-breathing radial 3D fat-suppressed T1-weighted gradient echo sequence: a viable alternative for contrast-enhanced liver imaging in patients unable to suspend respiration. Investigative Radiology, 2011, 46(10): 648-653.

[33] Feinberg D A, Hale J D, Watts J C, et al. Halving MR imaging time by conjugation: demonstration at 3.5 kG. Radiology, 1986, 161(2): 527-531.

[34] Mcgibney G, Smith M R, Nichols S T, et al. Quantitative evaluation of several partial Fourier reconstruction algorithms used in MRI. Magnetic Resonance in Medicine, 1993, 30(1): 51-59.

[35] Noll D C, Nishimura D G, Macovski A. Homodyne detection in magnetic resonance imaging. IEEE Transactions on Medical Imaging, 1991, 10(2): 154-163.

[36] 陈武凡, 康立丽. MRI 原理与技术. 北京: 科学出版社, 2016.

[37] Riederer S J, Tasciyan T, Farzaneh F, et al. MR fluoroscopy: technical feasibility. Magnetic Resonance in Medicine, 1988, 8(1): 1-15.

[38] Vaals J J V, Brummer M E, Dixon W T, et al. "Keyhole" method for accelerating imaging of contrast agent uptake. Journal of Magnetic Resonance Imaging, 1993, 3(4): 671-675.

[39] Jones R A, Haraldseth O, Müller T B, et al. K-space substitution: a novel dynamic imaging technique. Magnetic Resonance in Medicine, 1993, 29(6): 830-834.

[40] Doyle M, Walsh E G, Blackwell G G, et al. Block regional interpolation scheme for k-space (BRISK): a rapid cardiac imaging technique. Magnetic Resonance in Medicine, 1995, 33(2): 163-170.

[41] Korosec F R, Frayne R, Grist T M, et al. Time-resolved contrast-enhanced 3D MR angiography. Magnetic Resonance in Medicine, 1996, 36(3): 345-351.

[42] Parrish T, Hu X. Continuous update with random encoding(CURE): a new strategy for dynamic imaging. Magnetic Resonance in Medicine, 1995, 33(3): 326-336.

[43] Peters D C, Korosec F R, Grist T M, et al. Undersampled projection reconstruction applied to MR angiography. Magnetic Resonance in Medicine, 2000, 43(1): 91-101.

[44] Barger A V, Block W F, Toropov Y, et al. Time resolved contrast-enhanced imaging with isotropic resolution and broad coverage using an undersampled 3D projection trajectory. Magnetic Resonance in Medicine, 2002, 48(2): 297-305.

[45] Winkelmann S, Schaeffter T, Koehler T, et al. An optimal radial profile order based on the golden

ratio for time resolved MRI. IEEE Transactions on Medical Imaging, 2007, 26 (1): 68-76.

[46] Bishop J E, Santyr G E, Kelcz F, et al. Limitations of the keyhole technique for quantitative dynamic contrast-enhanced breast MRI. Journal of Magnetic Resonance Imaging, 1997, 7 (4): 716-723.

[47] Kellman P, Epstein F H, McVeigh E R. Adaptive sensitivity encoding incorporating temporal filtering (TSENSE). Magnetic Resonance in Medicine, 2001, 45 (5): 846-852.

[48] Breuer F A, Kellman P, Griswold M A, et al. Dynamic autocalibrated parallel imaging using temporal GRAPPA (TGRAPPA). Magnetic Resonance in Medicine, 2005, 53 (4): 981-985.

[49] Ding Y, Chung Y C, Jekic M, Simonetti O P. A new approach to autocalibrated dynamic parallel imaging based on the Karhunen-Loeve transform: KL-TSENSE and KL-TGRAPPA. Magnetic Resonance in Medicine, 2011, 65 (6): 1786-1792.

[50] Madore B, Glover G H, Pelc N J. Unaliasing by Fourier-encoding the overlaps using the temporal dimension (UNFOLD), applied to cardiac imaging and fMRI. Magnetic Resonance in Medicine, 1999, 42 (5): 813-828.

[51] Tsao J, Boesiger P, Pruessmann K P. k-t BLAST and k-t SENSE: dynamic MRI with high frame rate exploiting spatiotemporal correlations. Magnetic Resonance in Medicine, 2003, 50 (5): 1031-1042.

[52] Pedersen H, Kozerke S, Ringgaard S, et al. k-t PCA: temporally constrained k-t BLAST reconstruction using principal component analysis. Magnetic Resonance in Medicine, 2009, 62 (3): 706-716.

[53] Pipe J G. Motion correction with PROPELLER MRI: application to head motion and free-breathing cardiac imaging. Magnetic Resonance in Medicine, 1999, 42 (5): 963-969.

[54] 赵喜平. 磁共振成像系统的原理及其应用. 北京: 科学出版社, 2000.

[55] Ham C L, Engels J M, Machielsen A. Peripheral nerve stimulation during MRI: effects of high gradient amplitudes and switching rates. Journal of Magnetic Resonance Imaging, 1997, 7 (5): 933-937.

[56] Hoffmann A, Faber S C, Werhahn K J, et al. Electro-myography in MRI: first recordings of peripheral nerve activation caused by fast magnetic field gradients. Magnetic Resonance in Medicine, 2000, 43 (4): 534-539.

第 3 章 并行磁共振成像

并行磁共振成像技术(Parallel MRI, pMRI)是磁共振成像领域的一项重大技术突破,具有里程碑意义。它采用多通道线圈同时采集 MR 数据,允许对 K 空间数据进行欠采样以减少相位编码步数,在保持图像空间分辨率不变的情况下,能大幅度缩短扫描时间,提高成像速度。并行成像不是一种脉冲序列,而是一种数据采集和图像重建技术,几乎可以与任何脉冲序列相结合。目前大部分临床磁共振扫描都采用并行成像技术实现快速数据采集,其已成为许多应用的必要条件。

3.1 并行磁共振成像概述

成像速度慢是磁共振成像的主要不足。多通道线圈采集技术与并行成像算法的出现,可以不再依赖梯度性能的提高和回波链的延长就能大大加快磁共振成像的速度。并行成像技术利用相控阵线圈固有的空间敏感度(Spatial Sensitivity)来编码空间信息,减少成像所必需的梯度编码步数(主要为相位编码步数),获得更快的扫描速度。

3.1.1 多通道线圈采集技术

对于 MRI 接收线圈,有两个重要的特性要求[1]:一是提高线圈获取信号的信噪比;二是确保射频接收响应在成像体积上的均匀性。线圈的信噪比可由下式表示

$$\mathrm{SNR} \propto \frac{\omega^{\frac{7}{4}} C(r)}{\sqrt{T \Delta f V}} \tag{3-1}$$

其中,T 为线圈温度,$C(r)$ 为线圈的敏感度,Δf 为接收带宽,V 为线圈的敏感体积,ω 为射频角频率。

由式(3-1)可知,可以通过让线圈更接近感兴趣区域增加线圈的敏感度 $C(r)$,并使线圈敏感体积 V 尽可能小来增加信噪比。局部的表面线圈可以实现这一目标,但单个表面线圈的敏感度随距离而衰减,无法满足射频接收响应在成像体积上的均匀性要求。为此,在磁共振成像中普遍采用多通道线圈采集技术,由一组单元接收线圈组成相控阵线圈阵列,交叠覆盖解剖结构,使用多射频通道接收来自各单元线圈的信号。相控阵线圈阵列中的各单元线圈同时采集信号,多个单元小线圈可以覆盖与大线圈相同的体积。每个线圈可以用来形成各自的图像,然后独立的线圈图像可

以组合成一幅具有均匀敏感度的图像(如通过平方和运算(Sum of Squares，SOS))，同时利用较小的单个线圈的高信噪比[2]。图 3-1 为一种头线圈阵列，由八个独立的接收线圈组成，环绕成像目标成圈排列。每个线圈对最接近它的组织发出的信号更敏感，可以用来形成受敏感度调制的单元线圈图像(外周小图像)。独立的线圈图像可以组合成具有均匀敏感度的单一图像(中心大图像)。

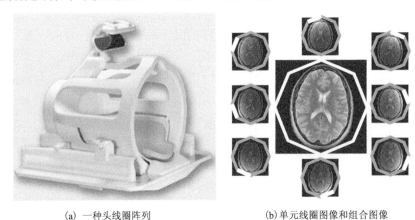

(a) 一种头线圈阵列　　　　　　　　　(b)单元线圈图像和组合图像

图 3-1　相控阵线圈阵列、各单元线圈图像和组合图像示例

每个单元线圈的图像相当于成像目标乘以线圈敏感度，图 3-2 为左上角线圈的图像。

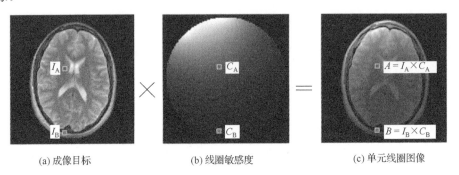

(a) 成像目标　　　　　　　(b) 线圈敏感度　　　　　　(c) 单元线圈图像

图 3-2　单元线圈图像同成像目标及线圈敏感度的关系示意图

通常针对身体的不同检查部位有专门的相控阵线圈，线圈阵列数可以多达 32、64、96 甚至 128 个。

3.1.2　并行磁共振成像的发展历史

相控阵线圈最初是为了提高磁共振成像中的信噪比，通过增加线圈的敏感度和减小线圈的敏感体积，有效地降低检测到的噪声幅值[2]。

　　然而，在相控阵线圈引入后不久，研究者就认识到可以通过多线圈并行采集磁共振信号来减少数据采集时间。关于并行成像的研究开始于 1987 年。从 Carlson[3] 开始，有一些研究试图用线圈的空间定位完全取代梯度相位编码[4,5]，这种方法被称为大规模并行成像方法（Massively Parallel Imaging，MPI）。在当时的技术条件下这类方法存在许多问题：①制造大型线圈阵列面临着巨大的挑战，即使能够做出这样的大型线圈阵列也会面临每个线圈检测深度有限，无法对较大部位进行有效成像。②对于这种非相位编码成像，一个更大的问题是信噪比。虽然通过梯度相位编码进行傅里叶编码很费时，但它的优点是信噪比随相位编码步数的平方根增加而增加（称为傅里叶平均），对于获得高质量成像所需的信噪比至关重要。③重建像素的数目由线圈的数量决定，而放射科医生需要根据解剖细节来决定采集的分辨率，而不受线圈数量的限制。于是后来有研究者提出更加实际有效的混合编码方案，即用线圈敏感度编码取代部分梯度相位编码。为了与早期的大规模并行成像方法区分开，其被称为部分并行成像（Partially Parallel Imaging，PPI）。1993 年，Carlson 等提出了第一个部分并行成像方案[6]。在经历了初始的基本理论研究阶段后，研究者提出了并行成像的实际应用方案，主要有 Sodickson 在 1997 年提出的 SMASH[7]和 Pruessmann 在 1999 年提出的 SENSE[8]两种方法。在这两位先驱者之后，出现了一系列将上述方法进一步优化或扩展的研究，如 AUTO-SMASH[9]、VD-AUTO-SMASH[10]、GRAPPA[11]、GENERALIZED SMASH[12]、PILS[13]、mSENSE[14]、SPACE-RIP[15]、SPIRiT[16]和 ESPIRiT[17]等。在这些方法中，已经在商业上获得广泛应用的主要有 SENSE 与 GRAPPA 两种方法。

3.1.3　并行磁共振成像的基本概念

　　在磁共振成像中，并不直接采集空间域图像信息，而是在 K 空间中采集 MR 信号的空间频率信息。一旦采集了所有的 K 空间数据，就可使用傅里叶变换将 K 空间数据转换成图像。K 空间离散采样，每个方向上相邻 K 空间点之间的距离 Δk 与该方向上的视野（FOV）成反比。例如，增大 K 空间 y 方向上的间距 Δk_y 会导致图像 y 方向上的 FOV 缩小。K 空间的最高频率 $k_{x\max}$ 或 $k_{y\max}$ 决定图像在 x 或 y 方向的空间分辨率。例如，增加 $k_{y\max}$ 将提高图像在 y 方向上的空间分辨率。一般情况，在 2D 笛卡儿坐标下为了填充网格点，需要逐行收集 K 空间数据，如图 3-3（a）所示。k_x 方向是读出（或频率编码）方向，而 k_y 方向是相位编码方向。采集二维数据集所需的总采集时间 T_A 可表示为

$$T_A = \mathrm{TR} \times N_{PE} \tag{3-2}$$

其中，TR 是周期重复时间，N_{PE} 是相位编码行数。减少 T_A 的一种途径是降低 N_{PE}，

即减少收集的 K 空间数据行数。实现这一目标的一种方法是简单地减小 $k_{y\max}$，同时保持 K 空间线的间距 Δk_y 不变，如图 3-3（b）所示。这种方法将保持 FOV 不变但导致图像分辨率降低。如果临床评估必须保持图像分辨率，另一个选择是增加 K 空间线的间距 Δk_y，如图 3-3（c）所示，结果导致 FOV 减少，产生空间混叠。使图像不产生空间混叠的最小 K 空间采样间隔称为 Nyquist 准则。如果在 k_x 和 k_y 两个方向上都满足 Nyquist 准则，则可以从 K 空间数据重建不存在空间混叠的全 FOV 图像，如图 3-3（a）所示。

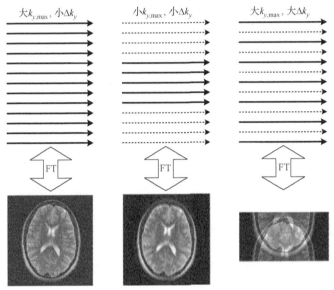

(a) 高分辨率全FOV图像　　(b) 低分辨率全FOV图像　　(c) 高分辨率小FOV图像

图 3-3　不同 $k_{y\max}$ 和 Δk_y 组合的图像比较（实线表示采集的 K 空间线，虚线表示未采集的 K 空间线）

　　虽然可以通过加大 K 空间的间隔从而采集更少的相位编码线来加速 MRI 数据采集，但在图像用于临床目的之前必须消除由此产生的空间混叠。如果只用一个线圈检测信号，将无法将其展开成无混叠的全 FOV 图像。并行成像被开发来解决这个问题，采用多通道线圈并行采集后，通过利用各线圈不同空间分布的敏感度信息可以将混叠图像展开成无混叠的全 FOV 图像，或利用敏感度信息可推算出未采集的相位编码行。为了实现并行磁共振成像需要满足三个基本条件。

　　①独立多通道线圈同时采集数据，每个线圈具有的不同空间敏感度提供额外的空间编码信息。

　　②K 空间数据在相位编码方向欠采样缩短数据采集时间，欠采样因子（或加速因子）R 定义为全采样 K 空间数据量和欠采样 K 空间数据量之比，欠采样导致混叠伪影。

③特别的图像重建算法，通过使用线圈敏感度信息，混合各线圈的欠采样数据重建出没有混叠的全 FOV 图像。

线圈阵列中接收通道的数量限制了最大加速因子 R。一般情况下，加速因子不能高于阵列中线圈的数量，但为了生成临床质量的图像，通常加速因子远小于线圈数量。

针对并行成像有多种分类方法。根据重建基于图像域还是 K 空间域，并行成像重建方法分为图像域重建和 K 空间域重建。基于图像域重建的典型代表是 SENSE，K 空间域重建的典型代表是 SMASH 和 GRAPPA。

按照校准方式分为预扫描校准、自校准和免校准。

按照 K 空间采样模式分为笛卡儿采样、非笛卡儿采样（如螺旋采样、径向采样）和任意轨迹欠采样（如随机采样）。

依据成像维度分为二维平面并行成像和三维容积并行成像。

3.2　基于图像域的并行成像重建方法

基于图像域的并行成像重建方法首先对每个线圈采集到的欠采样 K 空间数据进行傅里叶逆变换，重建出 FOV 减小含混叠伪影的图像。然后，利用线圈敏感度信息去除混叠伪影，生成最终全 FOV 重建图像。该类方法的代表为 Pruessmann 提出的 SENSE 方法[8]，还包括 Griswold 提出的 PILS 方法[11]以及 Wang 提出的 mSENSE 方法[14]等。

3.2.1　笛卡儿采样模式下的 SENSE 方法

SENSE（Sensitivity Encoding）重建是一种基于图像域的重建方法，它先对各线圈的 K 空间数据分别进行傅里叶逆变换，得到各线圈有混叠伪影的图像后，再在图像域将重叠部分展开，重建出一幅无混叠伪影的全 FOV 图像。在其最简单的形式中，SENSE 适用于规则欠采样的笛卡儿数据，其中 K 空间的覆盖范围不变以保持图像分辨率，但相邻的 K 空间线之间的距离增加一个因子 R，其简要流程如图 3-4 所示[18]。

以两线圈、加速因子 $R=2$ 的均匀笛卡儿采样为例，由每个线圈采集的 K 空间数据经傅里叶逆变换可以重建出一幅含混叠伪影的图像。根据每个线圈的敏感度信息，可以通过解线性方程组的方法消除混叠伪影，重建出最终图像。对于混叠图像中位置 (x, y) 的像素，两个线圈图像各自的信号强度为

$$
\begin{cases}
S_1(x, y) = C_1(x, y)\rho(x, y) + C_1\left(x, y + \dfrac{\text{FOV}}{2}\right)\rho\left(x, y + \dfrac{\text{FOV}}{2}\right) \\
S_2(x, y) = C_2(x, y)\rho(x, y) + C_2\left(x, y + \dfrac{\text{FOV}}{2}\right)\rho\left(x, y + \dfrac{\text{FOV}}{2}\right)
\end{cases}
\tag{3-3}
$$

其中，S 表示欠采样混叠图像，C 表示线圈敏感度，ρ 表示混叠前的原始图像。式 (3-3)表明混叠图像中的像素都是原始图像中相距特定距离的像素(对于 $R=2$，相距 FOV/2)的敏感度加权和，如果接收线圈通道数大于并行成像加速因子，则可以建立超定的线性方程组，恢复原始图像中的信息。这个方程组可用图 3-5 形象化表示。

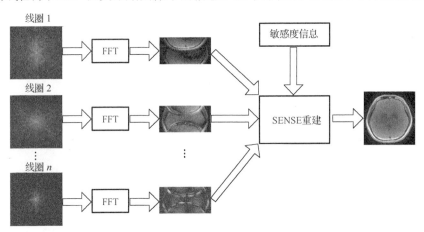

图 3-4　SENSE 重建示意图[18]

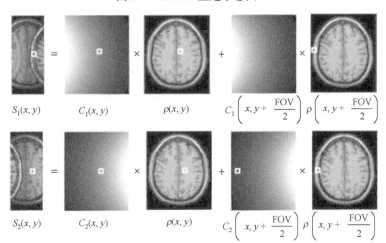

图 3-5　式(3-3)的图示

在考虑测量噪声后，上述方程可以用矩阵形式表示为

$$S = C\rho + n \tag{3-4}$$

其中，n 表示测量噪声，C 为 $N_c \times R$ 的矩阵(N_c 行对应线圈的数量，R 列表示重叠像素的数量)，称为线圈敏感度矩阵。为了使这组方程可解，需要用至少与加速因子 R 一样多的不同线圈来收集数据。式(3-4)可推广到任意数量的线圈和加速因子。

　　可以通过用最小二乘方法计算线圈敏感度矩阵的广义逆得到重建图像。考虑可能存在的噪声水平差异和不同线圈通道之间的噪声相关性，将噪声协方差矩阵包括在重建中

$$\rho=(C^H\psi^{-1}C)^{-1}C^H\psi^{-1}S=US \tag{3-5}$$

通常将 U 称为分离(Unmixing)矩阵。噪声协方差矩阵 ψ 可以通过分析在没有 MR 信号的情况下获得的数据来估计。让 η_i 表示线圈 i 所产生的噪声样本，则噪声协方差矩阵的项 $\psi_{ij}=\eta_i\eta_j^*$。通过逐像素地运用式(3-5)便可得到无混叠伪影的全 FOV 图像。

　　由于 SENSE 适用于任何构造的相控阵线圈，重建速度快，在可以获得准确线圈敏感度的情况下得到精确解，所以获得了广泛的商业应用。

3.2.2　任意 K 空间采样模式下的 SENSE 方法

　　相对于 K 空间笛卡儿采样，非笛卡儿采样能够使得 K 空间具有更高的覆盖效率，同时可以更有效地利用梯度系统的性能，减少 dB / d t 值，避免引起人体不良的生理反应。非笛卡儿采样可以实现更高加速因子的并行成像，进一步缩短图像的采集时间，但是相应地对重建算法提出了更高的要求。

　　SENSE 方法可以方便地推广到任意非笛卡儿 K 空间采样模式。设线圈通道数为 N_c，K 空间采样点数为 N_k，待重建图像像素数为 N_ρ，从图像域到 K 空间域的编码过程可表示为

$$m=E\rho \tag{3-6}$$

其中，m 和 ρ 分别是 K 空间域和图像域数据组成的向量，大小分别为 $N_cN_k\times1$ 和 $N_\rho\times1$；E 称为编码矩阵，大小为 $N_cN_k\times N_\rho$，每个编码项都是由傅里叶编码和线圈敏感度编码两部分组成。因此，在已知 K 空间采样规则和线圈敏感度分布的情况下，编码矩阵 E 可以直接得到。为了得到重建图像 ρ，设置一个重建矩阵 F，其大小为 $N_\rho\times N_cN_k$，使得

$$\rho=Fm \tag{3-7}$$

表示从 K 空间到图像域的重建过程，在满足 $N_cN_k\geqslant N_\rho$ 的条件下，可以通过广义逆算法得到

$$F=\left(E^H\psi^{-1}E\right)^{-1}E^H\psi^{-1} \tag{3-8}$$

其中，H 指取共轭转置；ψ 是 K 空间噪声相关矩阵，其对角元素表示每个 K 空间数据点的噪声自相关，非对角元素表示对应不同 K 空间数据点的噪声互相关。

　　当使用笛卡儿规则相位编码欠采样时，在欠采样图像中，只有位于相位编码方向且彼此确定距离的像素才会重叠(如 $R=2$ 时，相隔 FOV/2 的像素才重叠在一起)。

这允许将一般问题分解为一系列小方程组，分别对每个混叠像素组进行求解。解来自对小矩阵的求逆，对于加速因子 R，只需要对 N_ρ / R 个 $N_c \times R$ 大小的矩阵求逆。

对于任何 K 空间欠采样模式，在 K 空间的各个方向进行欠采样，每个像素都可能与其他所有像素混叠。因此需要对整个编码矩阵求逆，重建流程最大的实现难度在于求解广义逆矩阵时巨大的计算量，E 的维数为采集的 K 空间总样本数乘以 N^2（N 为待重建图像矩阵的大小）。以 128×128 图像矩阵、8 线圈通道为例，若 K 空间采集 64 条径向线，则编码矩阵 E 大小为 $(8 \times 64 \times 128) \times 128^2$，在计算单幅图像的重建矩阵 F 时需要大约 128^6 次运算，这是任何临床应用场景都无法忍受的时间。针对这一问题，Pruessmann 于 2001 年提出了一种基于共轭梯度（Conjugate Gradient，CG）迭代方法的 CG-SENSE 算法[19]。将重建矩阵表达式(3-8)代入重建方程(3-7)，得到

$$\rho = Fm = (E^H \psi^{-1} E)^{-1} E^H \psi^{-1} m \tag{3-9}$$

通过噪声通道去相关，从而忽略噪声相关矩阵 ψ，并改写得到如下形式

$$(E^H E)\rho = E^H m \tag{3-10}$$

将任意 K 空间采样的并行成像重建变成无约束条件下的最优化问题，通过设置适当的初始条件，使用共轭梯度算法进行若干次迭代计算，可以较快地收敛得到最优解。由于混合编码矩阵 E 由傅里叶编码和线圈敏感度编码两部分组成，尽管线圈敏感度对混合编码有贡献，E 仍然主要是由傅里叶项表征。因此，可以对 E 和 E^H 进行如下等效操作

$$\begin{cases} (E\rho)_{(c,k)} = \mathbf{FT}\left[\sum_p C_c(r_p)\rho_p\delta(r - r_p)\right](k_k) \\ (E^H m)_p = \sum_c C_c^*(r_p)\left(\mathbf{FT}^{-1}\left[\sum_k (m_{(c,k)}\delta(k - k_k))\right](r_p)\right) \end{cases} \tag{3-11}$$

其中，c、k 和 p 分别为线圈、K 空间数据和图像像素的编号。式(3-11)表示 E 操作可以通过线圈敏感度编码和傅里叶变换两步操作替代，而 E^H 操作可以通过傅里叶逆变换和线圈敏感度共轭加权求和两步操作替代。尽管像素位置 r_p 形成一个与快速傅里叶变换（FFT）兼容的常规笛卡儿坐标网格，但 K 空间位置 k_k 形成一个任意的采样模式。因此，为了有效地使用 FFT，需要在正向变换之后和反向变换之前分别进行额外的网格化处理。即在 E 操作之后需要进行卷积重采样，生成相应的非笛卡儿 K 空间数据，在 E^H 之前需要进行网格化操作，将 K 空间转换为笛卡儿分布。上述等效操作有效提高了迭代过程中的计算效率，避免了对编码矩阵 E 进行直接计算。

还有一个影响 CG-SENSE 算法迭代收敛速率的因素是数据预处理。通过预处

理使得式(3-10)右侧更加接近真实结果，使 CG-SENSE 算法更快地收敛，有效减少迭代次数。预处理主要包括采样密度校准和图像强度校准，在加入了预处理操作后，式(3-10)改写为

$$(IE^{H}DEI)(I^{-1}\rho) = IE^{H}Dm \qquad (3-12)$$

其中，D 为采样密度校准矩阵，大小为 $N_{c}N_{k} \times N_{c}N_{k}$，用来消除任意采样时 K 空间不同位置的采样密度差异；I 为图像强度校准矩阵，大小为 $N_{\rho} \times N_{\rho}$，主要用来消除通道合并后图像的线圈敏感度加权。值得一提的是，上述预处理步骤可以忽略其中的任一或两个，只需直接将相应的校准矩阵用单位矩阵替代即可。

完整的 CG-SENSE 算法重建流程如图 3-6 所示，主要包括以下几个步骤。

①将采集到的 K 空间数据代入到式(3-12)的右侧，对每个线圈数据进行密度补偿、网格化和傅里叶逆变换，然后乘以线圈敏感度的复共轭，再将多个线圈图像相加，并进行强度校准，结果是对重建图像的一个估计。

②在 CG 算法模块中，将步骤①重构的图像与初始猜测图像进行比较，计算出残差向量。

③利用残差向量计算 $I^{-1}\rho$ 的新估计值，通过对图像进行强度校准，将图像乘以线圈敏感度，对每个线圈图像进行傅里叶变换，并对 K 空间数据进行去网格化，利用该新估计计算式(3-12)的左侧。

④为了数据一致性，原始获取的 K 空间数据重新插入到估计的 K 空间中，然后使用新的 K 空间数据按步骤①重新计算式(3-12)的右侧。结果是对重建图像的一种新的估计，并将结果输入到 CG 算法中。

⑤当前近似估计的准确性通过计算新估计和前一次估计之间的差别，重复步骤②～④直至满足停止标准(两次估计的差别小于预先设定的 ε)。

⑥一旦达到停止标准，应用强度校准，得到最终的无混叠全 FOV 图像 ρ。

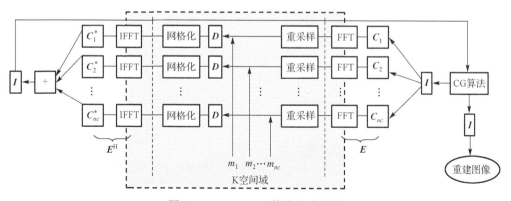

图 3-6　CG-SENSE 算法重建流程

3.2.3　SENSE 的信噪比损失

与全编码的图像相比，并行成像的一个共同特点是重建图像中的噪声被放大，而且放大的程度随着图像像素位置的变化而变化。对于像素 p，SENSE 并行成像的信噪比可计算为

$$\mathrm{SNR}_p^{\mathrm{SENSE}} = \frac{\mathrm{SNR}_p^{\mathrm{full}}}{g_p \sqrt{R}} \tag{3-13}$$

其中，R 为加速因子，p 表示图像像素的编号，g_p 称为局部几何因子或 g 因子。式 (3-13) 表明信噪比的损失主要由两个因素造成：①减少相位编码行数本身会导致由傅里叶平均减少而产生 $\sqrt{R}$ 倍的信噪比降低；②随空间位置变化的 g 因子。g 因子表示重建过程中产生的噪声放大程度，随空间位置变化而变化，已经成为评估任何并行成像算法的标准。在应用 SENSE 算法时，可由下式直接计算出像素 p 处的 g 因子

$$g_p = \sqrt{\left[(\boldsymbol{C}^{\mathrm{H}}\boldsymbol{\varPsi}^{-1}\boldsymbol{C})^{-1}\right]_{p,p}(\boldsymbol{C}^{\mathrm{H}}\boldsymbol{\varPsi}^{-1}\boldsymbol{C})_{p,p}} \tag{3-14}$$

空间变化的 g 因子大于 1，表示由矩阵逆的病态条件导致的信噪比损失。g 因子取决于许多因素，包括加速因子、线圈数量、线圈阵列结构、特定线圈敏感度分布、线圈负载、层面方向和相位编码方向等。因此，并行成像通常局限于具有足够高的基础信噪比的应用，如高场磁共振及容积成像。

需要特别指出的是，与 FFT 的矩阵表示不同，SENSE 重建矩阵通常不是酉的。因此，SENSE 重建图像中不同像素的噪声水平不同，而且像素之间存在噪声相关性。

有几个可选的处理步骤可以改进 SENSE 重建的图像质量。如将接收阵列的噪声特性引入重构中，可以提高信噪比，降低 g 因子。还可以通过正则化来改进反问题的条件[20-23]，然而正则化虽然可以降低噪声，但可能会导致残留的混叠和图像过于平滑。

3.2.4　三维容积 SENSE

在二维成像中，SENSE 的使用仅限于一个相位编码方向，随着加速因子的增大，由欠采样和几何因子引起的信噪比急剧降低，使得并行成像仍然局限于适度的扫描时间减少(加速因子为 2～3)。2002 年，Pruessmann 等进一步将 SENSE 推广到三维容积成像，称为 2D-SENSE[24]。在三维傅里叶成像中可以在两个相位编码方向上使用 SENSE。两个方向上的加速因子可以独立选择，总加速因子为两者的乘积。如每个方向的加速因子 $R=2$，则总加速因子 $R=4$。对于总加速因子 $R=4$，沿 y 和 z 方向分别进行 $R=2$ 加速的矩阵表达式为

$$
\begin{bmatrix} S_1(x,y,z) \\ \vdots \\ S_L(x,y,z) \end{bmatrix} =
$$

$$
\begin{bmatrix} C_1(x,y,z) & C_1\left(x,y+\dfrac{\mathrm{FOV}_y}{2},z\right) & C_1\left(x,y,z+\dfrac{\mathrm{FOV}_z}{2}\right) & C_1\left(x,y+\dfrac{\mathrm{FOV}_y}{2},z+\dfrac{\mathrm{FOV}_z}{2}\right) \\ & & \vdots & \\ C_L(x,y,z) & C_L\left(x,y+\dfrac{\mathrm{FOV}_y}{2},z\right) & C_L\left(x,y,z+\dfrac{\mathrm{FOV}_z}{2}\right) & C_L\left(x,y+\dfrac{\mathrm{FOV}_y}{2},z+\dfrac{\mathrm{FOV}_z}{2}\right) \end{bmatrix}
$$

$$
\begin{bmatrix} \rho(x,y,z) \\ \rho\left(x,y+\dfrac{\mathrm{FOV}_y}{2},z\right) \\ \rho\left(x,y,z+\dfrac{\mathrm{FOV}_z}{2}\right) \\ \rho\left(x,y+\dfrac{\mathrm{FOV}_y}{2},z+\dfrac{\mathrm{FOV}_z}{2}\right) \end{bmatrix} \tag{3-15}
$$

在每一个相位编码方向上可以使用明显较小的加速因子，从而提高了信噪比。三维容积 SENSE 具有以下优势：①三维成像的扫描持续时间通常非常长，使得减少扫描时间尤为可取；②由于连续的三维容积激发，产生相对较高的基础信噪比，三维成像不太容易受 SENSE 成像固有的放大噪声的影响。

3.2.5　线圈空间敏感度的估计

SENSE 类算法需要明确的线圈空间敏感度分布图，其重建质量依赖于线圈敏感度分布的估计精确度。为了获得最佳的并行 MRI，需要关于所有接收线圈敏感度的准确和最新信息。虽然近似的线圈敏感度可以通过使用 Bios-Savart 定律从接收线圈的几何形状计算出来，但精确的敏感度取决于线圈的负载，需要在实际测量中高精度地确定。下面对 SENSE 的几种常用线圈空间敏感度分布估计方法进行简单介绍。

3.2.5.1　线圈敏感度的预扫描估计

这种方法是在进行正式扫描之前进行一次预扫描，分别得到相控阵线圈中每个线圈的低分辨率全 FOV 图像和/或体线圈的低分辨率全 FOV 图像。线圈空间敏感度不能直接从这些预扫描中提取，因为它们仍然包含解剖信息。下一步是通过将这些图像除以具有相同对比度和相同解剖结构的图像来去除解剖结构。

①将每个单一线圈所成图像除以由体线圈采集重建的图像

$$\hat{C}_j(x,y) = \frac{S_j(x,y)}{S^{\text{body}}(x,y)} = \frac{C_j(x,y)\rho(x,y)}{C^{\text{body}}(x,y)\rho(x,y)} \approx C_j(x,y) \tag{3-16}$$

由于体线圈具有均匀的敏感度，可去除物体的模和相位且获得的线圈空间敏感度不受其他线圈调制，但体线圈采集的图像噪声较大使获得的线圈空间敏感度的信噪比很低。

②将每个单一线圈所成图像除以所有线圈图像的平方和开根号

$$\hat{C}_j(x,y) = \frac{S_j(x,y)}{\sqrt{\sum_j^L (S_j(x,y))^2}} = \frac{C_j(x,y)\rho(x,y)}{\sqrt{\sum_j^L (C_j(x,y)\rho(x,y))^2}} = \frac{C_j(x,y)}{\sqrt{\sum_j^L (C_j(x,y))^2}}\left[\frac{\rho(x,y)}{|\rho(x,y)|}\right]$$

$$\tag{3-17}$$

这种方法具有高的信噪比，但获得的线圈空间敏感度保留了物体的相位且可能受到其他线圈调制。采用基于样本相关矩阵和主特征向量的阵列处理方案，可以去除目标相位。

此外，上述方法所得结果需要进一步通过阈值、平滑、外插和表面拟合处理以消除噪声的干扰和低信号区的缺失。

线圈敏感度预扫描估计的优点是具有灵活的对比度(图像中的对比度被删除，因此设置 TR 和 TE 的唯一标准是最大化信噪比)，并允许使用多次平均来最大化信噪比。如果需要多次加速扫描，它提供了最高的效率。预扫描可以提供准确的校准信息，但这需要实验条件在整个检查期间保持完全相同。然而这并不总是有保证的，因此研究人员开发了自校准方法，使用在每次扫描时获得的少量额外数据来执行校准。

3.2.5.2　线圈敏感度的自校准估计

线圈敏感度的自校准估计是在加速扫描时，在 K 空间的中间进行全 FOV 扫描而在外周进行加速扫描。由 K 空间的中间部分重建出低分辨率的全 FOV 图像，然后采用 3.2.5.1 中②相同的方法获得线圈空间敏感度。这正是 mSENSE 所采用的方法。

线圈敏感度的自校准估计的优点是校准数据与目标数据在时间上更紧密地锁在一起，使得重建不易受变化(如运动)的影响。其代价是较低的时间效率和较低信噪比的校准数据。然而，也有研究表明，对预扫描校准的采集数据进行平均也能产生对运动的显著鲁棒性[25]。

3.2.5.3　动态并行成像线圈敏感度的估计

在并行成像时，对于静态成像，物体的一个层面只获取一幅图像，因此需要额外扫描获取线圈敏感度信息。当进行动态并行成像时，不只采集一幅图像，可以使用图 3-7 所示的时间交错 K 空间采集（$R=4$ 的例子）方式。通过对多个欠采样帧进行低通时间滤波（类似于 UNFOLD 方法），重建用于计算线圈敏感度的全 FOV 参考图像，这种方法称为 TSENSE[26]。

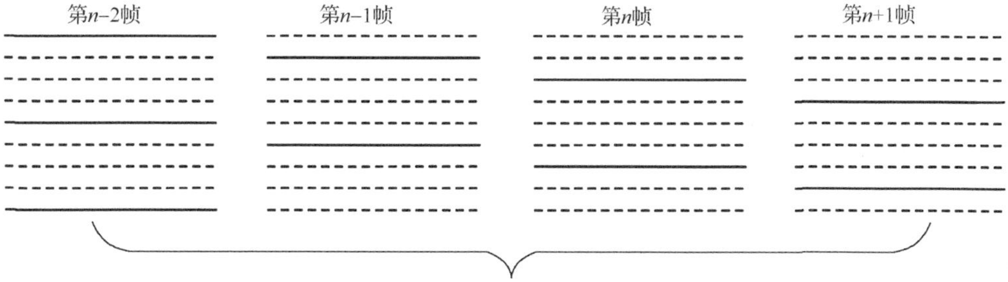

第$n-2$帧　　第$n-1$帧　　第n帧　　第$n+1$帧

图 3-7　动态成像线圈敏感度估计示意图（采用时间交错采样的方法，其中 $R=4$，实线为已采样数据线，虚线为未采样数据线）

这种线圈敏感度估计方法具有以下优点：①对比自校准线圈敏感度估计，动态线圈敏感度估计省去了额外扫描时间；②线圈位置的移动不会对线圈敏感度的估计造成太大影响，因为线圈敏感度图每 R 帧就更新一次（R 为加速因子）。

然而，动态线圈敏感度估计方法的实质是利用时间空间相关性，采用交错采集方式最终提取线圈敏感度信息。它的应用是有条件的：必须保证连续的动态图像变化非常平滑，被测物体位置的突然移动会导致最终图像的伪影；必须选择合适的滤波器，对用来计算线圈敏感度的参考图像进行滤波。

除了上面介绍的三种基本方法外，还有一些其他的校准方法，如通过各线圈图像之间的相关性进行自适应的敏感度估计[27,28]、并行成像重建和敏感度联合估计（JSENSE）[29]等。

3.3　基于 K 空间域的并行成像重建方法

基于 K 空间域的并行成像重建方法利用每个线圈采集到的 K 空间数据和线圈敏感度信息，对未采集的 K 空间数据进行估计，组合成全 K 空间数据后进行傅里叶逆变换重建出最终图像。该类方法的代表为 Sodickson 提出的 SMASH 方法，是并行成像领域提出的首个可用于实际成像的方法。后来有学者提出 AUTO-SMASH 与 VD-AUTO-SMASH 方法，利用在 K 空间中心追加的几行 K 空间线能够在 SMASH 重建中实现敏感度的自校准估计。GRAPPA 是首个获得商业应用的基于 K 空间域的并行成像方法。

3.3.1　SMASH

SMASH（SiMultaneous Acquisition of Spatial Harmonics）意为空间谐波的同时采集，是一种基于 K 空间域的并行成像重建方法。在 SMASH 重建中，线圈敏感度被用来显式地合成未采集的相位编码线。其基本思想是利用多个具有不同空间敏感度的表面线圈同时采集信号的线性组合，在 K 空间中生成具有不同偏移量的多条相位编码数据线。

一般情况下，二维平面内的 MR 信号可以表示为

$$S_i(k_x, k_y) = \iint C_i(x, y)\rho(x, y)e^{-j2\pi(k_x x + k_y y)}dxdy, \quad i = 1, 2, \cdots, N_C \tag{3-18}$$

其中，$S_i(k_x, k_y)$ 和 $C_i(x, y)$ 分别为第 i 个线圈检测到的 K 空间数据和敏感度，$\rho(x, y)$ 为待成像的目标图像，N_C 为线圈数。每个相位编码梯度都对整个成像目标进行正弦相位调制，形成如图 3-8 所示的空间谐波。正是这种调制改变了 K 空间中测量数据的位置。每一个相位编码梯度步增加横跨图像视野的 2π 相位变化。

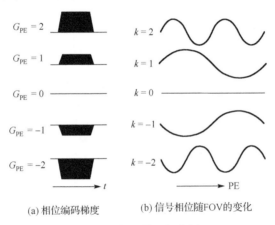

(a) 相位编码梯度　　　　　　(b) 信号相位随FOV的变化

图 3-8　相位编码的作用

在 SMASH 重建中，通过将线圈敏感度进行线性组合以近似所需的空间谐波，然后用于填充缺失的 K 空间相位编码线。对于加速因子 R，需要合成从 0 次到第 $R-1$ 次的所有空间谐波。对于第 m 次空间谐波，等价于按下式确定权重系数 $n_i^{(m)}$

$$\sum_{i=1}^{N_C} n_i^{(m)} C_i(x, y) = e^{-j2\pi m \Delta k_y y} \tag{3-19}$$

其中，m 表示空间谐波的序数（$m = 0, 1, \cdots, R-1$），$\Delta k_y = 1/\text{FOV}_y$ 对应于所需视野（FOV）的最小 K 空间间隔，$n_i^{(m)}$ 为线性权重系数。然后，这些权重系数可以用来组合每个线圈测量到的信号，并在原始采样和未采样位置生成复合信号。

在 K 空间，线圈信号的线性组合可表示为

$$S_m^{\text{comp}}(k_x, k_y) = \sum_{i=1}^{N_C} n_i^{(m)} S_i(k_x, k_y)$$

$$= \sum_{i=1}^{N_C} n_i^{(m)} \iint C_i(x, y) \rho(x, y) e^{-j2\pi(k_x x + k_y y)} dx dy \qquad (3\text{-}20)$$

$$= \iint \left[\sum_{i=1}^{N_C} n_i^{(m)} C_i(x, y) \right] \rho(x, y) e^{-j2\pi(k_x x + k_y y)} dx dy$$

上式括号内的项为线圈敏感度的线性组合，将式(3-19)代入式(3-20)得

$$S_m^{\text{comp}}(k_x, k_y) = \iint \rho(x, y) e^{-j2\pi m \Delta k_y y} e^{-j2\pi(k_x x + k_y y)} dx dy$$

$$= \iint \rho(x, y) e^{-j2\pi \left[k_x x + (k_y + m\Delta k_y) y \right]} dx dy \qquad (3\text{-}21)$$

$$= S(k_x, k_y + m\Delta k_y)$$

因此，通过将线圈敏感度拟合到理想的相位编码位移函数，可用于填充缺失的 K 空间相位编码线。换句话说，组合敏感度被安排为成像视野的空间谐波，通过这些正弦空间调制，每个组合数据集在 K 空间中移动了 $m\Delta k_y$。对于每一个相位编码梯度步，可以重构 K 空间的 R 条线。因此，可以使用全采样相位编码梯度步的 $1/R$ 生成全信号矩阵，在相同分辨率和视野的情况下，采集时间为全采样的 $1/R$。重构 K 空间线的关键是权重系数 $n_i^{(m)}$ 的确定，可通过求解式(3-19)，也即通过最小二乘拟合得到。将 $n_i^{(m)}$ 代入式(3-20)得到组合的全 K 空间数据，进行傅里叶逆变换便可重建出全 FOV 图像。

然而，实际应用中，SMASH 对于线圈的构造有着非常严格的要求，要求线圈能够在相位编码方向上提供足够精度的空间谐波，也即拟合式(3-19)时的误差要足够小。在许多情况下，这是一个很严苛的条件，使得 SMASH 没有得到实际的临床使用。

SMASH 方法依赖于阵列中每个线圈的线圈敏感度的精确估计，以确定最优的线性权重系数 $n_i^{(m)}$。然而，在体的线圈敏感度的精确估计在一些情况下是很困难甚至是不可能的。特别是在自旋密度高度变化的区域，如在胸部扫描时，肺部区域具有非常低的信噪比。在受试者无意识运动、呼吸和心脏运动的情况下，线圈敏感度校准的准确性可能会受到影响。B_0 和 B_1 磁场的不均匀性可能会扭曲线圈的真实敏感度曲线。此外，由于必须为每一个感兴趣层面(Slice-of-Interest，SOI)执行此过程，所以也非常耗时。为了解决这些限制，Jakob 等于 1998 年提出 AUTO-SMASH 方法，对于 SMASH 后处理所必需的最优线性权重系数 $n_i^{(m)}$ 使用少量在 K 空间中心额外采集的自校准信号(Auto Calibration Signal，ACS)来确定。其 K 空间采样方式如图 3-9

所示，设加速因子为 R，在 K 空间中心附近额外采集 $R-1$ 条 ACS 线，采样位置偏移量为 $m\Delta k_y$，m 从 1 到 $R-1$ 取值。利用这 $R-1$ 条 K 空间线，在不需要显式测量线圈敏感度的中间步骤情况下，可以为每次采集估计出线性权重系数 $n_i^{(m)}$。

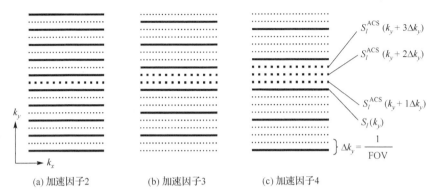

$$S_i^{\mathrm{ACS}}(k_y + 3\Delta k_y)$$
$$S_i^{\mathrm{ACS}}(k_y + 2\Delta k_y)$$
$$S_i^{\mathrm{ACS}}(k_y + 1\Delta k_y)$$
$$S_i(k_y)$$
$$\Delta k_y = \frac{1}{\mathrm{FOV}}$$

(a) 加速因子-2　　　　　(b) 加速因子3　　　　　(c) 加速因子4

图 3-9　AUTO-SMASH 的 K 空间采样方案(实测的 K 空间线用实线表示，缺失的 K 空间线用小虚线表示，中间位置的新增实测 ACS 线用大虚线表示)

首先考虑 K 空间中 $k_y + m\Delta k_y$ 位置处由单元线圈 ACS 信号组合而成的复合信号

$$
\begin{aligned}
S^{\mathrm{comp}}(k_x, k_y + m\Delta k_y) &= \sum_{i}^{N_C} n_i^{(0)} S_i^{\mathrm{ACS}}(k_x, k_y + m\Delta k_y) \\
&= \iint \sum_{i=1}^{N_C} n_i^{(0)} C_i(x,y) \rho(x,y) \mathrm{e}^{-\mathrm{j}2\pi\left[k_x x + (k_y + m\Delta k_y)y\right]} \mathrm{d}x\mathrm{d}y
\end{aligned}
\tag{3-22}
$$

另外，如前面所述，相同的复合信号可由 $S_i(k_x, k_y)$ 通过适当组合产生 m 阶空间谐波(已经证明产生 $m\Delta k_y$ 的 K 空间位移)得到

$$
\begin{aligned}
S^{\mathrm{comp}}(k_x, k_y + m\Delta k_y) &= \sum_{i}^{N_C} n_i^{(m)} S_i(k_x, k_y) \\
&= \iint \sum_{i=1}^{N_C} n_i^{(m)} C_i(x,y) \rho(x,y) \mathrm{e}^{-\mathrm{j}2\pi(k_x x + k_y y)} \mathrm{d}x\mathrm{d}y
\end{aligned}
\tag{3-23}
$$

比较两式可得

$$
\sum_{i=1}^{N_C} n_i^{(m)} S_i(k_x, k_y) = \sum_{i=1}^{N_C} n_i^{(0)} S_i^{\mathrm{ACS}}(k_x, k_y + m\Delta k_y)
\tag{3-24}
$$

通过上式拟合可以估计出线性权重系数 $n_i^{(m)}$。因此，通过在 SMASH 采集过程中获取额外的 K 空间 ACS 线 $S_i^{\mathrm{ACS}}(k_x, k_y + m\Delta k_y)$ 作为自校准信号，则可以由这些信号形成一个复合参考线 $S^{\mathrm{comp}}(k_x, k_y + m\Delta k_y)$。SMASH 线 $S_i(k_x, k_y)$ 可直接拟合到参考

线 $S^{comp}(k_x, k_y + m\Delta k_y)$ 上得到线性权重系数。这种效果与线圈敏感度对空间谐波的拟合效果相同。由于 K 空间不同线之间的关系仍然是空间谐波关系，所以产生了相似的权重系数 $n_i^{(m)}$。

综上所述，AUTO-SMASH 自校准过程通过获取几行额外的 MR 信号数据线，取代了烦琐且可能不准确的线圈敏感度测量。在这些额外的数据线中，由相位编码梯度产生的潜在空间谐波调制被用来"训练"数据，获取重建所需的线性组合。由于用于确定最佳信号权重的是磁共振信号之间的关系，而不是绝对线圈敏感度，所以自旋密度变化的影响被大部分消除，即使在自旋密度明显不均匀的区域也可以使用 AUTO-SMASH。

然而，AUTO-SMASH 和 SMASH 都假定必要的空间谐波可以由单元线圈敏感度的线性组合忠实地表示。在组合敏感度偏离理想空间谐波的情况下，AUTO-SMASH 和 SMASH 重建均存在残余混叠伪影。此外，SMASH 过程中的线圈敏感度拟合和 AUTO-SMASH 过程中的自校准方法都受数据噪声的影响，在低信噪比条件下产生显著的重建伪影。为此，Heidemann 等提出了 VD (Variable Density)-AUTO-SMASH 方法。该方法在 K 空间中心采集更多的 ACS 线，如图 3-10 所示。在原始的 AUTO-SMASH 方法中，只使用一条线拟合确定线圈在 K 空间中相应位移的权值，如图 3-10 (a) 所示。在 VD-AUTO-SMASH 方法中，额外获取的 ACS 线提供了通过利用几个额外的拟合组合来改进这种拟合的可能性。图 3-10 (b) 所示的 VD-AUTO-SMASH 方法支持 7 个额外的拟合（总共 8 个）。VD-AUTO-SMASH 方法带来的优势主要有两方面：首先，可用于拟合数据的增多有利于提高线性加权系数估计的精度与鲁棒性；其次，这些 ACS 线中的数据可以集成到最后重建过程中，从而进一步提高重建图像的质量。当然，所带来的问题是额外获取的 ACS 线会延长数据采集时间。

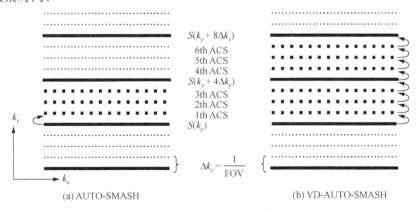

(a) AUTO-SMASH　　　　　　　　　　(b) VD-AUTO-SMASH

图 3-10　AUTO-SMASH 和 VD-AUTO-SMASH 采样方法比较

3.3.2　GRAPPA

GRAPPA（GeneRalized Autocalibrating Partially Parallel Acquisitions）方法是由 Griswold 等于 2002 年提出的。GRAPPA 使用和 VD-AUTO-SMASH 一样的 K 空间采集方式，但在重建缺失的 K 空间线时采用了不同的方法。GRAPPA 不再将信号 $S_i(k_x,k_y)$ 拟合到复合信号 $S^{comp}(k_x,k_y+m\Delta k_y)$，而是拟合到每个线圈分量信号 $S_i(k_x,k_y+m\Delta k_y)$。在 GRAPPA 中，通过应用多个块重构来为每个线圈生成缺失的线，从而为阵列中的每个线圈生成未合并的图像。在 GRAPPA 中，块被定义为一条获取线加上该线附近缺失的线，图 3-11 为加速度因子为 2 的情况。

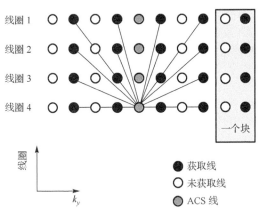

图 3-11　基本的 GRAPPA 方法图示

在 GRAPPA 中，阵列中每个线圈获取的多条线被拟合到阵列中单个线圈获取的 ACS 线，图 3-11 表示每个线圈中的 4 条获取线用于拟合线圈 4 中的一条 ACS 线。通过使用更多的数据块来拟合每条缺失的行，GRAPPA 将更多的信息合并到每条重构的数据行中，从而大大提高了拟合效果，能更有效地抑制伪影。利用拟合后的权重系数，可以得到每个线圈的全 K 空间数据，傅里叶逆变换后，取各图像的平方和再开方得到最终的重建图像。

一般情况下，利用分块重构方法，对线圈 j 中偏移量 $k_y+m\Delta k_y$ 处的数据进行重构的过程可以表示为

$$S_j(k_x,k_y+m\Delta k_y)=\sum_{i=1}^{N_C}\sum_{b=0}^{N_b-1}n(j,b,i,m)S_i(k_x,k_y+bR\Delta k_y) \tag{3-25}$$

其中，R 为加速度因子；N_b 为重构中使用的块数，其中块定义为一条获取线和 $R-1$ 条缺失的线（见图 3-11 右侧）；$n(j,b,i,m)$ 表示扩展的线性组合中的权值。

在没有噪声的情况下，使用所有获取的数据块进行重建，将得到一个精确的单

线圈数据矩阵的重构。然而，在大多数情况下，式(3-25)中的组合可以被显著地截断到只有几个数据块，因为通常只有靠近每一缺失行的数据块才提供重要的信息。

2005 年，Wang[30]等对原始的 GRAPPA 方法进行了改进，用来确定线圈权重的核(Kernel)扩展到考虑沿读出方向 k_x 的点。对于一个 3×2 的核，重构可以写成

$$S_j(k_x,k_y+m\Delta k_y)=\sum_{i=1}^{N_c}\sum_{a=-1}^{1}\sum_{b=0}^{1}n(j,a,b,i,m)S_i(k_x+a\Delta k_x,k_y+bR\Delta k_y) \quad (3\text{-}26)$$

在 GRAPPA 方法中，一个缺失的 K 空间数据点(称为目标点)，由获取的相邻 K 空间点(称为源点)的线性组合得到。源点和目标点的空间排列称为 GRAPPA 核。每个获得的源点都乘以一个系数，称为 GRAPPA 权值，然后将结果相加来估计目标点。利用所有线圈的源点重建一个线圈的单目标点。

对于笛卡儿获取，权值是移不变的，因此相同的 GRAPPA 权值可以应用于整个 K 空间。对于每一个未知的 K 空间点，重构可以写成矩阵形式

$$S_t = W \cdot S_s \quad (3\text{-}27)$$

其中，S_s 为大小 $n_c n_k \times1$ 的源点向量(n_k 为核大小，或包含在核中的源点个数，n_c 为线圈数)，S_t 为大小 $n_c \times1$ 的目标点向量，W 为大小 $n_c \times n_c n_k$ 的 GRAPPA 权值矩阵。在校准阶段，为了计算 GRAPPA 权值矩阵 W，在 K 空间原点附近收集一些额外的自校准信号或 ACS 线。如图 3-12(b)步骤 1 所示，将 GRAPPA 核移动到 ACS 中的每个可能位置，以积累足够多的实例，其中源点和目标点都是已知的。然后，通过最小二乘拟合得到未知权值集。重构过程可以看成在 K 空间中对 GRAPPA 核进行卷积或滑动，当核从一个点移动到另一个点时，将权值乘以核源点来重构核的目标点[31]，如图 3-12(b)步骤 2 所示。

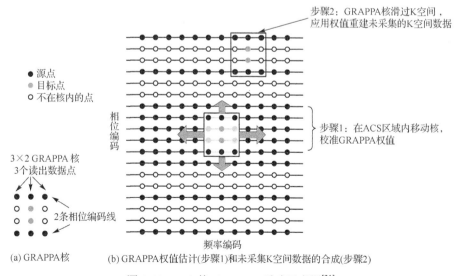

(a) GRAPPA核　　(b) GRAPPA权值估计(步骤1)和未采集K空间数据的合成(步骤2)

图 3-12　R=3 的 GRAPPA 重建示意图[31]

为了得到一个超定方程组，ACS 中必须有多于 $n_c n_k$ 个核几何的实例。收集多的校准数据，GRAPPA 权值会更鲁棒。如果将 ACS 线作为加速扫描的一部分进行采集，则可以将其包含在最终重建中，以提高图像质量。另外，ACS 数据也可以作为单独的低分辨率扫描来收集，这将提高欠采样数据的时间分辨率。GRAPPA 具有一个有趣的性质：即使校准和欠采样扫描具有不同的序列参数，加权集仍然是鲁棒的。这对于扩散成像和 fMRI 等需要长重复时间的序列非常重要，快速脉冲序列(如FLASH)可以用于校准。此外，对于动态成像还可以使用诸如 TGRAPPA[32]之类的方法在扫描过程中动态校准 GRAPPA 权值。动态数据的获取采用时间交错采样方案，每个图像帧收集不同的相位编码线。TGRAPPA 的校准数据通过使用滑动窗口合并相邻的 K 空间帧来获得，从而产生一个全采样的校准数据集，如图 3-13 所示。

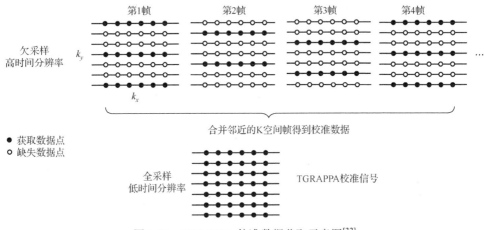

图 3-13　TGRAPPA 校准数据获取示意图[32]

GRAPPA 缓解了基于 K 空间重建算法的相位误差、信噪比低以及由拟合问题的欠优造成的图像质量下降等问题，并且可以应用于任何结构的相控阵线圈，因而获得了商业应用。

3.3.3　非笛卡儿 GRAPPA

非笛卡儿 GRAPPA 是 GRAPPA 用于沿非笛卡儿欠采样轨迹获取的数据重建图像的推广。其核心思想和 GRAPPA 相类似，即 K 空间中未采集的数据可以通过相邻采集数据的线性加权组合来近似得出。但为了重建欠采样的非笛卡儿数据，必须对 GRAPPA 进行一些修改。对于 GRAPPA 类重建方法，拟合线性加权系数是算法最重要的一步，系数拟合的准确性直接决定了重建图像的质量。对于笛卡儿采样 K 空间，由于相位编码方向均匀间隔欠采样，未采集数据和相邻采集数据之间的相对位置关系固定，线性加权系数是移不变的。因此通过全采样的自校准信号区域拟合得到少量几组线性加权系数即可。但是对于非笛卡儿采样，欠采样的方向和间隔均随着 K 空间位置的不同而变化。这带来了两个挑战[33]：首先，必须确定大量的 GRAPPA 加权系数，理论上对于每个位置的未采集数据，根据周围采集数据的位置，都需要一组对应的加权系数；其次，为了获得这一系列加权系数，需要构造足够数量的与这一相对位置关系相同的拟合数据组合，以建立超定的线性方程组，使得方程组的解稳定并且受噪声干扰小。然而，即使在全采样的非笛卡儿数据集中，每个几何图形也只出现一次。图 3-14 为加速因子 R=3 情况下的笛卡儿和非笛卡儿 GRAPPA 比较：图 3-14(a) 表示采用 3×2 笛卡儿坐标的 GRAPPA 核，通过在笛卡儿 K 空间的全采样 ACS 区域中收集核重复，可以确定源点和目标点排列的 GRAPPA 权值；图 3-14(b) 表示径向 K 空间中的三种不同的 3×2 非笛卡儿 GRAPPA 核，对于每个核，源点和目标点之间的方向和距离都在变化，因此每个核都需要一组唯一的非笛卡儿坐标的 GRAPPA 权值(获取的数据点及源点用黑色圆表示，缺失的点用白色圆表示，目标点用灰色圆表示)。

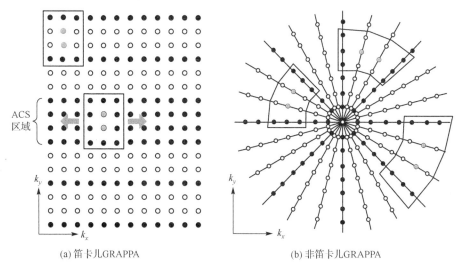

(a) 笛卡儿GRAPPA　　　　　　　　　　(b) 非笛卡儿GRAPPA

图 3-14　R=3 的笛卡儿和非笛卡儿 GRAPPA 比较[33]

2003 年，Griswold 等提出了第一个非笛卡儿 GRAPPA 实现方案[34]。通过采集一个全采样的非笛卡儿数据集作为 ACS 参考数据并将 K 空间划分为若干段(Segment)来解决加权系数的拟合问题。原始问题是针对径向采样轨迹，但可以方便地推广到其他采样轨迹(如螺旋采样)。以径向采样轨迹为例，为了得到某一点对应的线性加权系数，以该点为中心，在 K 空间内沿径向方向和读出方向分割出一个区域，如图 3-15 中的虚线区域所示。该区域内的数据之间可以认为近似满足笛卡儿分布，因此各点与周围数据的位置关系也近似相同，如果分割的区域足够大，则可以获得足够数量的拟合数据组合，使得线性方程组满足超定条件，获得最优化的线性加权系数。图 3-15(a)

为一个全采样的径向 K 空间和一个示例段，可以用来找到特定核形状的 GRAPPA 权值。通过将 GRAPPA 核滑过段，总共可以找到 12 次核重复，以便校准。图 3-15(b) 为 R=3 的径向 K 空间欠采样，具有和图 3-15(a) GRAPPA 核对应的源点和目标点。该段内的数据可以使用图 3-15(a) 校准段的 GRAPPA 权值重建。

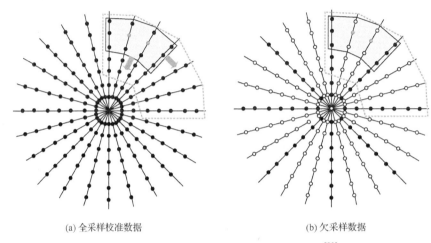

(a) 全采样校准数据　　　　　　　　　　　　(b) 欠采样数据

图 3-15　R=3 的径向 GRAPPA 重建示意图[33]

但是分割区域大小的选择往往很难实现最优，如果分割区域太小，将无法获得足够数量的拟合数据组合，导致计算出的拟合系数不稳定且受噪声影响较大；而如果分割区域太大，则区域内部的数据就无法满足近似笛卡儿分布的条件，使得计算出的线性加权系数准确性降低。为了解决这一问题，可以通过依次采集 n 幅不同时间的全采样 K 空间作为 ACS 参考[35]，如图 3-16 所示。首先获取多个完整的采样数据集进行校准，每个几何图形的权重可以通过 K 空间分割和贯穿时间校准结合来确定。然后，这些权值应用于适当位置的欠采样数据，以重建每个目标点。对源点和目标点的每一种排列都重复该过程，以重构全采样的 K 空间。由于这些参考 K 空间在相同分割区域内都可以用来构造同一类的拟合数据组合，这样就可以将每个分割区域内所需的拟合数据组合数降低为原来的 1/n，从而有效缩小了分割区域，避免了区域过大产生的误差。这类基于 GRAPPA 的非笛卡儿采样并行成像重建方法，通常用于磁共振心脏或动态扫描。在成像扫描之外，单独采集多幅全采样 K 空间数据作为 ACS 参考，保证线性加权系数的准确性。在实际成像扫描时，再使用较高的加速因子提高时间分辨率，从而在较短的时间内获得所需空间分辨率的图像。

虽然相对于笛卡儿 GRAPPA，非笛卡儿 GRAPPA 需要更多的计算量，但由于每个目标点都可以独立于其他目标点重建，因此非常适合于图形卡(GPU)上的并行计算。与 CG-SENSE 相比，非笛卡儿 GRAPPA 直接对 K 空间数据进行线性操作，无须迭代计算，因此算法的时间效率要高很多。

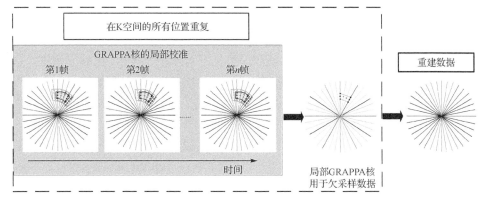

图 3-16　K 空间分割和贯穿时间校准的非笛卡儿 GRAPPA 重构示意图[33]

3.3.4　三维容积 GRAPPA

有多种三维容积 GRAPPA 实现方法。一种称为 2D GRAPPA[36]的方法使用一个三维的 GRAPPA 核，通过周围三维邻域内所有线圈中源点的加权和重构单个线圈中的一个目标点。校准数据以 K 空间中心附近的全采样三维块的形式获取。如图 3-17(a)所示，在 2D GRAPPA 中，每个目标点由一个三维核和一个三维邻域的源点合成。还有一种方法使用两组一维 GRAPPA 算子依次重构每个欠采样维度。通过获取两组参考数据来调整校准扫描，独立地估计每组 GRAPPA 权值，如图 3-17(b)所示。在一维 GRAPPA 算子方法中，每个欠采样维度都使用二维核以单独的步骤重建。在图 3-17(b)中，首先重构缺失的层面编码数据，然后重构缺失的相位编码数据。一维 GRAPPA 算子能产生更好的图像质量，因为：①权值矩阵受运动影响更小；②二维核源点数少于三维核，因此在给定的校准数据量的情况拟合过程更加超定。然而，两组 GRAPPA 权值应用的顺序可能会导致一维 GRAPPA 方法的误差传播。

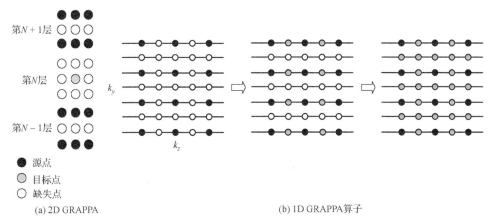

图 3-17　两种三维容积 GRAPPA 重构方法[31](为了简单起见，没有显示读出维度 k_x)

3.3.5　2D CAIPIRINHA

　　三维并行成像通过沿两个相位编码维度对欠采样进行分配，已被证明可以显著改善重建条件，允许更高的净加速度因子（≥4）。然而，需要在两个编码方向上有足够的敏感度变化才能成功地重建图像。敏感度的变化不仅依赖线圈几何，还取决于成像位置、方向、视野和编码方向的选择以及成像对象的位置、大小和形状等，使得欠采样方向和欠采样因子的选择不容易预测。因此，在一些应用中，重建的图像会受到严重的残余混叠伪影或强噪声放大的影响。CAIPIRINHA（Controlled Aliasing in Parallel Imaging Results in Higher Acceleration）通过使用一组独特的 K 空间采样模式修改混叠条件来部分克服这些限制，更好地利用了线圈敏感度在整个体积中的差异[37]。基本的 2D CAIPIRINHA 通过在数据采集过程中修改梯度编码方案将 K 空间点从标准矩形网格移到剪切网格上。这种相位编码步的偏移改变了混叠模式，从而导致更鲁棒的并行成像重建。在图 3-18 中，比较了几种 3D 欠采样策略的混叠模式。对于沿 k_y、$R=2$ 的情况，在混叠图像中沿 y 方向的两个等距像素相互重叠。同样，对于沿 k_z、$R=2$ 的情况，在分层方向叠加两个像素。使用 $R=2$ 的 CAIPIRINHA 模式沿两个维度平分加速因子，其中采样点从一个相位编码行偏移到下一个相位编码行，形成剪切网格。图像仍然混叠在一起，但被移动了 1/2FOV，使它们更容易展开。除了基本的剪切网格外，2D-CAIPIRINHA 还可以采用其他的偏移模式。最佳

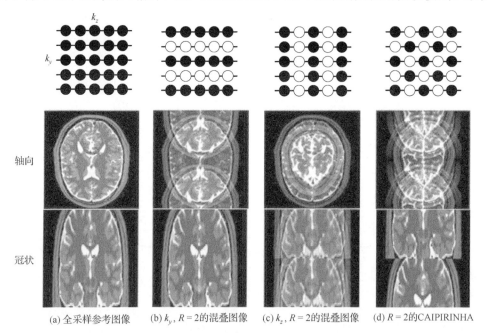

(a) 全采样参考图像　　　(b) k_y，$R=2$ 的混叠图像　　　(c) k_z，$R=2$ 的混叠图像　　　(d) $R=2$ 的 CAIPIRINHA

图 3-18　标准三维笛卡儿欠采样与 CAIPIRINHA 的比较[31]（图中没有显示读出维度 k_x）

模式倾向于最大化混叠像素之间的距离，因为在线圈敏感度方面，距离较远的像素往往比距离较近的像素差异更大。

2D-CAIPIRINHA 本质上只是 K 空间采样模式的一种改变，欠采样数据可以使用标准 SENSE、GRAPPA 进行重构，只需要针对偏移采样进行少量修改。

3.3.6　SPIRiT

迭代自一致并行成像(Iterative Self-consistent Parallel Imaging，SPIRiT)[16]是利用 K 空间数据一致性的迭代重建方法，结合了 SENSE 和 GRAPPA 方法的优点，保留了 GRAPPA 方法自校准、各通道单独重建的特点，避免对线圈敏感度直接测量和运算，同时借鉴了 SENSE 方法中针对 K 空间非笛卡儿采样的处理方法，将并行成像重建问题转化为最优化问题进行迭代求解，同时可以方便地与正则化等方法进一步结合。无论原始的采样轨迹如何，SPIRiT 的输出都是笛卡儿 K 空间。SPIRiT 方法的依据是 K 空间数据自身的一致性，包括校准一致性和采集数据一致性，以构建优化问题目标函数。传统的 GRAPPA 方法中，在生成 K 空间中未采集数据时，只用到了相邻的采集数据。SPIRiT 方法拓展了这一思路，认为 K 空间中任意位置的数据总是可以通过相邻数据的线性加权叠加来进行拟合，而不考虑这些数据是否被采集，因此建立起校准一致性方程

$$x = Gx \tag{3-28}$$

其中，x 是要求解出的完整的各通道笛卡儿形式 K 空间数据；G 表示线性拟合系数矩阵，可通过 K 空间中全采样的 ACS 区域拟合得出，并且由于每一点的拟合模式都相同，因此只需计算一组拟合系数即可。式(3-28)直观的含义是：如果 x 是要求解的真实 K 空间数据，那么通过相邻数据对 x 中每一点进行拟合得到的结果就是 x 本身。

只利用式(3-28)无法对 x 进行求解，还需要一个约束条件，很自然地想到可以利用采集数据对 x 进行约束，即：求解出的 x 中，与实际采集数据对应的部分应该保持一致，从而建立起采集数据一致性方程

$$y = Dx \tag{3-29}$$

其中，y 代表实际采集的 K 空间数据，可以是任意采样模式；D 表示从完整 K 空间 x 中采样出数据 y 的操作。利用式(3-28)和式(3-29)可以建立起非笛卡儿并行成像重建问题的最优化目标函数

$$\min_{x}\left\|(G-I)x\right\|^{2}, \quad \text{s.t.} \ \left\|Dx-y\right\|^{2} \leqslant \varepsilon \tag{3-30}$$

其中，$\left\|Dx-y\right\|^{2} \leqslant \varepsilon$ 是约束条件；ε 用来控制数据一致性误差。式(3-30)可以改写成更常见的无约束拉格朗日形式

$$\min_{x}\left\|Dx-y\right\|^2+\lambda\left\|(G-I)x\right\|^2 \tag{3-31}$$

其中，λ 通常取经验值，用来平衡校准一致性和采集数据一致性的权重。式 (3-31) 所示的最优化问题可以利用共轭梯度 (CG) 算法迭代求解，目标函数的梯度表达式为

$$\nabla_{x}\left\{\left\|Dx-y\right\|^2+\lambda\left\|(G-I)x\right\|^2\right\}=2D^{\mathrm{T}}(Dx-y)+2\lambda(G^{\mathrm{T}}-I)(G-I)x \tag{3-32}$$

其中，D^{T} 和 G^{T} 分别是 D 和 G 的转置。由于 y 是非笛卡儿欠采样 K 空间数据，在考虑采集数据一致性时，依然需要利用网格化算法实现笛卡儿和非笛卡儿 K 空间之间的转换，即利用卷积重采样操作实现从笛卡儿到非笛卡儿 K 空间的变换，利用卷积网格化操作实现非笛卡儿到笛卡儿 K 空间的变换。完整的 SPIRiT 方法流程如图 3-19 所示。

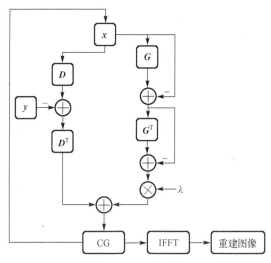

图 3-19　SPIRiT 方法重建流程

其主要包括以下几个步骤：

①综合考虑核函数大小、残留伪影等因素，选择合适的核函数，并确定采样矩阵 D。

②确定校准系数拟合方式，并通过全采样的 ACS 数据，拟合得到一组线性加权系数，生成拟合矩阵 G。

③利用 CG 算法对式 (3-31) 进行迭代求解，得到最优化的收敛结果 x。

④将 x 进行傅里叶逆变换生成各通道图像，并乘以卷积核函数的傅里叶逆变换以消除网格算法产生的额外加权分布，再通道合并（如采用 SOS）生成最终的重建结果。

SPIRiT 重构通常使用零填充对欠采样的 K 空间初始化，作为优化问题迭代求

解。在每一次迭代中，使解向校准一致性和数据一致性误差最小化的方向移动。

在图 3-19 所示的 SPIRiT 方法流程中，目标函数的梯度根据式(3-32)进行计算，首先选择一个适当的迭代算法，输入 x（代表全采样的笛卡儿 K 空间数据），然后分为左右两个通路：经过左侧通路完成采集数据一致性的计算，先经过 D 变换到非笛卡儿分布，与实际采样数据 y 相减得到 $y - Dx$，再经过 D^T 变换回笛卡儿分布得到 $D^T(y - Dx)$；经过右侧完成校准一致性的计算，先经过 G 变换对 x 自身进行拟合并求差值，得到 $Gx - x = (G - I)x$，再经过 G^T 变换并求差值，得到 $(G^T - I)(G - I)x$，最终乘以权重系数 λ，与左侧计算结果相加后送入 CG 模块。上述 SPIRiT 方法在进行 K 空间内的网格算法操作时，为了减少卷积核函数的通带纹波，需要增加卷积核函数的大小，同时要配合 K 空间过采样，来弥补卷积插值运算的误差，这就不可避免地加大了每次迭代计算的运算量。一个改进的办法是，迭代算法的初始输入和最终输出都为各通道的图像域结果，使用非均匀 FFT（Nonuniform FFT，NUFFT）实现图像域与非笛卡儿 K 空间之间的变换 D 和 D^T，并且在进行校准一致性计算时，无须再对每一点进行卷积拟合计算，只需将图像数据直接乘以拟合矩阵 G 和 G^T 的 IFFT 变换即可，这可以大大减少算法的计算量，配合 GPU 并行计算可以进一步提高算法的时间性能。

附加的约束条件可以方便地合并到目标函数中以提高图像重建质量，包括正则化（如 l_1-SPIRiT）[38]、偏共振校准以减少图像模糊，或引入线圈间的噪声相关性以增强信噪比。

3.3.7　基于 K 空间域子空间约束的并行成像重建方法

3.3.7.1　ESPIRiT

ESPIRiT[17]是 SPIRiT 的延伸，建立了 GRAPPA 和 SENSE 之间的联系并继承了二者的优点。简单地说，ESPIRiT 使用 K 空间核操作来推导一组特征向量映射，这些特征向量映射的行为类似于线圈敏感度，可以合并到广义 SENSE 重构中。

ESPIRiT 要求在 K 空间中心以全采样的形式提供额外的校准数据。将一个 K 空间核移动到该区域内的每个可能位置，并对核的每个实例进行重新构造，以填充校准矩阵中的一行，如图 3-20(a)所示。这个矩阵的许多奇异值都很小或接近于零，这意味着它有一个零空间，如图 3-20(b)所示。零空间的存在意味着多通道数据中相邻的 K 空间点是相关的。认识到这种关系不仅适用于校准区域，而且适用于整个 K 空间，可以重构缺失的 K 空间数据。

ESPIRiT 的校准矩阵可用于推导线圈敏感度图，校准矩阵的特征向量分解生成一组特征向量映射，特征向量在任意比例因子下表现为线圈敏感度图，如图 3-20(c)所示。在大多数情况下，会有一组特征向量的特征值等于 1。这些特征向量的映射形成线圈敏感度图，可用于 SENSE 重建。有时附加的特征向量会有不可忽略的特征值，如果存在不一致运动或者 FOV 小于物体，就会出现这种情况。多个敏感度映射集可以用于软 SENSE(Soft-SENSE) 重建。采用软 SENSE 的 ESPIRiT 就像 GRAPPA，即使是小的 FOV 成像也可以解决混叠问题。

ESPIRiT 的重要性体现在两方面：①揭示了 K 空间域 GRAPPA 和图像域 SENSE 之间的联系；②使用奇异值分解(Singular Value Decomposition，SVD)，开启了子空间研究的热潮。

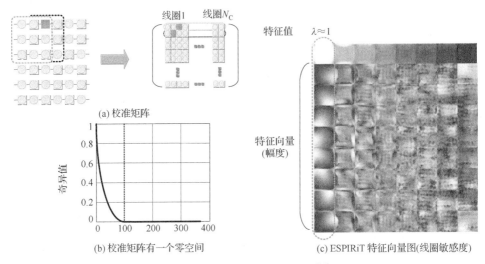

图 3-20　ESPIRiT 原理示意图[31]

3.3.7.2　SAKE

前面讨论的方法都需要额外采集 ACS 数据，从中提取子空间信息。当欠采样数据集没有 ACS 线时，将无法估计校准矩阵的子空间。因此，无法制定基于子空间的校准一致性条件。为此，2014 年 Shin 等提出一种基于 K 空间的免校准并行磁共振成像方法，称为同时的自校准和 K 空间估计(Simultaneous Autocalibrating and K-Space Estimation，SAKE)[39]。SAKE 重建方法转向利用先验信息，即数据矩阵是低秩矩阵。利用采集到的所有欠采样数据样本，同时进行校准和数据插值，合成出完整的 K 空间数据集。SAKE 是一种数据驱动、逐线圈的重建方法，不需要全采样校准信号。

SAKE 可以方便地合并与基础 MR 图像相关的先验信息，从而提高重建性能。在 SAKE 方法中，将欠采样的多通道数据集构造成单个数据矩阵。然后，将重构公式化为结构化的低秩矩阵填充问题。K 空间中的单个数据块被矢量化为数据矩阵中的一列，数据矩阵具有逐块汉克尔(Hankel)矩阵结构。当从数据矩阵反向形成 K 空间数据集时，多个反对角项将被平均并存储在适当的 K 空间位置。

(1)结构化数据矩阵的形成

一个图像大小为 $N_x \times N_y$ 和线圈数为 N_C 的多通道数据集,可以通过在整个 K 空间中滑动一个 $w \times w \times N_C$ 的窗口生成一个大小为 $w^2 N_C \times (N_x - w + 1)(N_y - w + 1)$ 的数据矩阵 A,如图 3-21 所示。

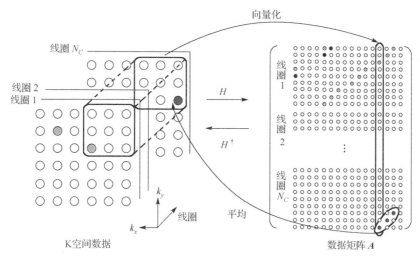

图 3-21　SAKE 重构示意图

对于足够大的图像,矩阵的列数将多于行数。此外,由于滑动窗口操作的性质,数据矩阵 A 具有分块汉克尔矩阵结构,来自相同 K 空间位置的许多项在反对角方向重复。定义线性算子 H,它从多通道数据集中生成数据矩阵 A。

$$H := \mathbf{C}^{N_x \times N_y \times N_C} \rightarrow \mathbf{C}^{w^2 N_C \times (N_x - w + 1)(N_y - w + 1)} \tag{3-33}$$

然后,反向算子 $H^{\dagger}$ 从数据矩阵 A 生成相应的 K 空间数据集。

$$H^{\dagger} := \mathbf{C}^{w^2 N_C \times (N_x - w + 1)(N_y - w + 1)} \rightarrow \mathbf{C}^{N_x \times N_y \times N_C} \tag{3-34}$$

这个算子等价于对反对角元素求平均,并将它们放在适当的 K 空间位置。

(2)并行成像重建模型

并行成像重建可表示为一个结构化的低秩矩阵填充问题

$$\min \ \mathrm{rank}(A), \ \text{s.t.} \ \boldsymbol{x} = H^{\dagger}(A), \ \|D\boldsymbol{x} - \boldsymbol{y}\|^2 < \varepsilon \tag{3-35}$$

当预先知道矩阵 A 的秩 k 时,上式可改写成

$$\min \ \|D\boldsymbol{x} - \boldsymbol{y}\|^2, \ \text{s.t.} \ \mathrm{rank}(A) = k, \ \boldsymbol{x} = H^{\dagger}(A) \tag{3-36}$$

文献[39]假设对数据矩阵的秩 k 有一个估计值,采用著名的 Cadzow 算法来解式(3-36)中所述的问题。Cadzow 算法是一种简单直观的投影到集合(Projection-Onto-Sets)类型的方法,其中某些信号的期望属性在迭代中按顺序执行。为实现该算法,定义以下三个投影算子,它们分别对应于式(3-36)中的一个约束。

低秩投影算子：根据当前 K 空间数据估计构造的数据矩阵的奇异值进行硬阈值处理。

结构一致性投影算子：将数据矩阵投影到分块汉克尔矩阵的空间上，这个操作通过对数据矩阵应用 $H^{\dagger}$ 隐含完成。

数据一致性投影算子：将当前估计的 K 空间数据投影到问题 $\boldsymbol{Dx} - \boldsymbol{y}$ 的最小二乘解集上。

在每次循环中，这些投影算子依次应用，重复迭代，直到满足收敛条件。

值得一提的是，SAKE 既可以用于直接进行免校准式重建，也可以用于 ESPIRiT 等自校准方法进行辅助。比如可以使用 SAKE 对校准数据进行完善，然后从校准数据中提取出线圈敏感度，从而可以使用 ESPIRiT 或软 SENSE 进行进一步重建求解。

3.3.7.3　P-LORAKS

LORAKS (Low-rank Modeling of Local K-space Neighborhoods)[40]表明当图像具有有限的空间支撑集或缓慢变化的相位时，单通道、单对比度和单时间点空间数据也可以映射到低秩矩阵。LORAKS 是一种新颖且灵活的框架，用于约束图像重建，该框架使用基于局部 K 空间邻域的低秩矩阵模型。

k 表示全采样无噪声矢量形式的 K 空间数据，n 为测量噪声，得到的观测模型如下

$$d = Fk + n \tag{3-37}$$

其中，F 为部分采样算子，d 为实际采样数据。LORAKS 的低秩矩阵重建问题可以看成

$$\hat{k} = \underset{k \in \mathbf{C}^s}{\arg\min} \|Fk - d\|_2^2 + \lambda_C J_C(P_C(k)) + \lambda_G J_G(P_G(k)) + \lambda_S J_S(P_S(k)) \tag{3-38}$$

其中，$P_C(\cdot):\mathbf{C}^s \rightarrow \mathbf{C}^{k \times N_R}$、$P_G(\cdot):\mathbf{C}^s \rightarrow \mathbf{R}^{2k \times 2N_R + 1}$、$P_S(\cdot):\mathbf{C}^s \rightarrow \mathbf{R}^{2k \times 2N_R}$ 分别为将长度为 S 的矢量形式 K 空间数据映射到大小为 $k \times N_R$、$2k \times 2N_R + 1$、$2k \times 2N_R$ 的低秩矩阵的算子；$J_C(\cdot)$、$J_G(\cdot)$、$J_S(\cdot)$ 是作用于低秩矩阵 $P_C(k)$、$P_G(k)$、$P_S(k)$ 的惩罚函数，它们的选择将确定如何将矩阵秩约束纳入图像重建中。

低秩惩罚函数的一般形式为

$$J_X(X) = \text{rank}(X) \text{ 或 } J_X(X) = \begin{cases} 0, & \text{rank}(X) \leqslant r \\ \infty, & \text{rank}(X) > r \end{cases} \tag{3-39}$$

该算法提出一种新型目标函数

$$J_X(X) = \sum_{k > r} \sigma_k^2 = \min_{T:\text{rank} T \leqslant r} \|X - T\|_F^2 \tag{3-40}$$

通过上式的惩罚函数可以得出

$$\hat{k} = \underset{k \in \mathbf{C}^s}{\arg\min} \|Fk - d\|_2^2 + \lambda_C \min_{\substack{Q \in \mathbf{C}^{k \times N_R} \\ \text{rank} Q \leqslant r_C}} \|P_C(k) - Q\|_F^2$$

$$+ \lambda_G \min_{\substack{U \in \mathbf{R}^{2k \times 2N_R + 1} \\ \text{rank} U \leqslant r_G}} \|P_G(k) - U\|_F^2 + \lambda_S \min_{\substack{V \in \mathbf{C}^{2k \times 2N_R} \\ \text{rank} V \leqslant r_S}} \|P_S(k) - V\|_F^2 \tag{3-41}$$

上面求解问题是非凸的，使用迭代最大-最小化（MM）方法求解，该方法可确保估计序列 $\hat{\boldsymbol{k}}^{(i)}$ 单调地减少成本函数的值。

可以将 LORAKS 应用于并行成像，得到 P-LORAKS[41]。其直观思想是将各通道进行拼接合并得到更大和具有更好低秩特性的矩阵，从而更有利于挖掘低秩特性，即

$$\boldsymbol{C}^P = [\boldsymbol{C}_1, \boldsymbol{C}_2, \cdots, \boldsymbol{C}_L], \qquad \boldsymbol{S}^P = [\boldsymbol{S}_1, \boldsymbol{S}_2, \cdots, \boldsymbol{S}_L] \tag{3-42}$$

并有以下不等式

$$\operatorname{rank}(\boldsymbol{C}^P) \leqslant \sum_{l=1}^{L} \operatorname{rank}(\boldsymbol{C}_l), \quad \operatorname{rank}(\boldsymbol{S}^P) \leqslant \sum_{l=1}^{L} \operatorname{rank}(\boldsymbol{S}_l) \tag{3-43}$$

P-LORAKS 的重建模型可以表示为

$$\hat{\boldsymbol{k}}^P = \arg\min_{\boldsymbol{k}^P} \left\| \boldsymbol{F}^P \boldsymbol{k}^P - \boldsymbol{d}^P \right\|_2^2 + \lambda_C \left\| \boldsymbol{C}^P(\boldsymbol{k}^P) - \boldsymbol{C}_r^P(\boldsymbol{k}^P) \right\|_F^2 + \lambda_S \left\| \boldsymbol{S}^P(\boldsymbol{k}^P) - \boldsymbol{S}_r^P(\boldsymbol{k}^P) \right\|_F^2 \tag{3-44}$$

其中，$\boldsymbol{C}_r^P$、$\boldsymbol{S}_r^P$ 分别为 $\boldsymbol{C}^P$、$\boldsymbol{S}^P$ 的最优低秩近似。

3.3.7.4　ALOHA

ALOHA（Annihilating Filter Based Low-rank Hankel Matrix）[42]基于这样一个事实，即图像域的变换域稀疏性与对偶域加权 Hankel 矩阵的低秩性相当。SAKE、LORAKS/P-LORAKS、ALOHA 的区别如图 3-22 所示：SAKE 按字典顺序堆叠多通道 Hankel 矩阵；ALOHA 按列顺序堆叠多通道 Hankel 矩阵；LORAKS 则按 4 相邻像素来堆叠多通道 Hankel 矩阵。

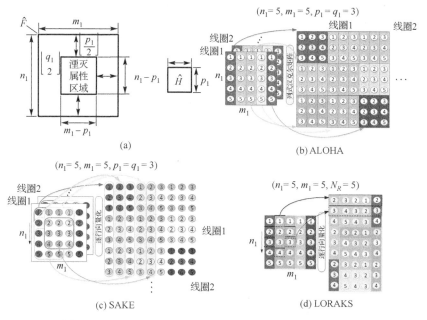

图 3-22　SAKE、LORAKS、ALOHA 三种算法的区别图示

ALOHA 除了具有与 SAKE 和 LORAKS 在构造低秩 Hankel 矩阵上的区别外，还更进一步、更广泛地使用了金字塔结构，不仅效果更好，而且计算更高效。Jacob 等对近年来的各种结构化低秩矩阵及算法进行了综述[43]。

3.4　同时多层面成像

前面的部分描述了如何使用并行成像来减少生成2D图像所需的相位编码步数。这些方法利用了扫描平面内线圈敏感度的变化。然而，并行成像也可以用来分离混叠的层面，可以在获取一个层面所需的时间内对多个层面进行成像，这称为同时多层面(Simultaneous Multi-Slice, SMS)成像技术。SMS 利用线圈在不同层面编码方向上的敏感度差异，但仍然基于相同的并行成像原理。

SMS 技术使用多频带射频脉冲同时激发多个层面[44,45]。与加速因子类似，同时获取的层面数称为多频带因子(Multiband Factor, MB)。多频带脉冲由以不同频带为中心的多个射频波形组成。复合脉冲与层面选择梯度一起激发跨越多个频带的自旋核，从而激发多个层面。一些先进的多频带脉冲，如 VERSE[46]、PINS[47]和 multi-PINS[48]可用于减少射频能量的沉积。

SMS 技术有如下优点：①减少了总扫描时间，这对于像扩散张量成像或容积 T_2 加权成像这类长扫描时间成像尤其重要；②传统的并行成像存在不可避免的信噪比损失，而 SMS 扫描的信噪比增加了层面数的平方根倍。

3.4.1　基于 SENSE 的同时多层面成像

扫描所获取的 SMS 数据是由每个层面产生的信号总和组成。假设层面之间存在足够的线圈敏感度差异，则可以使用标准的 SENSE 重建对每个层面的图像进行分离。为此，需要为每个层面获取参考扫描，以确定线圈敏感度曲线。对于层面重叠图像中的每个像素，形成大小为 $N_S \times N_C$ 的敏感度矩阵 C，其中 N_S 和 N_C 分别为层面数和线圈数。如 SENSE 部分所述，重建表达式为

$$\rho = (C^H C)^{-1} C^H S \qquad (3\text{-}45)$$

其中，ρ 包含每个层面的展开像素，S 包含重叠图像中给定像素位置的信号。图 3-23 为四个接收线圈，多频带因子 MB=3 的多层面 SENSE 重建示意图。在 SMS 图像中，来自所有三个层面的相同位置 (x, y) 的信号重叠在一起。然而，由于数据是用四个线圈来获取的，所以可以用一个 SENSE 矩阵方程来求解每个层面中未知的像素强度，也就是 $\rho^{\text{slice1}}(x, y)$、$\rho^{\text{slice2}}(x, y)$ 和 $\rho^{\text{slice3}}(x, y)$。

在实际应用中，这种简单的 SENSE 重建可能会导致增强的噪声和残留的层面混叠，造成这些误差有两个主要原因：①相邻的层面在空间上可能很接近(大约几十

毫米），因此这两个层面的线圈敏感度几乎相同，使得矩阵求逆高度病态；②许多线圈阵列沿层面方向具有较弱的编码能力。因此，研究人员对多种其他 SMS 并行成像方法进行了研究。

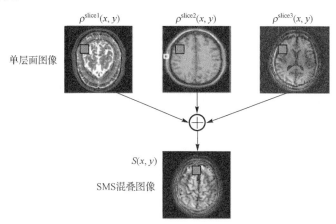

图 3-23　四个接收线圈，多频带因子 MB=3 的多层面 SENSE 重建示意图[31]

3.4.2　多层面 CAIPIRINHA

在多层面 CAIPIRINHA 中[49]，为了更好地利用线圈敏感度的差异，对重叠层的混叠模式进行了修改。在使用 SENSE 进行同时多层面成像时，所有射频脉冲均为零相位，导致相干层面混叠，来自每个层面的信号直接叠加在彼此之上，如图 3-24(a)所示。并行成像方法只能利用通常很小的沿层面方向的线圈敏感度变化。CAIPIRINHA 采用相位循环的射频脉冲将 FOV 内的每个层面移位，所有层面仍然叠加，但是每个层面在成像平面内产生移位，如图 3-24(b)所示。多层面 CAIPIRINHA 同时利用沿层面和相位编码方向的敏感度差异，使得层面分离更容易。图 3-24(c)进一步表示出相位循环 CAIPIRINHA 的径向 K 空间采样，使来自一个层面的信号相干性叠加，而来自其他层面的信号破坏性叠加，表现为背景噪声或条纹伪影。

多层面 CAIPIRINHA 中的平面位移通过傅里叶变换定理实现。依据傅里叶变换定理，图像域中的平移等价于 K 空间信号乘以一个线性相位

$$\rho(y - \Delta y) = \sum_{m=-N/2}^{m=N/2} S(m\Delta k) e^{-jm(\Delta k)(y - \Delta y)} \tag{3-46}$$

其中，m 是在 $-N/2$ 和 $N/2$ 之间的相位编码索引；Δy 是图像平移的像素数。在图 3-24(b)中，层面 1 的偏移量为零，层面 2 的偏移量为 FOV/3 像素，层面 3 的偏移量为 2FOV/3 像素。

实现平面位移的一种方法是利用射频相位循环。在 K 空间为每个相位编码线给

定一个唯一的射频相位。由于多频带脉冲是简单的单频带射频波形的和，每个层面的射频波形加在一起形成多频带脉冲之前，按一定的相位进行调制。图 3-24(b)显示了一个多频带因子为 3 的射频相位循环示例。对于具有 n_s 层的数据集，第 m 个相位编码步和第 l 层的 RF 相位调制为

$$\phi(l,m) = \frac{(l-1)(m-1)\mathrm{FOV}}{n_s} \tag{3-47}$$

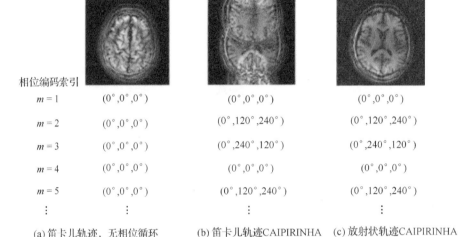

相位编码索引

$m=1$	$(0°,0°,0°)$	$(0°,0°,0°)$	$(0°,0°,0°)$
$m=2$	$(0°,0°,0°)$	$(0°,120°,240°)$	$(0°,120°,240°)$
$m=3$	$(0°,0°,0°)$	$(0°,240°,120°)$	$(0°,240°,120°)$
$m=4$	$(0°,0°,0°)$	$(0°,0°,0°)$	$(0°,0°,0°)$
$m=5$	$(0°,0°,0°)$	$(0°,120°,240°)$	$(0°,120°,240°)$
⋮	⋮	⋮	⋮

　(a) 笛卡儿轨迹，无相位循环　　(b) 笛卡儿轨迹CAIPIRINHA　(c) 放射状轨迹CAIPIRINHA

图 3-24　用三种不同的采样方案获得的 MB=3 的混叠 SMS 图像示例[31]

通过对 SENSE 进行小的修改以适应移位混叠模式可实现每层图像的重建。与非移位的 SMS 相比，多层面 CAIPIRINHA 通过更有效地利用三维线圈敏感度的变化，得到更低的 g 因子和更高的信噪比。

尽管 CAIPIRINHA 性能优于没有相位循环情况下的 SMS，但笛卡儿采样产生的相干伪影很难用并行成像完全消除。许多非笛卡儿轨迹(如径向和螺旋)，每次激励采集的数据都会穿过 K 空间的中心。当这些采样模式与 CAIPIRINHA 相结合时[50]，来自某个层面的信号会相干性地相加，而来自所有其他层面的信号则会破坏性地相加，并以背景噪声的形式出现。由于层面混叠能量较小，对并行成像重建的压力较小。图 3-24(c)显示了一个径向采样多频带因子为 3 的 SMS 示例。原始的层面混叠图像只包含来自层面 1 的相干信号，而其他两个层面则显示为非相干的背景噪声和条纹伪影。由于射频相位模式是用户定义的，一个只有层面 2(或 3)相干信号的图像可以通过 SMS 的 K 空间数据乘以层面 2(或 3)复共轭相位创建。这个简单的共轭相位重建通常不能完全将其他层面的伪影移除，可以使用修改后的 CG-SENSE 算法解决。

3.4.3　基于 GRAPPA 的同时多层面成像

目前已经开发了几种用于 SMS 成像的 GRAPPA 技术。最早的技术之一，被称为 SENSE-GRAPPA[51]。如图 3-25 所示，首先分别获取每个层面的低分辨率校准图像，并将这些图像在图像域中级联，沿着相位编码方向创建具有扩展 FOV 的 2D 矩阵。这些图像被连接起来，以创建一个扩展的 FOV 图像。然后应用 2D-DFT 将图像数据转换为一个虚拟的 ACS，用于估计 GRAPPA 权值集。接下来，以类似的方式将层面混叠后的图像连接起来并转换到 K 空间，执行标准的 GRAPPA 重建将各个层面分离开来。最后利用二维傅里叶逆变换得到包含两个分离层面的图像。如 GRAPPA 部分所述，校准的 SMS 扫描可以用不同的序列参数获得，而不影响 GRAPPA 权值的鲁棒性。SENSE-GRAPPA 可以在一个步骤内重建平面内加速和层面加速。然而，在一定的加速和多频带因子下，可能会出现残余混叠或不连续。

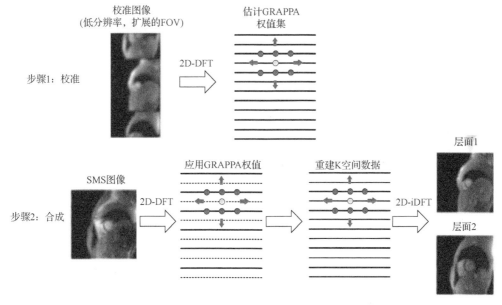

图 3-25　SMS 图像的 SENSE-GRAPPA 重构[31]

在 slice-GRAPPA[52]中，为每个层面获取一个单独的校准扫描，并用于估计一组特定于层面的 GRAPPA 核。将核应用于层面混叠数据，为每个层面合成一个全新的 K 空间数据。与 SENSE-GRAPPA 不同，slice-GRAPPA 只能解决层面混叠问题，因此需要第二个并行成像步骤来校准平面内混叠。slice-GRAPPA 的核在一定程度上依赖于磁化强度，因此校准和 SMS 扫描应该使用相同的序列参数和图像对比度。

与常规并行成像的 g 因子类似，可以使用层面泄漏伪影或 L 因子来量化残留的层面混叠量[53]。对于 slice-GRAPPA，可以从 GRAPPA 权值中解析地计算出 L 因子。

3.5　本 章 小 结

　　本章首先简单回顾了并行磁共振成像的发展历史并简述了并行磁共振成像的基本概念。然后对基于图像域的并行成像重建方法、基于 K 空间域的并行成像重建方法、基于 K 空间域子空间约束的并行成像重建方法以及同时多层面成像进行了详细的讨论。

　　并行成像是磁共振成像发展过程中的一次重大技术突破。通过引入线圈敏感度编码的思想，革新了 MRI 的编码方式。并行磁共振成像使用多通道相控阵线圈同时并行采集 MR 数据，通过以空间换时间，数倍地提高了磁共振成像的速度。既完美地实现了物理硬件机制与信号处理算法的结合，也具备严谨的数学理论保证。特别地，并行成像具备的几乎可以与任何脉冲序列相结合的技术优势，使其一经推出便受到临床的普遍欢迎，成为很多临床应用的必要条件。

　　尽管并行成像应用于临床已近 20 年，但仍然有一些问题没有得到很好的解决。如何减轻并行成像所带来的噪声放大效应、如何更充分地利用多通道线圈采集带来的信息冗余都存在进一步的研究空间。目前临床使用的并行成像方法主要基于笛卡儿采样,而非笛卡儿采样有其独特的优势但在实现上存在一些技术困难(如计算复杂度高、校准困难等)，需要进一步研究。尽管最早提出的并行成像方法是试图用线圈的空间定位完全取代梯度相位编码的大规模并行成像，但受技术条件的限制，目前的并行成像采用的是混合编码方法(线圈敏感度编码+梯度相位编码)。随着射频技术的发展，大规模并行成像有望在未来获得重生。

参 考 文 献

[1]　Brown R W, Cheng Y C N, Haacke E M, et al. Magnetic Resonance Imaging: Physical Principles and Sequence Design. New York: Wiley, 2013.

[2]　Roemer P B, Edelstein W A, Hayes C E, et al. The NMR phased array. Magnetic Resonance in Medicine, 1990, 16(2): 192-225.

[3]　Carlson J W. An algorithm for NMR imaging reconstruction based on multiple RF receiver coils. Journal of Magnetic Resonance Imaging, 1987, 74(2): 376-380.

[4]　Hutchinson M, Raff U. Fast MRI data acquisition using multiple detectors. Magnetic Resonance in Medicine, 1988, 6(1): 87-91.

[5]　Kwiat D, Einav S, Navon G. A decoupled coil detector array for fast image acquisition in magnetic resonance imaging. Medical Physics,1991,18(2): 251-265.

[6]　Carlson J W, Minemura T. Imaging time reduction through multiple receiver coil data acquisition

and image-reconstruction. Magnetic Resonance in Medicine, 1993, 29(5): 681-688.

[7] Sodickson D K, Manning W J. Simultaneous acquisition of spatial harmonics (SMASH): fast imaging with radiofrequency coil arrays. Magnetic Resonance in Medicine, 1997, 38(4): 591-603.

[8] Pruessmann K P, Weiger M, Scheidegger M B, et al. SENSE: sensitivity encoding for fastMRI. Magnetic Resonance in Medicine, 1999, 42(5): 952-962.

[9] Jakob P M, Grisowld M A, Edelman R R, et al. AUTO-SMASH: a self-calibrating technique for SMASH imaging. Magnetic Resonance Materials in Physics Biology and Medicine, 1998, 7(1): 42-54.

[10] Heidemann R M, Griswold M A, Haase A, et al. VD-AUTO-SMASH imaging. Magnetic Resonance in Medicine, 2001, 45(6): 1066-1074.

[11] Griswold M A, Jakob P M, Heidemann R M, et al. Generalized autocalibrating partially parallel acquisitions (GRAPPA). Magnetic Resonance in Medicine, 2002, 47(6): 1202-1210.

[12] Bydder M, Larkman D J, Hajnal J V. Generalized SMASH imaging. Magnetic Resonance in Medicine, 2002, 47(1): 160-170.

[13] Griswold M A, Jakob P M, Nittka M, et al. Partially parallel imaging with localized sensitivities (PILS). Magnetic Resonance in Medicine, 2000, 44(4): 602-609.

[14] Wang J, Kluge T, Nittka M, et al. Parallel acquisition techniques with modified SENSE reconstruction (mSENSE)//Proceedings of the 1st Würzburg Workshop on Parallel Imaging Basics and Clinical Applications, Würzburg, 2001.

[15] Kyriakos W E, Panych L P, Kacher D F, et al. Sensitivity profiles from an array of coils for encoding and reconstruction in parallel (SPACE RIP). Magnetic Resonance in Medicine, 2000, 44(2): 301-308.

[16] Lustig M, Pauly J M. SPIRiT: iterative self-consistent parallel imaging reconstruction from arbitrary k-space. Magnetic Resonance in Medicine, 2010, 64(2): 457-471.

[17] Uecker M, Lai P, Murphy M J, et al. ESPIRiT -an eigenvalue approach to autocalibrating parallel MRI: where SENSE meets GRAPPA. Magnetic Resonance in Medicine, 2014, 71(3): 990-1001.

[18] 陈武凡.并行磁共振成像的回顾、现状与发展前景. 中国生物医学工程学报, 2005, 24(6): 649-653.

[19] Pruessmann K P, Weiger M, Bornert P, et al. Advances in sensitivity encoding with arbitrary k-space trajectories. Magnetic Resonance in Medicine, 2001, 46(4): 638-651.

[20] King K, Angelos L. SENSE image quality improvement using matrix regularization//Proceedings of the 9th Annual Meeting of ISMRM, Glasgow, 2001.

[21] Lin F H, Kwong K K, Belliveau J W, et al. Parallel imaging reconstruction using automatic regularization. Magnetic Resonance in Medicine, 2004, 51(3): 559-567.

[22] Liu B, King K F, Steckner M K, et al. Regularized sensitivity encoding (SENSE) reconstruction using Bregman iterations. Magnetic Resonance in Medicine, 2009, 61(1): 145-152.

[23] Liang D, Wang H, Chang Y, et al. Sensitivity encoding reconstruction with nonlocal total variation regularization. Magnetic Resonance in Medicine, 2011, 65(5): 1384-1392.

[24] Weiger M, Pruessmann K P, Boesiger P. 2D SENSE for faster 3D MRI. Magnetic Resonance Materials in Physics, Biology and Medicine, 2002, 14(1): 10-19.

[25] Larkman D J, deSouza N M, Bydder M, et al. An investigation into the use of sensitivity-encoded techniques to increase temporal resolution in dynamic contrast-enhanced breast imaging. Journal of Magnetic Resonance Imaging, 2001, 14(3): 329-335.

[26] Kellman P, Epstein F H, McVeigh E R. Adaptive sensitivity encoding incorporating temporal filtering (TSENSE). Magnetic Resonance in Medicine, 2001, 45(5): 846-852.

[27] McKenzie C A, Yeh E N, Ohliger M A, et al. Self-calibrating parallel imaging with automatic coil sensitivity extraction. Magnetic Resonance in Medicine, 2002, 47(3): 529-538.

[28] Griswold M A, Walsh D O, Heidemann R M, et al. The use of an adaptive reconstruction for array coil sensitivity mapping and intensity normalization//Proceedings of the 10th ISMRM Annual Meeting, Honolulu, 2002.

[29] Ying L, Sheng J. Joint image reconstruction and sensitivity estimation in SENSE (JSENSE). Magnetic Resonance in Medicine, 2007, 57(6): 1196-1202.

[30] Wang Z, Wang J, Detre J A. Improved data reconstruction method for GRAPPA. Magnetic Resonance in Medicine, 2010, 54(3): 738-742.

[31] Hamilton J, Franson D, Seiberlich N. Recent advances in parallel imaging for MRI. Progress in Nuclear Magnetic Resonance Spectroscopy, 2017, 101:71-95.

[32] Breuer F A, Kellman P, Griswold M A, et al. Dynamic auto-calibrated parallel imaging using temporal GRAPPA (TGRAPPA). Magnetic Resonance in Medicine, 2005, 53(4): 981-985.

[33] Wright K L, Hamilton J I, Griswold M A, et al. Non-Cartesian parallel imaging reconstruction. Journal of Magnetic Resonance Imaging, 2015, 40(5): 1022-1040.

[34] Griswold M, Heidemann R, Jakob P. Direct parallel imaging reconstruction of radially sampled data using GRAPPA with relative shifts//Proceedings of the 11th Annual Meeting of ISMRM, Toronto, 2003.

[35] Seiberlich N, Lee G, Ehses P, et al. Improved temporal resolution in cardiac imaging using through-time spiral GRAPPA. Magnetic Resonance in Medicine, 2011, 66(6): 1682-1688.

[36] Blaimer M, Breuer F A, Mueller M, et al. 2D-GRAPPA-operator for faster 3D parallel MRI. Magnetic Resonance in Medicine, 2006, 56(6): 1359-1364.

[37] Breuer F A, Blaimer M, Mueller M, et al. Controlled aliasing in volumetric parallel imaging (2D CAIPIRINHA). Magnetic Resonance in Medicine, 2006, 55(3): 549-556.

[38] Murphy M, Alley M, Demmel J, et al. Fast l_1-SPIRiT compressed sensing parallel imaging MRI: scalable parallel implementation and clinically feasible runtime. IEEE Transactions on Medical Imaging, 2012, 31(6): 1250-1262.

[39] Shin P J, Larson P E Z, Ohliger M A, et al. Calibrationless parallel imaging reconstruction based on structured low-rank matrix completion. Magnetic Resonance in Medicine, 2014, 72(4): 959-970.

[40] Haldar J P. Low-rank modeling of local k-space neighborhoods (LORAKS) for constrained MRI. IEEE Transactions on Medical Imaging, 2014, 33(3): 668-681.

[41] Haldar J P, Zhuo J. P-LORAKS: low-rank modeling of local k-space neighborhoods with parallel imaging data. Magnetic Resonance in Medicine, 2016, 75(4): 1499-1514.

[42] Jin K H, Lee D, Ye J C. A general framework for compressed sensing and parallel MRI using annihilating filter based low-rank Hankel matrix. IEEE Transactions on Computational Imaging, 2016, 2(4): 480-495.

[43] Jacob M, Mani M P, Ye J C. Structured low-rank algorithms: theory, magnetic resonance applications, and links to machine learning. IEEE Signal Processing Magazine, 2020, 37(1): 54-68.

[44] Larkman D J, Hajnal J V, Herlihy A H, et al. Use of multicoil arrays for separation of signal from multiple slices simultaneously excited. Journal of Magnetic Resonance Imaging, 2001, 13(2): 313-317.

[45] Barth M, Breuer F, Koopmans P J, et al. Simultaneous multislice (SMS) imaging techniques. Magnetic Resonance in Medicine, 2016, 75(1): 63-81.

[46] Hargreaves B A, Cunningham C H, Nishimura D G, et al. Variable-rate selective excitation for rapid MRI sequences. Magnetic Resonance in Medicine, 2004, 52(3): 590-597.

[47] Norris D G, Koopmans P J, Boyacioğlu R, et al. Power independent of number of slices (PINS) radiofrequency pulses for low-power simultaneous multislice excitation. Magnetic Resonance in Medicine, 2011, 66(5): 1234-1240.

[48] Eichner C, Wald L L, Setsompop K. A low power radiofrequency pulse for simultaneous multislice excitation and refocusing. Magnetic Resonance in Medicine, 2014, 72(4): 949-958.

[49] Breuer F A, Blaimer M, Heidemann R M, et al. Controlled aliasing in parallel imaging results in higher acceleration (CAIPIRINHA) for multi-slice imaging. Magnetic Resonance in Medicine, 2005, 53(3): 684-691.

[50] Yutzy S R, Seiberlich N, Duerk J L, et al. Improvements in multislice parallel imaging using radial CAIPIRINHA. Magnetic Resonance in Medicine, 2011, 65(6): 1630-1637.

[51] Blaimer M, Breuer F A, Seiberlich N, et al. Accelerated volumetric MRI with a SENSE/GRAPPA combination. Journal of Magnetic Resonance Imaging, 2006, 24(2): 444-450.

[52] Setsompop K, Gagoski B A, Polimeni J R, et al. Blipped-controlled aliasing in parallel imaging for simultaneous multislice echo planar imaging with reduced g-factor penalty. Magnetic Resonance in Medicine, 2012, 67(5): 1210-1224.

[53] Moeller S, Xu J, Auerbach E, et al. Signal leakage (l-factor) as a measure of parallel imaging performance among simultaneously multislice (SMS) excited and acquired signals//Proceedings of the 20th Annual Meeting of ISMRM, Melbourne, 2012.

第 4 章　压缩感知磁共振成像

成像速度慢是制约磁共振成像应用范围的重要原因，特别是高分辨率或动态成像。因此，研究人员开发了各种加速技术，以实现快速磁共振成像。在过去的十几年里，该研究方向上最重要的突破之一是将压缩感知(Compressed Sensing，CS)[1,2]引入快速磁共振成像，它允许从欠采样的 K 空间数据进行精确的图像重建。自Lustig[3]等首次展示压缩感知磁共振成像(CS-MRI)以来，CS-MRI 已成为现代磁共振成像研究中必不可少的工具。2017 年美国 FDA 正式批准了 CS-MRI 的临床应用。部分医疗器械企业已经进行了商用化(比如飞利浦推出的 Compressed SENSE、GE的 HyperSense 和西门子的 BEAT_CS)。本章将介绍 CS 的基本概念，以及该理论在各种磁共振成像问题中的应用。

4.1　压缩感知理论概述

压缩感知理论是应用数学与信号处理领域中一个新的研究方向，是一种从高度欠采样的测量数据中重构数据的数学框架[1,2]。

4.1.1　压缩感知理论提出的背景

现实世界的模拟化和信号处理工具的数字化决定了信号采样是从模拟信源获取数字信息的必经之路，奈奎斯特-香农采样定理[4,5]是指导如何进行数字采样的重要理论。该定理指出，采样频率必须达到信号带宽的两倍以上才能精确地重构原始信号。

然而，随着人们对信息需求量的不断增长，携带信息的信号带宽越来越大，以此为基础的信号处理框架所要求的采样速率和处理速度也越来越高，对相应的硬件设备提出了很高的要求。另一方面，在实际应用中，为了降低处理、存储和传输的成本，常采用压缩的方式以较少的比特数表示原始信号，大量的非重要的数据被抛弃(如语音与图像信号压缩等)。传统信号采集、压缩与传输处理过程如图 4-1 所示。

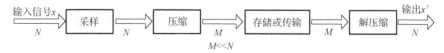

图 4-1　传统信号采集、压缩与传输处理

这种高速采样再压缩的过程浪费了大量的采样资源。于是，很自然地引出一个

问题：能否利用其他变换空间描述信号，建立新的信号描述和处理的理论框架，使得在保证信息不损失的情况下，用远低于奈奎斯特-香农采样定理要求的速率采样信号，同时又可以完全恢复信号？压缩感知理论表明这是可能的，只要原始信号满足稀疏性条件。压缩感知将信号的采样与压缩编码合在一个步骤中进行，以远低于奈奎斯特-香农采样定理要求的频率对信号进行采样，直接得到信号的压缩表示，显著降低信号处理时间和计算成本。

　　压缩感知理论尽管也是一种采样理论，但与传统的奈奎斯特-香农采样定理最大的不同在于，它使采样直接从全局上去探究信号的本质结构与内容，而不是局部地去测量信号的物理表征量，脱离了与信号的具体物理测度(如频率)之间的联系。它指出，只要信号具有某个稀疏表示域，那么就可使用一个与稀疏变换的基不相关的感知(测量)矩阵，把信号直接投影到一个低维空间上，得到包含重构信号足够信息的采样值，实现低速率的采样，突破奈奎斯特-香农采样定理的限制。信号的重构可以归结为求解一个最优化问题，可从少量的采样值中以极高的概率重构出原始信号。

　　压缩感知的基本流程如图 4-2 所示，图中白色小方框表示该位置的值为零。考虑一个信号 $x \in \mathbf{R}^{N \times 1}$，若存在某个正交变换 $\boldsymbol{\Psi} \in \mathbf{R}^{N \times N}$，使得在此变换域中 x 是 K 稀疏的，则可通过一个线性测量过程 $\boldsymbol{\Phi} \in \mathbf{R}^{M \times N}$，产生一个测量向量 $y \in \mathbf{R}^{M \times 1}$，其中 $K < M \ll N$。这个测量向量 y 就是 x 的采样值，显然由于 y 的维数远远小于 x 的维数，这就实现了以远低于信号的实际维数实现信号采样的目的。采样成功的关键是能否从采样值重构信号。

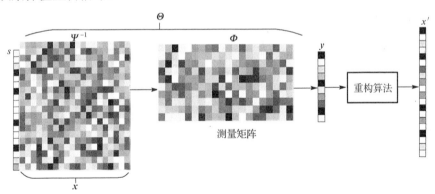

图 4-2　压缩感知的基本流程

　　奈奎斯特-香农采样定理采用线性重构，而压缩感知理论把信号的重构归结为寻求一个约束条件下的最优化问题，可表述为

$$\min_{s} \|s\|_{\ell_0}, \quad \text{s.t. } \boldsymbol{\Phi}\boldsymbol{\Psi}^{-1}s = y \tag{4-1}$$

其中，$\boldsymbol{\Phi} \in \mathbf{R}^{M \times N}$ 表示感知(测量)矩阵，$\boldsymbol{\Psi} \in \mathbf{R}^{N \times N}$ 为稀疏变换，s 为 x 的稀疏表示，

ℓ_0 范数是指取 s 中非 0 元素的个数。只要解此最优化问题，就可实现压缩感知意义上的信号精确重构。由于 x 的 K 个稀疏位置上的数据及其位置完全表征了 x 及其中的信息，并且测量向量 y 的维数足以保证其能包含这些数据，所以这就实现了压缩感知最终的理论出发点——直接从信号中获取信息。

如果只关注式 (4-1) 中约束条件中的矩阵求解，显然从 M 个方程中求解出 N 个未知量是一个解欠定线性方程组的问题，通常是不可解的。从组合方法的角度，需要在信号空间中进行穷尽搜索，这一问题是不确定多项式 (Nondeterministic Polynomial-Hard, NP-Hard) 问题。但是在压缩感知理论中，信号的结构性稀疏要求、感知矩阵的特性和重构算法的设计却为此问题的求解开辟了新的道路。因此，与这三方面相对应，压缩感知理论主要包括信号的稀疏表示、感知矩阵的设计与重构算法三个部分。信号的稀疏表示是信号可压缩感知的先决条件，感知矩阵是获取信号结构化表示的手段，重构算法则是实现信号重构的保证。

4.1.2　信号的稀疏表示

4.1.2.1　信号稀疏性及其度量

通常意义上的信号稀疏可表述为：如果一个信号向量的大部分系数为零，只有很少的系数包含所有的信息，那么这个信号就是稀疏的。如果这些系数的大部分恰好为零，那么就被称为强稀疏。一般情况下，存在一个从少数高值系数到许多零值系数的过渡带，称为弱稀疏。从信号处理的角度来看，稀疏信号的大部分能量包含在几个大的测量值中，而其余的测量值为零或可忽略不计。

信号向量稀疏性的度量最直接的方法是 ℓ_0 范数。长度为 N 的向量 x 的 ℓ_p 范数表示如下

$$\|\boldsymbol{x}\|_p = \left(\sum_{i=1}^{N} |x_i|^p \right)^{\frac{1}{p}} \tag{4-2}$$

在 $p=0$ 的情况下，称为 ℓ_0 范数，表示向量中非零元素的个数。ℓ_0 范数本质上是非凸的，计算上比较难处理，使得其在优化问题中的应用比较困难。尽管有一些基于 ℓ_0 范数的非凸优化方法用于 CS 重构，但在数学上由于收敛的可靠性，凸问题或近似凸问题的解比非凸优化方案更稳定。因此，在压缩感知问题中更通常使用的是 ℓ_1 范数。它是 ℓ_0 范数的凸逼近，表示向量元素的绝对值和。ℓ_1 范数惩罚大量非零分量的存在，从而保证了解向量的稀疏性。换句话说，ℓ_1 范数倾向于存在很少几个非零系数，这些系数包含了信号的总能量，而其余大部分系数为零。还必须指出的是，在一些研究中还探索了在非凸框架中使用 $\ell_{1/2}$ 和其他非整数范数进行重构[6,7]。

4.1.2.2　信号的稀疏表示

通常情况下，信号/图像在时域/空间域并不是稀疏的。例如，描述特定频率的正弦波电压，在一段时间内被记录下来，并不表现出稀疏性。然而，使用傅里叶变换后其在频域是稀疏的。图 4-3 进一步展示了 MR 图像在小波域具有稀疏性。

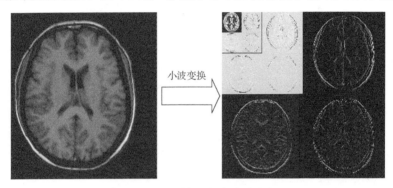

小波变换

图 4-3　MR 图像的小波域稀疏表示

若信号 x 经某种变换 Ψ 后，只有 K 个非零项，且 $K \ll N$，则称 x 在变换 Ψ 中是 K 项稀疏的，Ψ 称为 x 的稀疏域。

目前，信号的稀疏表示已经发展了多种算法。从信号展开基的选择出发，概括起来可以分为三大类：正交基展开方法、多尺度几何分析方法和过完备字典展开方法。

（1）正交基展开方法

正交基展开方法利用傅里叶变换、离散余弦变换 (Discrete Cosine Transform，DCT) 以及小波变换(Wavelet Transform)等正交基，对目标信号进行变换得到稀疏信号。

（2）多尺度几何分析方法

在复杂图像中包含有大量的纹理，而且直线或曲线的奇异性表现异常突出，普通的小波变换等方法不能得到最优逼近，所以图像的稀疏就需要其他更有效的方法。多尺度几何分析能有效解决这一问题。当前，轮廓波 (Contourlet)[8]、脊波 (Ridgelet)[9]、曲波 (Curvelet)[10]、带波 (Bandelet)[11]和楔波 (Wedgelet)[12]等方法应用较为广泛。

（3）过完备字典展开方法

Mallat 等在小波分析的基础上提出了全新的稀疏表示理论——过完备字典 (Over-complete Dictionary)[13]。在这一理论中，过完备的冗余函数库被称为冗余字典，取代了传统的正交基。字典中的元素称为原子，原子之间不具备正交性，且原子的数量巨大。字典的选择应尽可能好地符合被逼近信号的结构，其构成可以没有任何限制。从冗余字典中找到具有最佳线性组合的 K 项原子来表示一个信号，这个过程称为信号的稀疏逼近。

目前有人工构造和字典训练两类设计方法。人工构造方法利用参数以及含参数的函数来近似表示信号，有 Gabor 字典、Refinement-Gaussian 混合字典以及 Gabor 感知多成分字典等经典方法。字典训练则通过从同类数据集或数据本身学习得到，后者称为自适应字典学习。主要的字典学习算法有最大似然(Maximum Likelihood，ML)法[14]、最优方向法(Method of Optimal Directions，MOD)[15]、奇异值分解(K-Singular Value Decomposition，K-SVD)算法[16]和基于增广拉格朗日的字典学习(Augmented Lagrangian Based Dictionary Learning，AL-DL)算法[17,18]。

信号的稀疏表示方式不同，重构信号的途径肯定也就不同。因此，为信号寻找一个合适的稀疏表示，从根本上决定了信号重构算法的设计思路。

4.1.3　感知矩阵

4.1.3.1　感知矩阵的特性

压缩感知的感知过程实际上就是采样过程，可用感知矩阵 $\boldsymbol{\Phi} \in \mathbf{R}^{M \times N}$ 表示，感知矩阵也称为测量矩阵。感知矩阵必须具有足够合适的特性才能保证压缩感知理论的成立。

通常情况下，在使用压缩感知理论处理实际问题时，需要知道某个矩阵满足何种条件才能作为感知矩阵。Candès 等引入如下的约束等距性(Restricted Isometry Property，RIP)条件[19,20]

$$(1-\delta_k)\|\boldsymbol{c}\|_2^2 \leqslant \|\boldsymbol{\Phi}_T \boldsymbol{c}\|_2^2 \leqslant (1+\delta_k)\|\boldsymbol{c}\|_2^2 \tag{4-3}$$

其中，$\boldsymbol{\Phi}_T$ 是从 $\boldsymbol{\Phi}$ 中提取出 T 列构成的矩阵，δ_k 是对所有 k 稀疏信号满足上述特性的最小常数，$\boldsymbol{c}$ 代表投影到 $\boldsymbol{\Phi}_T$ 下的系数序列。

约束等距性条件是一个充分条件，而且很难实际判定一个感知矩阵是否满足约束等距性条件。为此 Baraniuk[21]指出，约束等距性同 $\boldsymbol{\Phi}$ 与 $\boldsymbol{\Psi}$ 不相关是等价的，$\boldsymbol{\Phi}$ 与 $\boldsymbol{\Psi}$ 之间相关度用 $\mu(\boldsymbol{\Phi},\boldsymbol{\Psi})$ 来表征，可表示为

$$\mu(\boldsymbol{\Phi},\boldsymbol{\Psi}) = \sqrt{n} \cdot \max_{1 \leqslant k,j \leqslant n} \left| \left\langle \boldsymbol{\Phi}_k, \boldsymbol{\Psi}_j \right\rangle \right| \tag{4-4}$$

其中，$1 \leqslant \mu(\boldsymbol{\Phi},\boldsymbol{\Psi}) \leqslant \sqrt{n}$。当 $\mu(\boldsymbol{\Phi},\boldsymbol{\Psi}) = \sqrt{n}$ 时，压缩感知测量向量精确重建原始信号的概率为 0；当 $\mu(\boldsymbol{\Phi},\boldsymbol{\Psi}) = 1$ 时，$\boldsymbol{\Phi}$ 与 $\boldsymbol{\Psi}$ 具有最大的非相关性，有利于高效率的压缩采样和信号重构。

精确重构信号所需测量值数量 M 的最小取值取决于

$$M \geqslant C \cdot \mu^2(\boldsymbol{\Phi},\boldsymbol{\Psi}) \cdot K \cdot \log N \tag{4-5}$$

式(4-5)表明感知矩阵与信号的稀疏基之间越不相干，所需的测量值的数量就越

少。在实际的应用中，对一般的信号或图像，$M \approx 4K$ 的测量值维数足以保证精确重构。

综上所述，测量矩阵 $\boldsymbol{\Phi}$ 和稀疏矩阵 $\boldsymbol{\Psi}$ 在满足 RIP 或不相干性时，可实现信号的精确重建。但在实际测量中，$\boldsymbol{\Psi}$ 会因信号的不同而改变，因此希望找到对任意稀疏基 $\boldsymbol{\Psi}$ 都能满足 RIP 条件或不相干性的感知矩阵 $\boldsymbol{\Phi}$。

4.1.3.2 随机测量矩阵

虽然检验一个特定的矩阵是否满足约束等距性条件在计算上很困难，但已经发现许多类型的随机矩阵满足 RIP 条件，包括高斯随机测量矩阵[22]、伯努利随机测量矩阵、亚高斯随机测量矩阵[23]和非常稀疏投影矩阵[24]等。这类测量矩阵的共同特点是矩阵元素独立地服从某种分布。其优点是与绝大多数稀疏变换不相关，精确重构所需的测量数小，但缺点是往往需要较大的存储空间和较高的计算复杂度。

4.1.3.3 确定性测量矩阵

随机类测量矩阵一方面在数值仿真中花费时间很长，另一方面满足一定分布的随机数在硬件设备中很难实现，这些不足极大限制了压缩感知的应用和发展。为了克服随机测量矩阵在压缩感知应用中存在的不足，多项式确定性测量矩阵应运而生[25]。确定性测量矩阵可以克服随机测量矩阵的不确定性，易于硬件实现，但是其重建效果不及常用的随机测量矩阵。

4.1.4 信号的重构算法

信号重构算法是指由 M 维测量向量 $\boldsymbol{y}$ 重构长度为 $N(M \ll N)$ 的稀疏信号 $\boldsymbol{x}$ 的过程。即使信号具有稀疏性，测量矩阵也具有 RIP 特性，式(4-1)所表述的问题依然是一个 NP-Hard 的组合优化问题，实际上无法直接求得最优解。因此，研究人员不得不寻求次最优解。现有的重构算法都是次优解算法，主要有三类：①直接寻求 ℓ_0 范数下的次优解，主要是一些匹配追踪(Matching Pursuit，MP)类算法[26,27]；②把最小化 ℓ_0 范数转化为最小化 ℓ_1 范数问题的凸优化算法，如基追踪(Basis Pursuit，BP)算法[28]等；③统计优化算法[29]。

一个较好的重构算法应尽可能需要少的测量数据、有较严格的理论基础、计算复杂度低、能保证收敛性和稳定性、普遍适用于多类问题并能解决大尺度问题。

尽管压缩感知也是一种信号采样和恢复理论，但和传统的奈奎斯特-香农采样定理存在很大的不用，主要包括[30]：

①采样定理针对无限维度的连续时间信号，而压缩感知测量的是有限维空间的向量。

②采样定理在特定的时间点采样信号，而压缩感知通过测量函数和信号进行内积获取测量值。

③采样定理通过线性插值恢复信号，而压缩感知使用高度非线性的最优化方法。

4.2 压缩感知磁共振成像的基本概念

2007 年，Lustig 等对 CS 理论用于磁共振快速数据采集的可行性进行了深入分析，开启了 CS 理论用于磁共振快速成像的探索性研究工作，并称为 CS-MRI[3]。CS-MRI 的成功应用需要解决两个重要的核心问题。

①和稀疏变换不相关的 K 空间采样轨迹的设计。主要研究 K 空间欠采样扫描技术，使得填零重建后的欠采样混叠伪影尽可能不相关而呈现噪声样的表现，为后续的图像重建创造条件。

②图像的最优稀疏表示和快速鲁棒的非线性图像重建方法。主要研究图像的稀疏表示及其图像重建的实现算法，在图像足够稀疏的情况下实现快速鲁棒的图像重建。

4.2.1 非相干 K 空间欠采样轨迹的设计

为了将 CS 应用于 MRI，所采集的 K 空间数据需要满足非相干性条件，使得欠采样导致的混叠伪影尽可能不相关而表现得像图像噪声。随机欠采样对于增强非相干性非常重要，但 K 空间的随机欠采样有两个实际限制：①在磁共振扫描仪中很难实现纯随机欠采样，由于硬件和生理等方面的考虑，K 空间轨迹必须相对平滑。在所有维度上随机欠采样通常是不切实际的。②K 空间数据的大部分能量位于 K 空间中心部分，欠采样的均匀加权会降低信噪比。因此，现实的目标是设计一个硬件和生理允许的、尽可能地模拟纯随机欠采样的特性且允许快速收集数据的非相干采样方案。

4.2.1.1 二维欠采样轨迹的设计

二维欠采样轨迹包括笛卡儿和非笛卡儿两大类。变密度笛卡儿相位编码随机欠采样是一个可行的方案并成功实现[3]，它在 K 空间中心采集更多相位编码线而边缘少采集，在相位编码方向上具有随机性并产生不相干的欠采样伪影。这种欠采样方案实现简单，只需对现有的脉冲序列做简单的修改。常用的非笛卡儿采样包括径向和螺旋采样。与笛卡儿采样相比，非笛卡儿采样提供了更有效的 K 空间覆盖，可将样本分布到 K 空间的所有维度，产生更有利于压缩感知重构的非相干性。图 4-4 展示了几种可实现的 2D 欠采样模式。在三维采集时，通过在读出方向上使用平行线，可以在每个 2D 层内实现二维变密度随机欠采样，如图 4-4(d)所示。

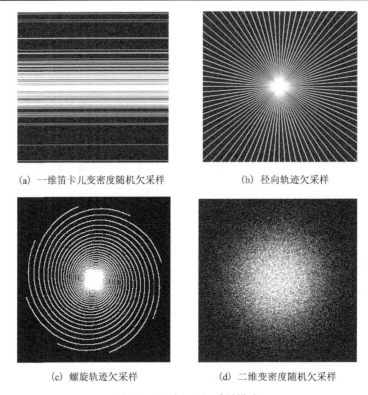

　　(a)　一维笛卡儿变密度随机欠采样　　　　　　　　(b)　径向轨迹欠采样

　　(c)　螺旋轨迹欠采样　　　　　　　　　　(d)　二维变密度随机欠采样

图 4-4　几种 2D 欠采样模式

　　此外，在压缩感知并行成像(CS-PI)情况下，希望采用随机采样模式来满足压缩感知的要求，同时保持采样间隔以利用多线圈的空间编码，Lustig 等提出的泊松盘(Poisson-Disc)[31]采样模式可以同时满足这些特性。

4.2.1.2　高维欠采样轨迹的设计

　　压缩感知应用于高维度的 MR 成像具有更大的优势：①具有更高维度的 MR 成像，由于有更多维的自由度，采样模式设计的空间更大，可显著增加随机性或非相干性；②高维度成像具有更多的信息冗余，提供了更好的稀疏性。图 4-5 显示了不同维度和不同 K 空间轨迹的自由度数。

　　在二维笛卡儿静态成像中，只有一个自由度，即 K 空间线在相位编码方向上的间距，因此 CS 加速的潜力有限。利用二维径向成像，可以自由选择不同 K 空间线之间的夹角，每条线都穿过 K 空间的中心。2D+时间(如心脏电影成像)有沿相位编码方向和时间方向两个自由度，每个心脏时相的相位编码步可以有不同选择。静态三维成像有两个相位编码方向，因此也有两个自由度，比静态 2D 具有更好的随机性。动态 3D 具有额外的沿时间方向的自由度。

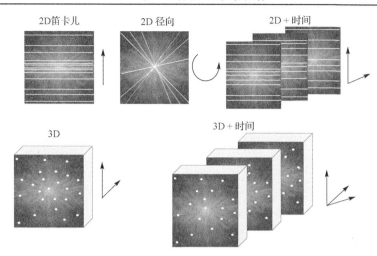

图 4-5　通过维数、K 空间轨迹和自由度来改善扫描的非相干性(随机性)

稀疏度的增加将有助于使用更高的加速因子。如果 MR 数据集的(变换)稀疏性很低，那么就不可能有显著的加速。为了增加扫描的可能加速因子，MR 扫描的高维数是有帮助的。静态 2D 扫描通常不会有很高的稀疏性，因此用 CS 实现标准静态二维成像的加速因子不会很高。但压缩感知心脏电影成像(2D+时间)有很大的不同，由于高时间分辨率和心脏周围的静态解剖结构在随后序列时间帧只有很小的变化，在时间维度上稀疏性相当高，所以可以在 CS 心脏电影中实现高加速因子。其他具有高维性和高稀疏性从而具有更高加速因子潜力的例子包括 3D 扫描、动态 3D 扫描(3D+时间)，以及具有多个 b 值或多个扩散方向的扩散成像及波谱成像等。

高维成像通常都很耗时，对加速技术有更迫切的需求。而 CS-MRI 更适合加速高维 MR 成像，产生更好的 CS 性能，从这个角度是很理想的。但另一方面 CS-MRI 涉及复杂的非线性图像重建，高计算复杂度使得 CS-MRI 用于高维成像受到一定的限制。因此，快速和鲁棒的图像重建算法至关重要。

通常用于 CS 的启发式(伪)随机采样方案可能具有较好的理论渐近性并具有一定的理论性能保证。然而，由于数据有限，它们可能远远不是最优的，特别是高欠采样情况下。为了克服这一限制，人们对自适应采样模式设计进行了一些研究[32]，初步研究结果表明其能较显著地提高图像重建效果，但需要较大的计算量。最近，有一些研究尝试采用深度学习的方法从大量数据中学习得到最优欠采样模式[33,34]，但尚处在初步研究阶段。

4.2.2　磁共振图像的稀疏表示和非线性图像重建

经典的 CS-MRI 重建模型的非约束形式可表示为

$$\hat{x} = \arg\min_{x} \frac{1}{2} \left\| F_u x - y \right\|_2^2 + \lambda R(x) \tag{4-6}$$

其中，$x \in \mathbf{C}^N$ 为待重建复数图像的向量表示，$y \in \mathbf{C}^M$ 为 K 空间测量值的向量表示，$F_u \in \mathbf{C}^{M \times N}$ 为欠采样傅里叶编码矩阵，λ 为正则化参数。第一项为 K 空间数据保真项，第二项 $R(x)$ 为稀疏项或正则化项。从式中可以看出求解方法主要取决于稀疏项的表示形式。

4.2.2.1　磁共振图像的稀疏表示

MR 图像的最优稀疏表示是最核心的问题，因为图像表示越稀疏，图像重建时所需求解的未知量越少，则需要采集的 K 空间数据就越少。然而，选择合适的稀疏表示来利用特定类别 MR 图像的稀疏性是一项具有挑战性的任务，也是一个正在进行的研究领域。MR 图像本身很少是稀疏的。然而，CS 成功应用于 MRI 的一个重要观察结果是稀疏性与信号冗余密切相关。这是因为使用一些变换可以将冗余信号转换为稀疏信号。一般地磁共振成像中存在三类主要的信息冗余：空间域冗余、时间域冗余和多线圈数据冗余。

对于空间域冗余，在 CS-MRI 研究的初期，主要采用固定基(字典)进行稀疏变换实现图像的稀疏表示，如小波变换[3]和全变差(Total Variation，TV)[35]等。这种预定义固定基稀疏表示的优点是计算量小，但所有的图像采用相同的变换，不考虑图像本身的因素，对于特定的图像显然不是最优稀疏表示，应用于具有纹理细节的MR 图像重建效果欠佳，存在较大的图像伪影。固定变换通常不能提供图像的最有效表示，因此限制了最大可实现的加速，为了缓解通用固定变换的问题，研究人员将基于自适应字典学习(Dictionary Learning，DL)的稀疏表示用于欠采样磁共振成像，通过自适应学习得到最优字典，使得重叠的图像块在这些字典下是稀疏的。卷积稀疏编码也被用来对图像稀疏表示，通过将稀疏特征图和多滤波器的卷积进行叠加近似输入信号。与基于块的字典学习不同，卷积稀疏编码对整幅图像实施操作。稀疏表示的一个较新发展是学习稀疏变换，基本思想是从数据中学习稀疏变换。

另一方面，动态磁共振成像如心脏电影成像、功能 MRI 和 MR 参数映射等在时间维度上存在明显的冗余。例如，如果图像序列是完全周期性的，那么时间傅里叶变换可能是使信号稀疏化的最优变换。然而，在许多动态 MRI 问题中，时间的变化依赖于 MR 物理以及器官的特定运动，因此傅里叶变换等分析变换可能不是最优解，而主成分分析(PCA)或字典学习等数据驱动方法是更好的选择。

磁共振成像通常采用多通道线圈同时采集 K 空间数据，导致了跨通道的信息冗余。经典的并行磁共振成像的主要思想就是利用这种信息冗余，SENSE 在图像域利用冗余，而像 GRAPPA 这样的 K 空间域方法则通过图像域和 K 空间的对偶关系在K 空间中利用冗余。在压缩感知 MRI 中同样可以设法利用这种信息冗余。

4.2.2.2　非线性图像重建方法

由于磁共振系统采集的 MR 数据量大且重建时间受到实际使用的限制，对于 MR 图像重建中的优化问题，现有的优化方法很少是最佳选择，所以需要针对 MR 图像设计专门的图像重建算法，以更好地利用磁共振成像系统模型和正则化项的信息。另外，图像的稀疏表示方式不同，图像重建的方法肯定也不同。

1) 基于固定基稀疏模型的图像重建方法

Lustig 等首先将小波变换应用于 CS-MRI[3]，建立了如下图像重建模型

$$\hat{x} = \arg\min_x \frac{1}{2}\|F_u x - y\|_2^2 + \lambda\|\Psi x\|_1 \tag{4-7}$$

其中，x 为待重建图像，F_u 为欠采样傅里叶算子，y 为欠采样 K 空间数据，Ψ 为小波变换；λ 为正则化参数。采用非线性共轭梯度下降算法和回溯线搜索对式(4-7)进行求解得到重建图像。

实际上，在 2006 年 CS 理论正式提出之前，全变差(相当于图像梯度的 ℓ_1 范数)正则化在图像恢复等反问题中已得到广泛的使用。2007 年，Block[35]等将全变差约束用于多线圈放射状欠采样的磁共振图像迭代重建。

为了进一步提高图像重建质量，Lustig 等加入全变差正则化项进行联合稀疏表示，重建模型如下

$$\hat{x} = \arg\min_x \frac{1}{2}\|F_u x - y\|_2^2 + \alpha\mathrm{TV}(x) + \beta\|\Psi x\|_1 \tag{4-8}$$

一般地，压缩感知稀疏模型可分为合成模型和分析模型两大类。

在合成模型中，假设 $N \times M$ 矩阵 B 使得 $x = Bz$，其中系数向量 z 是 K 稀疏的。基于合成模型的一个典型的图像重建公式如下

$$\hat{z} = \arg\min_z \frac{1}{2}\|F_u Bz - y\|_2^2 + \lambda\|z\|_1, \quad \hat{x} = B\hat{z} \tag{4-9}$$

有很多算法可以求解式(4-9)，经典的方法是迭代软阈值算法(Iterative Soft Thresholding Algorithm，ISTA)[36]。虽然 ISTA 很简单，但算法收敛慢。一种改进的快速迭代软阈值算法(Fast Iterative Soft Thresholding Algorithm，FISTA)，具有更快的收敛速度[37]。

在分析模型中，对于某个 $M \times N$ 变换矩阵 T，Tx 是 K 稀疏的。对于分析形式的稀疏模型，一个典型的图像重建优化问题涉及一个由光滑项和非光滑项之和组成的复合目标函数

$$\hat{x} = \arg\min_x \frac{1}{2}\|F_u x - y\|_2^2 + \lambda\|Tx\|_1 \tag{4-10}$$

其中，T 表示稀疏变换，当 T 为有限差分时，正则化项称为全变差。如果 T 可逆，

如正交小波变换，式(4-10)可重写为

$$\hat{z} = \arg\min_{z} \frac{1}{2}\left\| F_u T^{-1} z - y \right\|_2^2 + \lambda \|z\|_1, \quad \hat{x} = T^{-1}\hat{z} \tag{4-11}$$

这正好是(4-9)当 $B = T^{-1}$ 的一个特例，可采用同样的方法进行求解。一般情况下式(4-10)的 T 不可逆，由于包含矩阵 T 的 ℓ_1 范数不可微，优化问题比式(4-9)困难得多。一种有效的方法是采用变量分离法(Variable Splitting Method)，将式(4-10)替换为一个包含辅助变量(如 $z = Tx$)的等式约束最小化问题

$$\hat{x} = \arg\min_{x} \frac{1}{2}\left\| F_u x - y \right\|_2^2 + \lambda \|z\|_1, \quad \text{s.t. } z = Tx \tag{4-12}$$

这种方法是分离布雷格曼(Split Bregman)算法[38]、各种增广拉格朗日(Augmented Lagrangian，AL)方法[39,40]和交替方向乘子法(Alternating Direction Method of Multiplier，ADMM)[41]的基础。另外一种可行的方法是原始-对偶法(Primal-Dual Method)[42,43]，其通常在更新原始变量 x 和对偶变量 z 之间交替。

2) 基于自适应字典学习稀疏模型的图像重建方法

字典是张成给定信号空间的有限向量集合，字典的成员称为原子。如果原子的数目大于原子的长度，则称为冗余字典或过完备字典。在这种情况下，这些原子之间存在一定的相关性。字典学习的目的是构建一个合适的字典，它可以为一类信号提供有效的稀疏表示。

2011 年，Ravishankar 等将基于重叠图像块的自适应字典学习应用于高度欠采样下的磁共振图像重建(Dictionary Learning MRI，DLMRI)[44]，通过有限的测量值同时估计图像及其基于块的字典，不需要额外的训练数据，而是从图像本身学习得到高度自适应的字典，取得更稀疏的图像表示。同时重叠图像块的求平均作用有效去除了噪声和欠采样导致的混叠伪影。

给定一图像 $x \in \mathbf{C}^N$，$x_{ij} \in \mathbf{C}^n$ 是从 x 提取的大小为 $\sqrt{n} \times \sqrt{n}$ 的 2D 图像块。$D \in \mathbf{C}^{n \times k}$ 表示基于图像块的字典，有 k 个原子，每个原子为一 n 维向量(表示 $\sqrt{n} \times \sqrt{n}$ 的 2D 图像块)。假如 $x_{ij} \in \mathbf{C}^n$ 能够由字典原子的线性组合 $D\alpha_{ij}$ 表示，且 $\alpha_{ij} \in \mathbf{C}^K$ 是稀疏的，则称 α_{ij} 是 x_{ij} 关于字典 D 的稀疏表示。字典学习的目标是求解以下优化问题

$$\min_{D, \Gamma} \sum_{ij} \left\| R_{ij} x - D\alpha_{ij} \right\|_2^2, \quad \text{s.t. } \|\alpha_{ij}\|_0 \le T_0, \ \forall i, j \tag{4-13}$$

其中，$R_{ij} \in \mathbf{R}^{n \times N}$ 为从 x 中提取图像块 x_{ij} 的算子，Γ 为所有图像块稀疏表示系数的集合 $\{\alpha_{ij}\}$。基于自适应字典学习稀疏模型的图像重建公式如下

$$\min_{x, D, \Gamma} \sum_{ij} \left\| R_{ij} x - D\alpha_{ij} \right\|_2^2 + \lambda \left\| F_u x - y \right\|_2^2, \ \text{s.t. } \|\alpha_{ij}\|_0 \le T_0, \ \forall i, j \tag{4-14}$$

或非约束形式

$$\min_{x,D,\Gamma} \sum_{ij} \left\| R_{ij}x - D\alpha_{ij} \right\|_2^2 + \lambda \left\| F_u x - y \right\|_2^2 + \mu \sum_{ij} \left\| \alpha_{ij} \right\|_0 \tag{4-15}$$

为了同时实现自适应字典学习和图像重建,在文献[44]中 Ravishankar 通过交替更新字典与稀疏系数(字典学习步骤)和图像 x (图像更新步骤)求解优化问题。

①字典学习步骤:固定图像 x ,联合进行字典学习和稀疏表示

$$\min_{D,\Gamma} \sum_{ij} \left\| R_{ij}x - D\alpha_{ij} \right\|_2^2, \ \text{s.t.} \ \left\| d_k \right\|_2 = 1 \ \forall k, \ \left\| \alpha_{ij} \right\|_0 \leqslant T_0, \ \forall i,j \tag{4-16}$$

这是一个高度非线性和非凸的优化问题,针对这一问题存在多种字典学习算法。DLMRI 采用 K-SVD 字典学习算法进行求解[16]。K-SVD 算法由两个阶段组成,在 D 和 Γ 之间进行交替优化。第一个阶段是稀疏近似,固定 D ,采用任意稀疏编码方法分别求解 Γ 的成员;第二个阶段是字典更新,采用奇异值分解(SVD)方法,使近似误差最小。在 K-SVD 算法中,需要对 D 进行初始化。过完备离散余弦变换(DCT)字典被广泛用做初值,其他正交变换的组合也可用于初始化。

②图像更新步骤:固定字典 D 和稀疏表示系数 Γ ,更新重建图像 x

$$\min_x \sum_{ij} \left\| R_{ij}x - D\alpha_{ij} \right\|_2^2 + \lambda \left\| F_u x - y \right\|_2^2 \tag{4-17}$$

这是一个最小二乘问题,有如下解析解

$$\left(\sum_{ij} R_{ij}^{\mathrm{T}} R_{ij} + \lambda F_u^{\mathrm{H}} F_u \right) x = \sum_{ij} R_{ij}^{\mathrm{T}} D\alpha_{ij} + \lambda F_u^{\mathrm{H}} y \tag{4-18}$$

其中,上标 T 和 H 分别表示矩阵转置和复共轭转置。对于磁共振图像重建这类大尺度问题,直接矩阵求逆并不现实,基于式(4-18)中一些量的结构特征,求解方案可以得到简化。$\sum\limits_{ij} R_{ij}^{\mathrm{T}} R_{ij}$ 为一对角矩阵,其中对角线项对应于图像像素位置,其值等于在这些像素位置上贡献的重叠图像块的数量。如果设置图像块在边界上进行卷绕(Wrap Around)扩展,则对角线上的元素相等,$\sum\limits_{ij} R_{ij}^{\mathrm{T}} R_{ij} = \beta I_N$($I_N$ 为单位矩阵,β 为重叠图像块的数量)。$\dfrac{1}{\beta}\sum\limits_{ij} R_{ij}^{\mathrm{T}} D\alpha_{ij}$ 对重叠图像块求平均,每个像素位置的强度值通过对覆盖它的各个图像块的贡献进行平均得到。通过从图像空间到傅里叶空间的变换来进行下一步的简化,设 F 为归一化的傅里叶变换,则 $F^{\mathrm{H}}F = I_N$。式(4-18)可等价表示如下

$$\left(\sum_{ij} R_{ij}^{\mathrm{T}} R_{ij} + \lambda F F_u^{\mathrm{H}} F_u F^{\mathrm{H}} \right) F x = F \sum_{ij} R_{ij}^{\mathrm{T}} D\alpha_{ij} + \lambda F F_u^{\mathrm{H}} y \tag{4-19}$$

其中，矩阵 $FF_u^H F_u F^H$ 是一个由 0 和 1 组成的对角矩阵（对角线上的 1 表明该位置已采集 K 空间数据，而 0 表示该位置未采集）；$\sum_{ij} R_{ij}^T R_{ij} = \beta I_N$；$FF_u^H y$ 表示零填充 K 空间测量值。则式(4-19)左边括号内为一对角矩阵，可以方便地求逆，式(4-19)可表示如下

$$Fx(k_x, k_y) = \begin{cases} \dfrac{F \sum\limits_{ij} R_{ij}^T D\boldsymbol{\alpha}_{ij}}{\beta}, & (k_x, k_y) \notin \Omega \\[4mm] \dfrac{F \sum\limits_{ij} R_{ij}^T D\boldsymbol{\alpha}_{ij} + \lambda FF_u^H y}{\beta + \lambda}, & (k_x, k_y) \in \Omega \end{cases} \tag{4-20}$$

设：$F \dfrac{1}{\beta} \sum\limits_{ij} R_{ij}^T D\boldsymbol{\alpha}_{ij} = S(k_x, k_y)$ 表示对中间重建图像进行傅里叶变换得到的 K 空间数据，$FF_u^H y = S_0(k_x, k_y)$ 为实际采集的 K 空间数据，$\nu = \lambda / \beta$，代入式(4-20)得

$$Fx(k_x, k_y) = \begin{cases} S(k_x, k_y), & (k_x, k_y) \notin \Omega \\[3mm] \dfrac{S(k_x, k_y) + \nu S_0(k_x, k_y)}{1 + \nu}, & (k_x, k_y) \in \Omega \end{cases} \tag{4-21}$$

式(4-21)表明在原始未采集的 K 空间位置，K 空间值由中间重建图像的傅里叶变换值代替，在原始已采集的 K 空间位置，K 空间值为中间重建图像的傅里叶变换值和原始采集数据的加权平均。对 $Fx(k_x, k_y)$ 进行傅里叶逆变换便可实现图像更新。

实验结果表明 DLMRI 取得优于预定义固定基的重建效果，图 4-6 展示了 4 倍变密度笛卡儿欠采样下 DLMRI 和小波+TV 的重建结果对比。

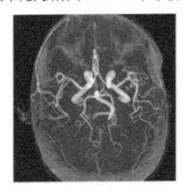

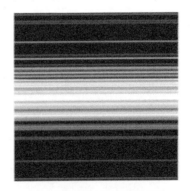

(a) 参考图像   (b) 4 倍欠采样 K 空间采样模板

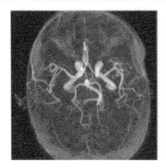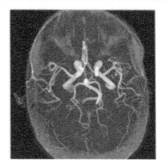

(c) 小波+TV重建　　　　　　　　　　(d) DLMRI重建

图 4-6　自适应字典学习稀疏表示和固定基稀疏变换重建结果比较[44]

　　然而，DLMRI 使用代价昂贵的近似贪婪算法进行稀疏编码，需要进行很多次迭代，计算量大。另外由于优化问题的高度非线性和非凸，该算法缺乏收敛性保证且对初值敏感，容易陷入局部最优解。

　　为了部分缓解以上问题，本书作者提出了基于双层布雷格曼字典更新（Two-level Bregman Method with Dictionary Updating, TBMDU）的高度欠采样下的磁共振图像重建方法[45,46]，部分解决了字典学习速度较慢和收敛性难题，证明了方法具有局部收敛性。该方法主要的思想是：运用双层布雷格曼迭代方法用以求解，其中外层与数据保真度这一项有关,改进的稀疏编码和字典更新应用在内层布雷格曼。该方法不仅可以使整个算法在迭代较少次数后就能达到收敛，而且还能克服对初值敏感和计算量大这两个传统字典学习方法遇到的难题。和 DLMRI 相比，TBMDU 具有对字典初值不敏感、图像细节表现更好等优点，峰值信噪比（Peak Signal-to-Noise Ratio, PSNR）和高频误差范数（High-Frequency Error Norm，HFEN）两项指标均较 DLMRI 有所改进。

　　TBMDU 方法从图像 x 中获取 L 个图像块，组成一个集合为 $Rx = [R_1x, R_2x, \cdots, R_Lx]$。假定每个图像块的尺寸为 $\sqrt{n} \times \sqrt{n}$ 且能够被学习字典 D 稀疏表示，即为 $R_lx \approx D\alpha_l$。考虑到所有的图像块，稀疏模型可以表示为

$$J(x) = \min_{D,\varGamma} \sum_l (\|\alpha_l\|_1 + \frac{\lambda}{2}\|D\alpha_l - R_lx\|_2^2), \quad l = 1, 2, \cdots, L \tag{4-22}$$

将式(4-22)作于正则化项代入到布雷格曼迭代框架中可得到下列的目标函数

$$\begin{cases} x^{k+1} = \arg\min_x \left\{ \dfrac{\mu}{2}\|F_ux - y^k\|_2^2 + \min_{D,\varGamma}\sum_l(\|\alpha_l\|_1 + \dfrac{\lambda}{2}\|D\alpha_l - R_lx\|_2^2) \right\} \\ y^{k+1} = y^k + y - F_ux^{k+1} \end{cases} \tag{4-23}$$

其中，$D = [d_1, d_2, \cdots, d_Q]$，$\varGamma = [\alpha_1, \alpha_2, \cdots, \alpha_L]$；字典的列数 $Q = k \times n$，k 为字典的冗余度；λ 决定图像块的稀疏度，可以由经验确定。

在得到目标函数(4-23)之后，接下来使用双层布雷格曼算法来进行求解。在内层迭代中求解字典 $\boldsymbol{D}$ 和系数矩阵 $\boldsymbol{\Gamma}$，在外层迭代中更新图像 $\boldsymbol{x}$。

(1)内层布雷格曼迭代

子问题(4-22)的求解是求解模型(4-23)中很关键的一步，换句话说，有效地更新字典 $\boldsymbol{D}$ 和系数矩阵 $\boldsymbol{\Gamma}$ 是至关重要的。

为了简化和更好地解释问题，利用 $\boldsymbol{b}_l$ 来代替图像块 $\boldsymbol{R}_l\boldsymbol{x}$。因此，把子问题(4-22)变成了 L 个问题，利用辅助变量 $\boldsymbol{z}_l$ 使得非约束问题变成如下约束问题

$$\min_{\boldsymbol{D},\boldsymbol{\alpha}_l}\|\boldsymbol{\alpha}_l\|_1 + \frac{\lambda}{2}\|\boldsymbol{z}_l\|_2^2, \text{s.t. } \boldsymbol{z}_l = \boldsymbol{D}\boldsymbol{\alpha}_l - \boldsymbol{R}_l\boldsymbol{x}, \quad l=1,2,\cdots,L \tag{4-24}$$

然后利用分裂布雷格曼/增广拉格朗日方法求解上式，即为

$$\left(\boldsymbol{\alpha}_l^{i+1}, \boldsymbol{z}_l^{i+1}, \boldsymbol{D}^{i+1}\right) = \underset{\boldsymbol{\alpha}_l, \boldsymbol{z}_l, \boldsymbol{D}}{\arg\min} \beta\big/2\left\|\boldsymbol{D}\boldsymbol{\alpha}_l + \boldsymbol{z}_l - \boldsymbol{b}_l - \boldsymbol{f}_l^i\big/\beta\right\|_2^2 + \|\boldsymbol{\alpha}_l\|_1 + \lambda\big/2\|\boldsymbol{z}_l\|_2^2 \tag{4-25}$$

$$\boldsymbol{f}_l^{i+1} = \boldsymbol{f}_l^i + \beta(\boldsymbol{b}_l - \boldsymbol{D}^{i+1}\boldsymbol{\alpha}_l^{i+1} - \boldsymbol{z}_l^{i+1}) \tag{4-26}$$

轮换地最小化相应的增广拉格朗日函数，每次对一个虚拟变量进行更新，从而解耦最小化过程和简化优化。在传统的字典学习方法中，字典只有在得到最优系数后才更新，字典学习过程只有在条件满足的时候迭代才停止。与此相反的是，字典是在式(4-25)和式(4-26)内部迭代之后才更新。

在字典更新时，通过对式(4-25)关于字典 $\boldsymbol{D}$ 求导并将其设为 0，得到如下更新准则

$$\boldsymbol{D}^{i+1} = \boldsymbol{D}^i + \xi\sum_{i=1}^{L}\boldsymbol{f}_l^{i+1}\left(\boldsymbol{\alpha}_l^{i+1}\right) = \boldsymbol{D}^i + \xi\boldsymbol{F}^{i+1}\left(\boldsymbol{\Gamma}^{i+1}\right)^{\mathrm{T}} \tag{4-27}$$

在进行梯度更新后，对字典的每一列 $(\boldsymbol{d}_q, q=1,2,\cdots,Q)$ 进行约束使得满足每列元素的范数为 1。

在稀疏编码 $\boldsymbol{\alpha}_l$ 更新时，经过一定的数学转换推导，可以得到以下形式

$$\boldsymbol{\alpha}_l^{i,m+1} = \underset{\boldsymbol{\alpha}_l}{\arg\min}\left\|\boldsymbol{D}^i\boldsymbol{\alpha}_l - \boldsymbol{b}_l - \boldsymbol{f}_l^i\big/\beta\right\|_2^2 + 2\frac{\lambda+\beta}{\lambda\beta}\|\boldsymbol{\alpha}_l\|_1 \tag{4-28}$$

根据迭代阈值算法 ISTA，可以得到最终 $\boldsymbol{\alpha}_l$ 更新公式

$$\boldsymbol{\alpha}_l^{i,m+1} = \text{Shrink}\left(\boldsymbol{\alpha}_l^{i,m} + (\lambda+\beta)(\boldsymbol{D}^i)^{\mathrm{T}}\boldsymbol{f}_l^{m+1}\big/\gamma\lambda\beta, (\lambda+\beta)\big/\gamma\lambda\beta\right) \tag{4-29}$$

其中，$\gamma > \text{eig}((\boldsymbol{D}^i)^{\mathrm{T}}\boldsymbol{D}^i)$；$x = \text{Shrink}(g,\mu) = \dfrac{g\cdot\max(|g|-\mu,0)}{\max(|g|-\mu,0)+\mu}$ 是 $x = \underset{x}{\arg\min}\|x\|_1 + \dfrac{1}{2\mu}\|x-g\|_2^2$ 的显式解。

(2) 外层布雷格曼迭代

外层布雷格曼迭代用来更新图像，也就是求解 x，即求解下式

$$x^{k+1} = \arg\min_{x} \sum_{l} \left(\|\alpha_l\|_1 + \frac{\lambda}{2} \|D\alpha_l - R_l x\|_2^2 + \frac{\mu}{2} \|F_u x - y^k\|_2^2 \right)$$

$$= \arg\min_{x} \sum_{l} \left(\|\alpha_l\|_1 + \frac{\lambda}{2} \|z_l\|_2^2 + \frac{\mu}{2} \|F_u x - y^k\|_2^2 \right), \quad \text{s.t. } R_l x = D\alpha_l + z_l \tag{4-30}$$

把之前更新的 D、Γ 和 z 代入式(4-30)，得到新的 x 求解公式

$$x^{k+1} = \arg\min_{x} \sum_{l} \frac{\mu}{2} \|F_u x - y^k\|_2^2 + \frac{\beta}{2} \left\| D^{k+1}\alpha_l^{k+1} - R_l x + z_l^{k+1} - \frac{f_l^{k+1}}{\beta} \right\|_2^2 \tag{4-31}$$

使用最小二乘法得到

$$\left(\mu F_u^H F_u + \beta \sum_{l} R_l^T R_l \right) x^{k+1} = \mu F_u^H y^k + \beta \sum_{l} R_l^T \left(D^{k+1}\alpha_l^{k+1} + z_l^{k+1} - f_l^{k+1}/\beta \right) \tag{4-32}$$

利用 $F^H F = I_N$，采用和 DLMRI 类似的方法，得到式(4-32)的解为

$$F x (k_x, k_y) \begin{cases} S_2(k_x, k_y), & (k_x, k_y) \notin \Omega \\ \dfrac{\mu S_1(k_x, k_y) + \beta S_2(k_x, k_y)}{\mu + \beta}, & (k_x, k_y) \in \Omega \end{cases} \tag{4-33}$$

其中，$S_1(k_x, k_y) = F F_u^H y^k$，$S_2(k_x, k_y) = \dfrac{F \sum_l R_l^T \left(D^{k+1}\alpha_l^{k+1} + z_l^{k+1} - f_l^{k+1}/\beta \right)}{\beta}$。对 $Fx(k_x, k_y)$

进行傅里叶逆变换便可实现图像更新。

　　该方法得到的重建图像序列逐渐逼近原图像，表现形式是重建图像序列含有越来越多的纹理细节。因此在图像重建上有着很好的效果，不仅提高了成像的速度而且提高了成像的质量。图 4-7 显示了在 3 种不同的字典初始化(DCT 字典、随机字典和基于 SVD 的字典)情况下 TBMDU 和 DLMRI 的重建结果对比，DLMRI 和 TBMDU 都被用于重建横切面 Willis 环的非增强磁共振血管造影图像，使用 4 倍笛卡儿伪随机欠采样。图 4-7(a)~(c)分别为 DCT 字典、随机字典、基于 SVD 字典初始化的 DLMRI 重建结果；图 4-7(d)~(f)分别为 DCT 字典、随机字典、基于 SVD 字典初始化 TBMDU 重建结果。

　　图 4-8 进一步展示 DLMRI 和 TBMDU 在复数 MR 数据下对不同程度复数高斯白噪声的敏感性，在 5 倍欠采样的 K 空间中加入 $\sigma = 30$ 的复数高斯噪声。此时 DLMRI 和 TBMDU 方法的 PSNR 分别为 17.93dB 和 22.94dB。

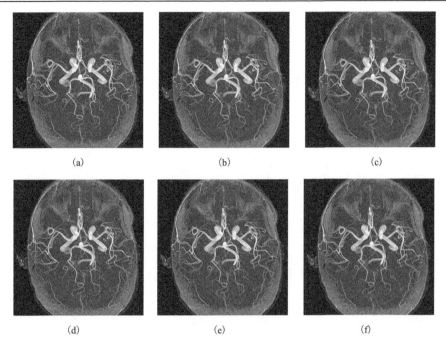

(a)　　　　　　　　　　(b)　　　　　　　　　　(c)

(d)　　　　　　　　　　(e)　　　　　　　　　　(f)

图 4-7　DLMRI 和 TBMDU 不同初始化方法下 4 倍笛卡儿欠采样的 Willis 环重建结果比较

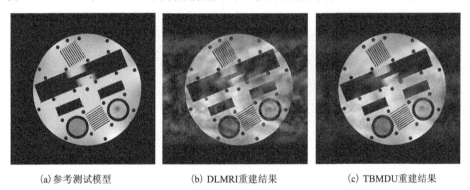

(a) 参考测试模型　　　　　(b) DLMRI 重建结果　　　　　(c) TBMDU 重建结果

图 4-8　加噪情况下重建测试模型 MR 图像的比较

除了以上工作，其他将字典学习引入到 MRI 重建的工作也值得关注。文献[47]尝试使用几何信息分类来构造多个方向类的字典，文献[48]尝试使用非参数随机过程估计字典。这些不同的字典构建方式从不同的侧面有效地改进了字典学习效率或鲁棒性。

3) 基于稀疏变换学习的图像重建方法

2013 年，Ravishankar[49]等提出稀疏变换学习 (Transform Learning，TL) 的概念，从数据中学习稀疏变换。随后将其用于高度欠采样下的磁共振图像重建[50]，称为 TL-MRI。通过这种数据自适应稀疏变换取得比分析稀疏变换更好的重建效果。与合成自适应字典学习模型相比，稀疏变换学习模型具有计算量小、收敛性保证、易于融合多种模型性质与不变性、重建效率高等优点。

TL-MRI 都可以统一表示成如下形式

$$\hat{x} = \arg\min_{x} \left\| F_u x - y \right\|_2^2 + \lambda R_{\mathrm{TL}}(x) \tag{4-34}$$

其中，数据保真项 $\left\| F_u x - y \right\|_2^2$ 是基于高斯测量噪声的假设；$R_{\mathrm{TL}}(x)$ 是一种基于稀疏变换学习的正则化项。$R_{\mathrm{TL}}(x)$ 的实际形式取决于待重建图像属性和稀疏变换学习模型，这是各种 TL-MRI 重建方法的主要区别。

目前已发表的 TL-MRI 主要有以下几种。

（1）STL-MRI

这是由 Ravishankar 等于 2015 年提出的最早的 TL-MRI 模型[50]，将方形变换学习（Square Transform Learning，STL）应用于 MR 图像重建，称为 STL-MRI。正则化项 $R_{\mathrm{STL}}(x)$ 定义为

$$R_{\mathrm{STL}}(x) \stackrel{\mathrm{def}}{=} \arg\min_{W,\{b_i\}} \sum_{i=1}^{N} \left\{ \left\| WP_i x - b_i \right\|_2^2 + \tau^2 \left\| b_i \right\|_0 \right\} + \frac{\lambda}{2} \left\| W \right\|_F^2 - \lambda \log(\det W) \tag{4-35}$$

其中，算子 $P_i \in \mathbf{R}^{n \times p}$ 从 x 提取大小为 $\sqrt{n} \times \sqrt{n}$ 的 2D 图像块并以矢量形式表示，方形变换 $W \in \mathbf{C}^{n \times n}$ 稀疏化 $P_i x$，b_i 为变换稀疏表示。最后两项是变换的正则化项，用于在学习过程中强调变换的有用属性。其中，$\log(\det W)$ 可以防止平凡解（例如，W 为 0 或重复行），而 $\left\| W \right\|_F^2$ 防止尺度模糊。

（2）UT-MRI

可以更简单地将变换约束为酉变换（Unitary Transform，UT），称为 UT-MRI。正则化项 $R_{\mathrm{UT}}(x)$ 定义为

$$R_{\mathrm{UT}}(x) \stackrel{\mathrm{def}}{=} \arg\min_{W,\{b_i\}} \sum_{i=1}^{N} \left\{ \left\| WP_i x - b_i \right\|_2^2 + \tau^2 \left\| b_i \right\|_0 \right\}, \quad \text{s.t.} \quad W^{\mathrm{T}} W = I_n \tag{4-36}$$

STL-MRI 和 UT-MRI 均学习单个稀疏变换 W 对所有图像块进行稀疏表示，主要利用图像的局部稀疏性。

（3）UNITE-MRI

在处理包含更多不同特征和边缘信息的 MR 图像时，相对于单个变换，学习多个变换对相似块组分别进行稀疏变换可能更有效。为此，文献[51]提出了一种改进的 TL-MRI 方案，称为 UNITE-MRI（Union of Transform Learning MRI），相应的正则化项 $R_{\mathrm{UNITE}}(x)$ 定义如下

$$R_{\text{UNITE}}(\boldsymbol{x}) \stackrel{\text{def}}{=} \underset{\{\boldsymbol{W}_k, C_k\}, \{\boldsymbol{b}_i\}}{\arg\min} \sum_{k=1}^{N} \sum_{i=C_k} \left\{ \left\| \boldsymbol{W}_k \boldsymbol{P}_i \boldsymbol{x} - \boldsymbol{b}_i \right\|_2^2 + \tau^2 \left\| \boldsymbol{b}_i \right\|_0 \right\} \tag{4-37}$$

$$\text{s.t.} \ \ \boldsymbol{W}_k^{\text{T}} \boldsymbol{W}_k = \boldsymbol{I}_n, \{C_k\} \in G, \ \forall k$$

其中，C_k 表示将图像块聚类成 k 个不相交的集合，每个 C_k 包含第 k 个聚类中对应于 $\{\boldsymbol{W}_k \boldsymbol{P}_i \boldsymbol{x}\}_{i \in C_k}$ 的索引 i。当 $k=1$ 时，式(4-37)和式(4-36)相同。

UNITE-MRI 的目标是联合学习多个变换，根据每个 $\boldsymbol{W}_k$ 的建模误差对块进行聚类，并进行稀疏变换和 MR 图像重建。在相同聚类中的图像块通常包含类似类型的可稀疏化结构。

(4) FRIST-MRI

MR 图像通常包含有方向性的特征(如边缘)，以及类似于旋转和翻转的特征。Ravishankar 等进一步提出的 FRIST-MRI 方案[52]，利用 MR 图像的这种特性学习翻转和旋转不变稀疏变换(Flipping and Rotation Invariant Sparsifying Transform，FRIST)。FRIST-MRI 学习得到父变换(Parent Transform) $\boldsymbol{W}$，以便它的每一个旋转和翻转子变换 $\boldsymbol{W}_k = \boldsymbol{W} \boldsymbol{\Phi}_k \in \mathbf{C}^{n \times n}$ 能够对具有相应特征的图像块进行稀疏化。$\boldsymbol{\Phi}_k$ 是方向翻转和旋转算子，应用于 $\boldsymbol{W}$ 的每个原子，并通过排列操作近似翻转和旋转。相应的正则化项 $R_{\text{FRIST}}(\boldsymbol{x})$ 定义如下

$$R_{\text{FRIST}}(\boldsymbol{x}) \stackrel{\text{def}}{=} \underset{\boldsymbol{W}, \{C_k\}, \{\boldsymbol{b}_i\}}{\arg\min} \sum_{k=1}^{N} \sum_{i=C_k} \left\{ \left\| \boldsymbol{W} \boldsymbol{\Phi}_k \boldsymbol{P}_i \boldsymbol{x} - \boldsymbol{b}_i \right\|_2^2 + \tau^2 \left\| \boldsymbol{b}_i \right\|_0 \right\} \tag{4-38}$$

$$\text{s.t.} \ \ \boldsymbol{W}_k^{\text{T}} \boldsymbol{W}_k = \boldsymbol{I}_n, \{C_k\} \in G, \ \forall k$$

在这里按照特定的旋转和翻转算子 $\boldsymbol{\Phi}_k$ 对图像块进行聚类，与式(4-37)相比，式(4-38)是一个更结构化的公式，只有父变换 $\boldsymbol{W}$ 是可学习的。然而，一组丰富的旋转和翻转算子可以被纳入生成一个灵活的 FRIST-MRI 模型。同一聚类中的图像块通常具有类似的方向特性，因此更容易通过稀疏表示对其建模。

(5) STROLLR-MRI

上述 TL-MRI 方案只对 MR 图像块的稀疏性进行建模，这是一种严格的局部图像属性。然而，MR 图像也可以具有非局部结构，如区域间的自相似性，这与局部属性互补。最近的研究提出联合应用变换学习和非局部块的低秩近似进行 MR 图像重建，称为 STROLLR-MRI[53]。相应的 STROLLR-MRI 正则化项是两个分量的加权和

$$R_{\text{STROLLR}}(\boldsymbol{x}) \stackrel{\text{def}}{=} \gamma^{\text{LR}} R_{\text{LR}}(\boldsymbol{x}) + \gamma^S R_S(\boldsymbol{x}) \tag{4-39}$$

其中，$R_{\text{LR}}(\boldsymbol{x})$ 利用矩阵秩惩罚对相似块的组施加低秩约束

$$R_{\mathrm{LR}}(\boldsymbol{x}) \stackrel{\mathrm{def}}{=} \underset{\{\boldsymbol{D}_i\}}{\arg\min} \sum_{i=1}^{N} \left\{ \left\| \boldsymbol{V}_i \boldsymbol{x} - \boldsymbol{D}_i \right\|_F^2 + \theta^2 \mathrm{rank}(\boldsymbol{D}_i) \right\} \tag{4-40}$$

其中，$\boldsymbol{V}_i : \boldsymbol{x} \mapsto \boldsymbol{V}_i \boldsymbol{x} \in \mathbf{C}^{n \times M}$ 表示一个块匹配算子，它将最类似于参考块的 $M-1$ 个块分组形成一个矩阵，矩阵的列是参考块及其匹配块（按匹配程度排序）。然后，通过直接惩罚矩阵秩，将每个矩阵 $\boldsymbol{V}_i$ 近似为一个低秩矩阵 $\boldsymbol{D}_i$。除了低秩性，正则项 (4-39) 的另一部分是以下形式的稀疏性惩罚

$$R_S(\boldsymbol{x}) \stackrel{\mathrm{def}}{=} \underset{\{\tilde{\boldsymbol{b}}_i\}, \boldsymbol{W}}{\arg\min} \sum_{i=1}^{N} \left\{ \left\| \boldsymbol{W} \boldsymbol{C}_i \boldsymbol{x} - \tilde{\boldsymbol{b}}_i \right\|_F^2 + \tau^2 \left\| \tilde{\boldsymbol{b}} \right\|_0 \right\}, \ \mathrm{s.t.} \ \boldsymbol{W}^{\mathrm{H}} \boldsymbol{W} = \boldsymbol{I}_{nl} \tag{4-41}$$

算子 $\boldsymbol{C}_i : \boldsymbol{x} \mapsto \boldsymbol{C}_i \boldsymbol{x} \in \mathbf{C}^{nl}$ 提取与 $\boldsymbol{P}_i \boldsymbol{x}$ 对应的 $\boldsymbol{V}_i \boldsymbol{x}$ 的前 l 列和与其最相似的 $l-1$ 个块，并向量化该子矩阵。因此，式 (4-41) 学习二维 MRI 在三维块上的变换，从而获取 MR 图像 $\boldsymbol{x}$ 中的非局部稀疏性。STROLLR-MRI 的目标是通过联合相似块组的低秩和稀疏模型来表示图像。

将可学习正则项 (4-35)～(4-39) 代入式 (4-34)，分别推导出 STL-MRI、UT-MRI、UNITE-MRI、FRIST-MRI 和 STROLLR-MRI 的 MR 图像重建模型，迭代优化相应的问题。这些算法都是基于块坐标下降 (Block Coordinate Descent，BCD) 算法，涉及子问题的高效闭式解。正则项的实际形式多种多样，产生不同的 TL-MRI 算法，但这些算法都包含三个主要步骤：①变换 $\boldsymbol{W}$ 更新；②广义稀疏编码；③最小二乘图像更新。

4) 基于卷积稀疏编码的图像重建方法

尽管稀疏表示理论吸引了很多研究者的关注，但其也存在一些缺点。首先，基于稀疏表示的算法将图像分割成重叠图像块并分别对每个图像块进行处理，导致恢复后的图像忽略相邻图像块间的连续性和相关性，从而造成编码高度冗余。其次，由于学习块线性组合的数学性质，传统基于块的稀疏表示方法可能无法充分地表示高频和高对比度图像特征，导致信号的细节和纹理丢失。为弥补这些不足，Zeiler 等提出卷积稀疏编码 (Convolutional Sparse Coding，CSC) 算法[54]，替代传统基于块的稀疏表示方法。在卷积分解过程中，针对整幅图像进行稀疏分解，充分考虑了图像的局部邻域相关性。该算法从图像的二维空间角度出发，在每次迭代时对图像进行全局搜索，寻找与滤波器最匹配的局部特征，从而逐步形成对图像的全局最优稀疏逼近。

卷积稀疏编码是特征映射的一组卷积和。设 $\{\boldsymbol{x}_i\}_{i=1}^{N}$ 是一个包含大小为 $m \times n$ 的二维图像训练集，$\boldsymbol{D} = \{\boldsymbol{d}_k\}_{k=1}^{K}$ 是含有 K 个滤波器的二维卷积滤波器组，其中 $\boldsymbol{d}_k$ 是大小为 $h \times h$ 的卷积核。$\boldsymbol{z}_k$ 是稀疏特征映射，其大小为 $m \times n$。卷积稀疏编码的目标是将输入图像 $\boldsymbol{x}_i$ 分解成稀疏特征映射 $\boldsymbol{z}_k$ 和滤波器 $\boldsymbol{d}_k$ 的卷积，并通过下列目标函数求解

$$\arg\min_{d,z}\sum_{i=1}^{N}\frac{1}{2}\left\|x_i-\sum_{k=1}^{K}d_k*z_{i,k}\right\|_2^2+\beta\sum_{k=1}^{K}\left\|z_{i,k}\right\|_1,\quad\text{s.t. }\left\|d_k\right\|_2^2\leqslant 1,\forall k\in\{1,\cdots,K\}\quad(4\text{-}42)$$

其中，第一项和第二项分别表示重建误差和 ℓ_1 范数惩罚项；β 是控制稀疏项权重的正则化参数；* 是二维离散卷积算子；$\left\|z_{i,k}\right\|_1$ 表示元素矩阵范数。卷积稀疏编码在许多领域中得到应用，如图像去噪、图像去模糊和超分辨率重建等。本书作者先后在梯度域[55]和多特征域[56]等进行卷积稀疏表示并用于高度欠采样下的磁共振图像重建，下面分别对其进行介绍。

(1) 基于梯度域卷积稀疏编码的磁共振图像重建

考虑到图像梯度域比图像域本身更加稀疏[57]，所以卷积稀疏编码在梯度域中会比在图像域中更具有稀疏性。由此促使我们提出基于梯度域的卷积稀疏编码(GradCSC)磁共振图像重建方法[55]，期望卷积稀疏编码在梯度域上的重建比图像域上更准确和鲁棒。

针对整幅图像稀疏表示的卷积模型，把梯度域图像 ∇x 看成一组稀疏特征映射系数 z_k 与一组滤波器 d_k 卷积求和 $\sum_{k=1}^{K}d_k*z_k$ 的线性稀疏逼近，其公式表示如下

$$\min_{x,d,z}\left\{\sum_{i=1}^{2}\frac{1}{2}\left\|\nabla^{(i)}x-\sum_{k=1}^{K}d_k*z_k\right\|_2^2+\beta\sum_{k=1}^{K}\left\|z_k\right\|_1+\frac{v_1}{2}\left\|F_u x-y\right\|_2^2\right\}$$

$$\text{s.t. }\left\|d_k\right\|_2^2\leqslant 1,\forall k\in\{1,\cdots,K\}$$

(4-43)

其中，$(\nabla_x,\nabla_y)=(\nabla^{(1)},\nabla^{(2)})$ 表示水平和垂直方向的梯度，F_u 为欠采样傅里叶算子，y 为欠采样 K 空间数据，x 为待重建图像。式(4-43)中的第一项和第二项获取基于梯度域卷积稀疏编码的稀疏先验信息，第三项 $\left\|F_u x-y\right\|_2^2$ 为 K 空间数据保真项。权重 v_1 在三项之间起到平衡作用。β 为正则化参数，控制稀疏项相对于数据项的相对权重。约束项 $\left\|d_k\right\|_2^2\leqslant 1,\forall k\in\{1,\cdots,K\}$ 可以通过指示函数 $\text{ind}_C(\cdot)$ 将其包括在目标函数中，该指示函数是定义在约束 $C=\left\{v\mid\left\|Sv\right\|_2^2\leqslant 1\right\}$ 上的凸集。

图 4-9 展示了传统基于图像块稀疏表示的字典与基于梯度域卷积稀疏编码的滤波器之间的视觉效果对比。图 4-9(a)和(b)分别为 DLMRI 和 GradDL 学习得到的字典，图 4-9(c)为 GradCSC 学习得到的滤波器。可以看出，GradCSC 滤波器具有更小的冗余度、更清晰的特征和更大的特征方向范围。

在式(4-43)的正则化项中，由于全局有限差分算子 $\nabla^{(i)}$ 的耦合，所以采用 AL 技术和 ADMM 方法进行求解。通过增加辅助变量，并利用轮换技术交替迭代更新图像、滤波器和稀疏表示，重建水平梯度和垂直梯度图像，并从这两个梯度图像恢复原始图像。

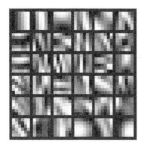 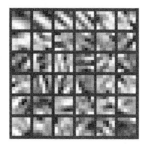 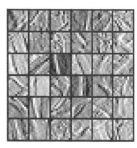

　　(a) DLMRI 学习得到的字典　　　(b) GradDL 学习得到的字典　　(c) GradCSC 学习得到的滤波器

图 4-9　基于图像块稀疏表示的字典与基于梯度域卷积稀疏编码的滤波器之间的视觉效果对比

　　式 (4-43) 通过引入辅助变量 $\boldsymbol{w}^{(i)}(i=1,2)$，把问题转换为以下形式

$$\min_{\boldsymbol{x},\boldsymbol{w}^{(i)},\boldsymbol{d},\boldsymbol{z}}\left\{\sum_{i=1}^{2}\frac{1}{2}\left\|\boldsymbol{w}^{(i)}-\sum_{k=1}^{K}\boldsymbol{d}_k*\boldsymbol{z}_k\right\|_2^2+\frac{\nu_1}{2}\left\|\boldsymbol{F}_u\boldsymbol{x}-\boldsymbol{y}\right\|_2^2\right.$$
$$\left.+\beta\sum_{k=1}^{K}\left\|\boldsymbol{z}_k\right\|_1+\sum_{k=1}^{K}\mathrm{ind}_C(\boldsymbol{d}_k)\right\},\quad i=1,2\quad\text{s.t.}\quad\boldsymbol{w}^{(i)}=\nabla^{(i)}\boldsymbol{x}$$

(4-44)

　　式 (4-44) 可以进一步写成 AL 形式

$$\{\boldsymbol{x}^{j+1},\boldsymbol{w}^{j+1},\boldsymbol{d}^{j+1},\boldsymbol{z}^{j+1}\}=\arg\min_{\boldsymbol{x},\boldsymbol{w}^{(i)},\boldsymbol{d},\boldsymbol{z}}\sum_{i=1}^{2}\frac{1}{2}\left\|\boldsymbol{w}^{(i)}-\sum_{k=1}^{K}\boldsymbol{d}_k*\boldsymbol{z}_k\right\|_2^2+\frac{\nu_1}{2}\left\|\boldsymbol{F}_u\boldsymbol{x}-\boldsymbol{y}\right\|_2^2$$
$$+\sum_{k=1}^{K}\mathrm{ind}_C(\boldsymbol{d}_k)+\frac{\nu_2}{2}\left\|(\boldsymbol{b}^{(i)})^j+\nabla\boldsymbol{x}-\boldsymbol{w}^{(i)}\right\|_2^2,\quad i=1,2$$

(4-45)

$$(\boldsymbol{b}^{(i)})^{j+1}=(\boldsymbol{b}^{(i)})^j+\nabla\boldsymbol{x}^{j+1}-(\boldsymbol{w}^{(i)})^{j+1}$$

(4-46)

其中，ν_2 为正则化惩罚参数。采用 ADMM 算法求解式 (4-45) 关于 $\boldsymbol{x}$、$\boldsymbol{w}$、$\boldsymbol{z}$ 和 $\boldsymbol{d}$ 的最小化问题。通过交替极小化来实现对一个变量的逼近，同时保持其他变量不变。

　　① 求解 $\boldsymbol{x}$ 子问题。

　　更新图像 $\boldsymbol{x}$，在第 $j+1$ 次迭代时，假设 $\boldsymbol{w}$、$\boldsymbol{z}$ 和 $\boldsymbol{d}$ 固定，且其值分别为 $\boldsymbol{w}^j$、$\boldsymbol{z}^j$ 和 $\boldsymbol{d}^j$。去掉常量，则图像 $\boldsymbol{x}$ 的最优化问题可表示为如下形式

$$\boldsymbol{x}^{j+1}=\arg\min_{\boldsymbol{x}}\left\{\nu_1\left\|\boldsymbol{F}_u\boldsymbol{x}-\boldsymbol{y}\right\|_2^2+\nu_2\left\|(\boldsymbol{b}^{(i)})^j+\nabla\boldsymbol{x}-(\boldsymbol{w}^{(i)})^j\right\|_2^2\right\}$$

(4-47)

　　式 (4-47) 是一个最小二乘问题，有解析解。利用傅里叶变换的卷积定理可得

$$\boldsymbol{x}^{j+1}=\boldsymbol{F}^{-1}\left(\frac{\boldsymbol{F}[\nu_1\boldsymbol{F}_u^{\mathrm{H}}\boldsymbol{y}+\nu_2\nabla^{\mathrm{T}}(\boldsymbol{w}^j-\boldsymbol{b}^j)]}{\nu_1\boldsymbol{F}\boldsymbol{F}_u^{\mathrm{H}}\boldsymbol{F}_u\boldsymbol{F}^{\mathrm{H}}+\nu_2\boldsymbol{F}\nabla^{\mathrm{T}}\boldsymbol{F}^{\mathrm{H}}\boldsymbol{F}\nabla\boldsymbol{F}^{\mathrm{H}}}\right)$$

(4-48)

　　类似于 DLMRI 算法中的描述，矩阵 $\boldsymbol{F}\boldsymbol{F}_u^{\mathrm{H}}\boldsymbol{F}_u\boldsymbol{F}^{\mathrm{H}}$ 是一个对角矩阵，它由 K 空间中采样位置对应的 1 和 0 组成。

②求解梯度图像 $w^{(i)}$ 子问题。

由于 $w^{(1)}$ 和 $w^{(2)}$ 是两个相互独立的问题，因此可以利用下式分别对它们进行求解

$$(w^{(i)})^{j+1} = \arg\min_{w^{(i)}} \left\{ \frac{1}{2} \left\| \sum_{k=1}^{K} d_k^j * z_k^j - w^{(i)} \right\|_2^2 + \frac{v_2}{2} \left\| (b^{(i)})^j + (\nabla^{(i)} x)^{j+1} - w^{(i)} \right\|_2^2 \right\}, \quad i = 1, 2 \tag{4-49}$$

最小二乘解满足标准方程，式(4-49)的解如下

$$(w^{(i)})^{j+1} = \frac{v_2[(b^{(i)})^j + (\nabla^{(i)} x)^{j+1}] + \sum_{k=1}^{K} d_k^j * z_k^j}{v_2 + 1}, \quad i = 1, 2 \tag{4-50}$$

③求解 z 和 d 子问题。

由于滤波器 d 和稀疏特征系数 z 在水平梯度和垂直梯度方向上也是分离的，所以可以分别进行求解。相应的目标函数如下

$$\arg\min_{d^{j+1}, z^{j+1}} \frac{1}{2} \left\| w^{(i)} - \sum_{k=1}^{K} d_k * z_k \right\|_2^2 + \beta \sum_{k=1}^{K} \|z_k\|_1 + \sum_{k=1}^{K} \text{ind}_C(d_k) \tag{4-51}$$

上式不能通过一步计算得到解析解，因此采用 AL 技术通过引入辅助变量 $r_1 = \sum_{k=1}^{K} d_k^{j+1} * z_k^{j+1}$，$r_2 = d^{j+1}$，$r_3 = z_k^{j+1}$，把问题转换为以下形式

$$\begin{aligned} \{d_k^{j+1,\ell+1}, z_k^{j+1,\ell+1}, r_1^{\ell+1}, r_2^{\ell+1}, r_3^{\ell+1}\} = \arg\min_{d^{j+1}, z^{j+1}, r_1, r_2, r_3} &\left\{ \frac{1}{2} \left\| (w^{(i)})^{j+1} - r_1 \right\|_2^2 + \sum_{k=1}^{K} \text{ind}_C(r_{2,k}) \right. \\ &+ \beta \sum_{k=1}^{K} \|r_{3,k}\|_1 + \frac{\mu_1}{2} \left\| r_1 - \sum_{k=1}^{K} d_k^{j+1} * z_k^{j+1} + \lambda_1^\ell \right\|_2^2 \\ &\left. + \frac{\mu_2}{2} \left\| r_2 - d_k^{j+1} + \lambda_2^\ell \right\|_2^2 + \frac{\mu_3}{2} \left\| r_3 - z_k^{j+1} + \lambda_3^\ell \right\|_2^2 \right\} \end{aligned} \tag{4-52}$$

在 $d^{j+1,\ell+1}$、$z^{j+1,\ell+1}$、$r_1^{\ell+1}$、$r_2^{\ell+1}$、$r_3^{\ell+1}$ 第 ℓ 次迭代时，通过下列公式更新乘法算子 λ_1、λ_2、λ_3

$$\begin{cases} \lambda_1^{\ell+1} = \lambda_1^\ell + r_1^{\ell+1} - \sum_{k=1}^{K} d_k^{j+1,\ell+1} * z_k^{j+1,\ell+1} \\ \lambda_2^{\ell+1} = \lambda_2^\ell + r_2^{\ell+1} - d_k^{j+1,\ell+1} \\ \lambda_3^{\ell+1} = \lambda_3^\ell + r_3^{\ell+1} - d_k^{j+1,\ell+1} \end{cases} \tag{4-53}$$

采用 ADMM 方法求解式(4-52)，相应的五个子问题求解如下

$$d_k^{j+1,\ell+1} = \left((z_k^{j+1,\ell})^{\mathrm{T}} z_k^{j+1,\ell} + \frac{\mu_2}{\mu_1} I \right)^{-1} \left[(z_k^{j+1,\ell})^{\mathrm{T}} \left(r_1^\ell + \lambda_1^\ell \right) + \frac{\mu_2}{\mu_1} \left(r_2^\ell + \lambda_2^\ell \right) \right] \quad (4\text{-}54)$$

$$z_k^{j+1,\ell+1} = [(d_k^{j+1,\ell+1})^{\mathrm{T}} d_k^{j+1,\ell+1} + \frac{\mu_4}{\mu_3} I]^{-1} [(d_k^{j+1,\ell+1})^{\mathrm{T}} (r_3^\ell + \lambda_3^\ell) + \frac{\mu_4}{\mu_3} (r_4^\ell + \lambda_4^\ell)] \quad (4\text{-}55)$$

$$r_1^{\ell+1} = (\mu_1 + 1) I^{-1} [(\mu_1 \sum_{k=1}^{K} z_k^{j+1,\ell} * d_k^{j+1,\ell+1} - \lambda_1^\ell) + (w^{(i)})^{j+1}] \quad (4\text{-}56)$$

$$r_{2,k}^{l+1} = \begin{cases} \dfrac{d_k^{j+1,\ell+1} - \lambda_2^\ell}{\left\| d_k^{j+1} - \lambda_2^j \right\|_2}, & d_k^{j+1,\ell+1} - \lambda_2^\ell \geqslant 1 \\ d_k^{j+1,\ell+1} - \lambda_2^\ell, & \text{其他} \end{cases} \quad (4\text{-}57)$$

$$r_3^{\ell+1} = \max\left\{ 1 - \frac{\beta}{\mu_3 \left\| z_k^{j+1,\ell+1} - \lambda_3^\ell \right\|_2}, 0 \right\} \circ \left(z_k^{j+1,\ell+1} - \lambda_3^\ell \right) \quad (4\text{-}58)$$

其中，。表示点积。通过上面几步求解进行算法的迭代，直到收敛或达到指定迭代步数为止。

对 GradCSC 算法的性能进行了实验评估，实验中采用的采样轨迹包括二维随机欠采样、径向欠采样和变密度笛卡儿随机欠采样(一维随机)，使用的图像大小为 512×512。为了找到稀疏特征映射 z_k，实验使用从参考 MR 数据集中训练的固定滤波器组 D，发现当滤波器大小为 11×11 和个数为 100 时获得最好的重建结果。

将 GradCSC 与经典的基于自适应字典学习的 DLMRI 和 GradDL 进行比较，表 4-1 列出三种对比算法在不同的欠采样因子条件下的 PSNR 值。为进行视觉比较，图 4-10 给出三种算法在 8 倍欠采样因子下的重建图像和对应的重建误差图像。可以看出，GradCSC 提供了更好的目标边缘(如脊柱)重建，且保留了更多的纹理信息。

表 4-1　二维随机采样轨迹下不同欠采样因子的重建 PSNR 值

欠采样因子	2.5 倍	4 倍	6 倍	8 倍	10 倍	20 倍
DLMRI	35.92	35.19	31.26	30.76	30.13	26.39
GradDL	**38.26**	**38.20**	34.35	32.89	31.81	27.90
GradCSC	37.39	37.53	**35.23**	**35.45**	**34.62**	**30.54**

为了评估 GradCSC 在不同程度的复数高斯白噪声下的敏感性，在 6.67 倍加速因子的径向采样条件下，DLMRI、GradDL 和 GradCSC 用于重建 MRA 图像。图 4-11 显示三种算法在 $\sigma = 5$ 的零均值高斯白噪声下的重建图像，GradCSC 取得了更好的重建结果。DLMRI 和 GradDL 的 PSNR 值分别为 27.03dB 和 29.78dB，而 GradCSC 则达到了 30.45dB。

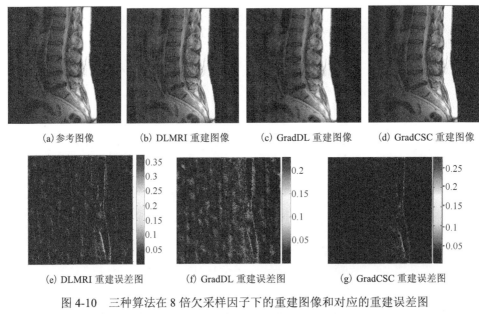

(a)参考图像　　　(b) DLMRI 重建图像　　　(c) GradDL 重建图像　　　(d) GradCSC 重建图像

(e) DLMRI 重建误差图　　　(f) GradDL 重建误差图　　　(g) GradCSC 重建误差图

图 4-10　三种算法在 8 倍欠采样因子下的重建图像和对应的重建误差图

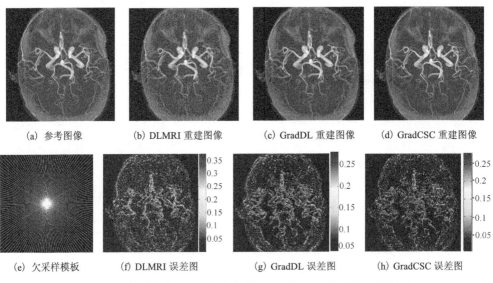

(a) 参考图像　　　(b) DLMRI 重建图像　　　(c) GradDL 重建图像　　　(d) GradCSC 重建图像

(e) 欠采样模板　　　(f) DLMRI 误差图　　　(g) GradDL 误差图　　　(h) GradCSC 误差图

图 4-11　采样因子 6.67，噪声水平 $\sigma = 5$ 下 COW 图像的重建结果

(2)基于 FoE 滤波器的卷积稀疏编码磁共振图像重建

Roth 等提出 FoE (Fields of Experts) 学习框架[58]，通过训练得到 8 个大小是 3×3 和 24 个大小是 5×5 的 FoE 滤波器组。不同于固定的梯度算子 ∇_x 和 ∇_y，FoE 模型从具有更好适应性的训练数据集 Berkeley Segmentation Benchmark 中构建滤波器 $\{J_i\}_{i=1}^N$。图 4-12 显示 8 个大小为 3×3 的滤波器组成的滤波器组 $\{J_i\}_{i=1}^8$，可以看出，

滤波器组 $\{\boldsymbol{J}_i\}_{i=1}^8$ 呈现出高频滤波器的特殊结构。这些滤波器使得 FoE 模型成为更高阶的模型，并且能够获取基于一阶导数的梯度算子所不能获取的自然图像结构。FoE训练的滤波器具有更强的表达能力。

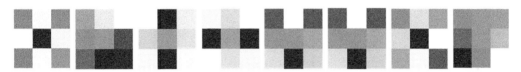

图 4-12　通过基于通用图像数据库的 Student-experts 训练模型学习得到的 3×3FoE 滤波器组

本书作者提出一种基于 FoE 滤波器的卷积稀疏编码算法，简称为 FoECSC，并将其用于欠采样磁共振图像重建[54]。通过将 FoE 滤波器和图像进行卷积产生多视图特征，然后将其应用到卷积稀疏编码算法中。FoECSC 致力于将生成模型和判别模型集成到一个框架中，并结合两者的优势。FoECSC 进行图像重建包含两个主要步骤：滤波器训练步和图像重建步。

①FoECSC 滤波器训练阶段。

与传统滤波器训练相比，训练阶段的主要区别在于：首先将图像与 FoE 滤波器卷积获得多视图特征，然后将其融合到卷积稀疏编码模型中，以此来进行 FoECSC滤波器学习。FoECSC 滤波器的训练过程可以写成

$$\min_{\boldsymbol{d},\boldsymbol{z}}\sum_{i=1}^{N}\left\{\frac{1}{2}\left\|\boldsymbol{J}_i^{\mathrm{T}}\boldsymbol{x}-\sum_{k=1}^{K}\boldsymbol{d}_k*\boldsymbol{z}_{i,k}\right\|_2^2+\beta\sum_{k=1}^{K}\|\boldsymbol{z}_{i,k}\|_1\right\},\quad \mathrm{s.t.}\ \|\boldsymbol{d}_k\|_2^2\leqslant1,\ \forall k\in\{1,\cdots,K\}\quad(4\text{-}59)$$

其中，$\{\boldsymbol{J}_i,i=1,2,\cdots,N\}$ 是 FoE 滤波器，用来从图像 $\boldsymbol{x}$ 中提取特征；$\boldsymbol{J}_i^{\mathrm{T}}\boldsymbol{x}$ 表示图像 $\boldsymbol{x}$与 FoE 滤波器的卷积，如图 4-13 所示。可以看到，特征集合描述了在不同方向上不同的高频特征，每个滤波后的图像可以合适地被多视角特征表示。

一般来说，滤波器学习中对系数和滤波器同时优化是一个非凸问题，采用 AL技术和 ADMM 方法逼近全局解。图 4-14 是从包含 10 幅图像的数据集中学习得到的滤波器。从图中可以观察到由卷积稀疏编码和 FoECSC 算法学习得到的滤波器都具有各种方向的特性。此外，FoECSC 滤波器包含较少的数据集特有的特征，同时还有更多的沿不同方向和尺度的高频滤波器。

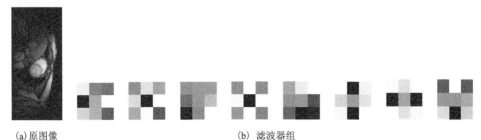

(a) 原图像　　　　　　　　　　　　　　　　(b) 滤波器组

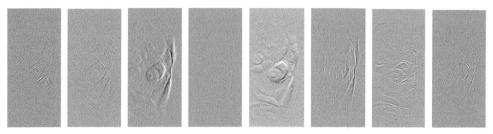

(c) 提取的多特征图

图 4-13　多滤波器及其多特征图

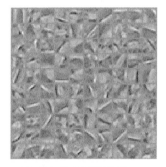

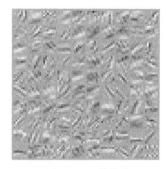

(a) 卷积稀疏编码滤波器　　　　　　　　　(b) FoECSC 滤波器

图 4-14　滤波器视觉比较

②图像重建阶段。

通过滤波器训练阶段，学习得到的 FoECSC 滤波器结合了属于生成模型的卷积稀疏编码先验信息和属于判别模型的 FoE 滤波器产生的多视角特征的优势。随后，将 FoECSC 滤波器应用到图像重建中。重建模型定义为

$$\min_{x,z} \sum_{i=1}^{N} \left\{ \frac{1}{2} \left\| \boldsymbol{J}_i^{\mathrm{T}} \boldsymbol{x} - \sum_{k=1}^{K} \boldsymbol{d} * \boldsymbol{z}_{i,k} \right\|_2^2 + \beta \sum_{k=1}^{K} \left\| \boldsymbol{z}_{i,k} \right\|_1 \right\} + \frac{v_1}{2} \left\| \boldsymbol{F}_u \boldsymbol{x} - \boldsymbol{y} \right\|_2^2 \qquad (4\text{-}60)$$

其中，第一项和第二项是用卷积稀疏编码获得的多视角特征先验信息；而第三项 $\left\| \boldsymbol{F}_u \boldsymbol{x} - \boldsymbol{y} \right\|_2^2$ 是数据保真项；权重 v_1 用于平衡这三项；β 为正则化参数，控制稀疏项相对于数据项的权重。在 FoECSC 模型中，利用多视角特征和卷积稀疏编码先验信息对图像进行重建，继续使用 AL 技术和 ADMM 算法求解 FoECSC 重建模型。式(4-60)通过引入辅助变量 $\boldsymbol{b}$（其中，$\boldsymbol{b} = \{\boldsymbol{b}_1, \boldsymbol{b}_2, \cdots, \boldsymbol{b}_N\}$），可以重写为

$$\min_{x,z,b} \sum_{i=1}^{N} \left\{ \frac{1}{2} \left\| \boldsymbol{b}_i - \sum_{k=1}^{K} \boldsymbol{d} * \boldsymbol{z}_{i,k} \right\|_2^2 + \beta \sum_{k=1}^{K} \left\| \boldsymbol{z}_{i,k} \right\|_1 \right\} + \frac{v_1}{2} \left\| \boldsymbol{F}_u \boldsymbol{x} - \boldsymbol{y} \right\|_2^2, \ \text{s.t.} \ \boldsymbol{b}_i = \boldsymbol{J}_i^{\mathrm{T}} \boldsymbol{x} \quad (4\text{-}61)$$

然后，通过使用 AL 技术，产生如下一系列约束子问题

$$\{\boldsymbol{x}^{j+1}, \boldsymbol{z}^{j+1}, \boldsymbol{b}^{j+1}\} = \underset{\boldsymbol{x}, \boldsymbol{z}, \boldsymbol{b}}{\arg\min} \sum_{i=1}^{N} \left\{ \frac{1}{2} \left\| \boldsymbol{b}_i - \sum_{k=1}^{K} \boldsymbol{d} * \boldsymbol{z}_{i,k} \right\|_2^2 + \beta \sum_{k=1}^{K} \left\| \boldsymbol{z}_{i,k} \right\|_1 \right\} \tag{4-62}$$

$$+ \frac{\nu_2}{2} \left\| \boldsymbol{\lambda}_i^j + \boldsymbol{J}_i^{\mathrm{T}} \boldsymbol{x} - \boldsymbol{b}_i \right\|_2^2 + \frac{\nu_1}{2} \left\| \boldsymbol{F}_u \boldsymbol{x} - \boldsymbol{y} \right\|_2^2$$

$$\boldsymbol{\lambda}_i^{j+1} = \boldsymbol{\lambda}_i^j + \boldsymbol{J}_i^{\mathrm{T}} \boldsymbol{x}^{j+1} - \boldsymbol{b}_i^{j+1} \tag{4-63}$$

其中，ν_2 表示惩罚参数，上标 j 表示迭代次数。用 ADMM 求解式(4-62)关于 $\boldsymbol{x}$、$\boldsymbol{b}$ 和 $\boldsymbol{z}$ 的子问题。

(a) 更新图像 $\boldsymbol{x}$

式(4-62)中关于 $\boldsymbol{x}$ 的最小化公式如下

$$\boldsymbol{x}^{j+1} = \underset{\boldsymbol{x}}{\arg\min} \sum_{i=1}^{N} \frac{\nu_2}{2} \left\| \boldsymbol{\lambda}_i^j + \boldsymbol{J}_i^{\mathrm{T}} \boldsymbol{x} - \boldsymbol{b}_i \right\|_2^2 + \frac{\nu_1}{2} \left\| \boldsymbol{F}_u \boldsymbol{x} - \boldsymbol{y} \right\|_2^2 \tag{4-64}$$

式(4-64)在频域上有一个闭式解，其解如下

$$\boldsymbol{x}^{j+1} = \boldsymbol{F}^{-1} \left\{ \frac{\boldsymbol{F}[\nu_1 \boldsymbol{F}_u^{\mathrm{H}} \boldsymbol{y} + \sum_{i=1}^{N} \nu_2 \boldsymbol{J}_i \circ (\boldsymbol{b}_i^j - \boldsymbol{\lambda}_i^j)]}{\nu_1 \boldsymbol{F} \boldsymbol{F}_u^{\mathrm{H}} \boldsymbol{F}_u \boldsymbol{F}^{\mathrm{H}} + \nu_2 \sum_{i=1}^{N} (\hat{\boldsymbol{J}}_i^{\mathrm{T}})^{\mathrm{H}} \circ \hat{\boldsymbol{J}}_i^{\mathrm{T}}} \right\} \tag{4-65}$$

其中，$\hat{\boldsymbol{J}}_i^{\mathrm{T}} = \boldsymbol{F}(\boldsymbol{J}_i^{\mathrm{T}})$；$\boldsymbol{F}$ 表示傅里叶变换；$\boldsymbol{F}^{-1}$ 表示傅里叶逆变换；上标 H 表示共轭转置。

(b) 更新辅助变量 $\boldsymbol{b}$

式(4-62)中关于辅助变量 $\boldsymbol{b}$ 的最小化公式如下

$$\boldsymbol{b}^{j+1} = \underset{\boldsymbol{b}}{\arg\min} \sum_{i=1}^{N} \left\{ \frac{1}{2} \left\| \boldsymbol{b}_i - \sum_{k=1}^{K} \boldsymbol{d} * \boldsymbol{z}_{i,k}^j \right\|_2^2 + \frac{\nu_2}{2} \left\| \boldsymbol{\lambda}_i^j + \boldsymbol{J}_i^{\mathrm{T}} \boldsymbol{x}^{j+1} - \boldsymbol{b}_i \right\|_2^2 \right\} \tag{4-66}$$

式(4-66)的最小二乘解满足标准方程，其解如下

$$\boldsymbol{b}^{j+1} = \frac{\sum_{i+1}^{N} \nu_2 [\boldsymbol{\lambda}_i^j + \boldsymbol{J}_i^{\mathrm{T}} \boldsymbol{x}^{j+1}] + \sum_{k=1}^{K} \boldsymbol{d} * \boldsymbol{z}_{i,k}^j}{\nu_2 + 1} \tag{4-67}$$

(c) 更新系数 $\boldsymbol{z}$

式(4-62)中关于系数 $\boldsymbol{z}$ 的最小化公式如下

$$\boldsymbol{z}^{j+1} = \underset{\boldsymbol{z}}{\arg\min} \sum_{i=1}^{N} \left\{ \frac{1}{2} \left\| \boldsymbol{b}_i^{j+1} - \sum_{k=1}^{K} \boldsymbol{d} * \boldsymbol{z}_{i,k} \right\|_2^2 + \beta \sum_{k=1}^{K} \left\| \boldsymbol{z}_{i,k} \right\|_1 \right\} \tag{4-68}$$

通过引入辅助变量 $r_1 = \sum_{k=1}^{K} d * z_{i,k}$ ，$r_2 = z_i$ 得

$$\min_{z,r_1,r_2,} \sum_{i=1}^{N} \left\{ \frac{1}{2} \left\| b_i^{j+1} - r_1 \right\|_2^2 + \beta \sum_{k=1}^{K} \left\| r_{2,k} \right\|_1 \right\}, \quad \text{s.t.} \quad r_1 = \sum_{k=1}^{K} d * z_{i,k}, \ r_2 = z_i \quad (4\text{-}69)$$

上式可以通过 AL 和 ADMM 求解。

对 FoECSC 算法用于 CS-MRI 重建进行了实验评估。实验使用三种采样轨迹(二维随机、一维笛卡儿和径向采样轨迹)和四种欠采样率(0.5、0.6、0.7 和 0.8)分别来获得部分傅里叶数据。使用 PSNR 量化指标衡量重建图像质量。

对 RecPF、DLMRI、GradDL、CSC 和 FoECSC 五种算法进行图像重建对比。DLMRI、GradDL 和 CSC 的参数设置为默认值。FoECSC 主要参数设置如下：FoECSC 滤波器大小是 7×7，$v_1 = 0.0005$，$v_2 = 7$。

表 4-2 是重建图像相应的 PSNR 值。总体而言，大多数指定采样轨迹和欠采样率条件下，FoECSC 与 RecPF、DLMRI、GradDL 和 CSC 算法相比有更高的 PSNR 值。特别是当采用二维随机和一维笛卡儿采样轨迹时，FoECSC 的平均 PSNR 值与对比算法相比，分别有 1.1~2.9dB 和 0.3~2.7dB 的改善。

表 4-2　三种测试图像在不同欠采样条件下，五种算法的重建 PSNR 值(从左到右: RecPF、DLMRI、GradDL、CSC 和 FoECSC，从上到下: 50%、60%、70% 和 80%)

2D 随机欠采样														
T_2axialbrain					COW0001					SHOULDERPD0006				
45.43	43.23	48.78	53.57	**54.28**	39.89	38.48	42.60	42.58	**46.18**	41.75	38.37	45.19	41.63	**45.75**
42.33	41.25	45.92	49.05	**52.23**	36.95	36.45	39.98	38.94	**42.90**	40.04	36.24	42.74	38.88	**43.32**
38.52	38.80	42.55	43.76	**46.61**	34.22	33.83	36.81	35.00	**39.13**	36.82	33.84	39.87	36.00	**40.58**
34.70	36.23	39.22	38.93	**42.89**	30.94	30.90	33.87	31.43	**35.90**	34.49	30.12	36.13	31.15	**37.31**
1D 笛卡儿随机欠采样														
T_2axialbrain					COW0001					SHOULDERPD0006				
39.45	39.65	43.95	45.84	**48.75**	34.47	34.66	38.78	34.24	**39.03**	39.61	36.89	41.22	38.28	**42.23**
35.73	35.68	40.47	38.48	**44.20**	30.97	31.12	33.83	31.22	**36.21**	36.74	34.95	39.50	36.18	**39.68**
33.16	32.79	37.10	33.82	**37.63**	29.74	29.67	31.61	29.36	**32.24**	34.17	32.01	36.18	33.97	**36.60**
30.07	29.89	29.82	30.21	**32.69**	27.15	26.98	27.46	27.58	**28.98**	32.23	31.23	32.48	31.18	**33.09**
伪径向欠采样														
T_2axialbrain					COW0001					SHOULDERPD0006				
37.90	39.80	44.51	42.74	**47.49**	33.54	34.87	37.83	34.98	**39.25**	37.29	33.90	**41.16**	36.70	40.66
34.12	37.20	41.66	38.72	**43.94**	30.72	31.08	34.91	31.92	**36.03**	34.53	32.04	**38.62**	34.09	38.37
31.08	34.08	38.31	34.83	**40.20**	28.41	28.57	32.18	29.38	**33.21**	32.62	30.53	35.86	32.13	**36.25**
27.89	30.62	33.96	31.00	**35.29**	25.90	26.04	28.95	26.65	**29.54**	29.88	27.89	32.15	28.87	**33.52**

为便于视觉比较，图 4-15～图 4-17 分别展示了测试图像 SHOULDERPD0006 在 80%二维随机欠采样、测试图像 T_2axialbrain 在 60%一维变密度笛卡儿欠采样和测试图像 COW0001 在 50%径向欠采样条件下五种算法图像重建结果。与 RecPF、DLMRI、GradDL 和 CSC 相比，FoECSC 提供了更好的物体边缘重建和保留了更多的纹理信息。

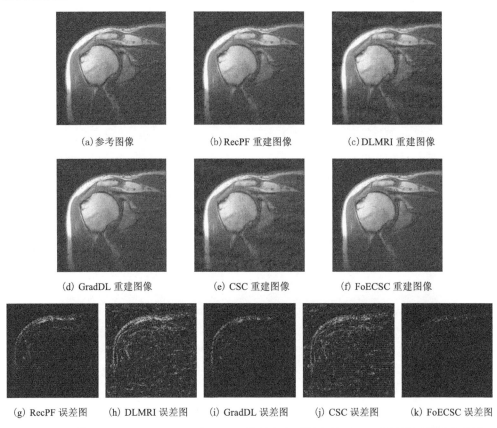

(a)参考图像　　　　　(b)RecPF 重建图像　　　　　(c)DLMRI 重建图像

(d) GradDL 重建图像　　　　(e) CSC 重建图像　　　　(f) FoECSC 重建图像

(g) RecPF 误差图　(h) DLMRI 误差图　(i) GradDL 误差图　(j) CSC 误差图　(k) FoECSC 误差图

图 4-15　图像 SHOULDERPD0006 在 80%二维随机欠采样条件下，五种算法图像重建结果

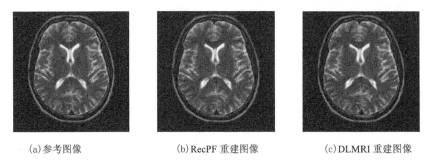

(a)参考图像　　　　　(b)RecPF 重建图像　　　　　(c)DLMRI 重建图像

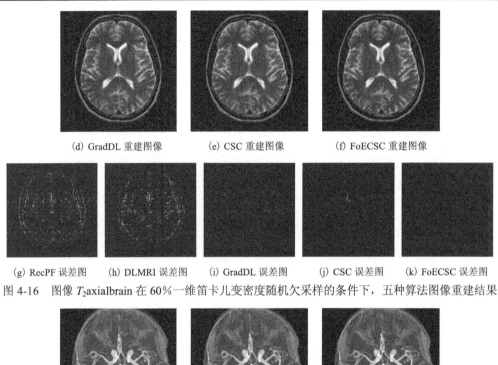

(d) GradDL 重建图像　　　　(e) CSC 重建图像　　　　(f) FoECSC 重建图像

(g) RecPF 误差图　　(h) DLMRI 误差图　　(i) GradDL 误差图　　(j) CSC 误差图　　(k) FoECSC 误差图

图 4-16　　图像 T_2axialbrain 在 60％一维笛卡儿变密度随机欠采样的条件下，五种算法图像重建结果

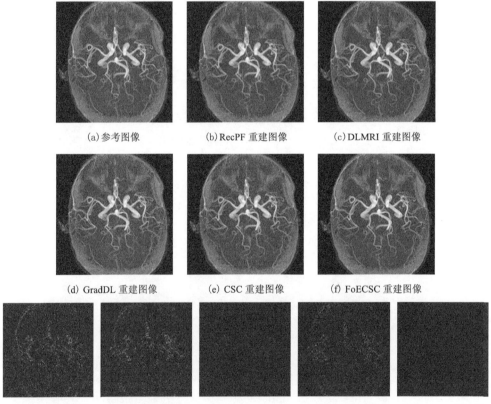

(a)参考图像　　　　(b)RecPF 重建图像　　　　(c)DLMRI 重建图像

(d) GradDL 重建图像　　　　(e) CSC 重建图像　　　　(f) FoECSC 重建图像

(g) RecPF 误差图　　(h) DLMRI 误差图　　(i) GradDL 误差图　　(j) CSC 误差图　　(k) FoECSC 误差图

图 4-17　　图像 COW0001 在 50％径向欠采样条件下，五种算法图像重建结果

4.3　压缩感知并行磁共振成像

并行磁共振成像和压缩感知磁共振成像都通过减少 K 空间采集样本数提高成像速度，但两者基于不同的机理。并行磁共振成像利用多通道线圈数据之间的相关性，而压缩感知磁共振成像利用图像的稀疏性。因此，将两者有机地结合可以进一步加快成像速度，称为 CS-PI。

4.3.1　自(预)校准压缩感知并行磁共振成像

4.3.1.1　SparseSENSE 和 CS-SENSE

SparseSENSE 和 CS-SENSE 是由梁栋等于 2009 年提出的将压缩感知和 SENSE 相结合加快并行磁共振成像的技术[59]。

SparseSENSE 将 SparseMRI[3]直接推广到多线圈并行成像中。在数据采集中，采用与 SparseMRI 相同的随机欠采样方案对所有通道的 K 空间进行采样(当采用自校准方法获取线圈敏感度时，在 K 空间中心要采集 16～48 条 ACS 线)。在图像重建过程中，除了用基于 SENSE 的敏感度编码 E 代替单一的傅里叶编码外，将问题表示为 SparseMRI 相同的非线性凸优化问题

$$\hat{x} = \arg\min_{x} \frac{1}{2}\left\| Ex - d \right\|_2^2 + \lambda \left\| \Psi x \right\|_1 \qquad (4\text{-}70)$$

其中，d 为所有通道获取的 K 空间数据形成的向量，x 为待重建的全视野(FOV)图像的向量表示，E 为敏感度编码矩阵，Ψ 为稀疏变换。

CS-SENSE 将 CS 和 SENSE 分成两步顺序执行。

第一步：对每个线圈通道分别执行 SparseMRI 得到所有线圈减小 FOV 的混叠重建图像。将问题表示为 SparseMRI 相同的非线性凸优化问题

$$\hat{x}_l = \arg\min_{x_l} \frac{1}{2}\left\| F_u x_l - d_l \right\|_2^2 + \lambda \left\| \Psi x_l \right\|_1, \quad l = 1, 2, \cdots, L \qquad (4\text{-}71)$$

其中，F_u 为欠采样傅里叶编码算子，x_l 和 d_l 分别为第 l 个线圈的减小 FOV 的混叠重建图像和欠采样 K 空间数据，Ψ 为稀疏变换。

第二步：对第一步得到的所有线圈的混叠图像进行标准 SENSE 重建得到全 FOV 图像。

为了实现以上两步过程，CS-SENSE 结合两种不同的欠采样方案：针对 SparseMRI 采用相位编码随机欠采样和针对 SENSE 采用规则的等间隔相位编码欠采样，最终的加速因子为两者相乘。

SparseSENSE 和 CS-SENSE 的采样方案和重建算法都不相同，各有优缺点。首先，SparseSENSE 更直接和简单，SparseSENSE 将 SparseMRI 的编码矩阵从傅里叶矩阵 F_u 替换为敏感度编码矩阵 E，保持采样方案和重建公式的其余部分不变，而 CS-SENSE 需要对所有线圈通道独立地执行多个 SparseMRI，因此需要更多的计算。其次，SparseSENSE 基于一般的 SENSE 公式，可以用于任意的 K 空间采样，而 CS-SENSE 只能用于笛卡儿采样轨迹。最后，也是最重要的，CS 中所要求的非相干性条件在 CS-SENSE 中是有保证的，但在 SparseSENSE 中则不一定。CS-SENSE 使用与 SparseMRI 相同的傅里叶编码矩阵，其非相干性已被证明。而 SparseSENSE 中的编码矩阵同线圈敏感度有关，并且在不同的扫描中可能有所不同。敏感度编码与小波等稀疏变换基之间的非相干性并不一定满足要求，而且很难对每一次扫描进行验证。此外，当加速因子 R 小于线圈数 L 时，式(4-70)为超定方程组，所以本质上 SparseSENSE 并不是严格意义上的压缩感知问题，但 ℓ_1 范数正则化能够有效地去除噪声和混叠伪影。而 CS-SENSE 求解欠定方程组，适合 CS 框架。

4.3.1.2　L1-SPIRiT

L1-SPIRiT 是压缩感知和 SPIRiT 相结合的一种快速磁共振并行成像技术，由 Lustig 等于 2011 年提出，主要用于加速儿童体部成像。数据获取采用变密度泊松盘采样。为了进行自校准，在所有的采集中包含至少 24×20 的全采样窗口。由于单个线圈图像是原图像的敏感度加权图像，这些图像中的边缘出现在相同的空间位置，所以稀疏变换的系数(如小波系数)表现出相似的稀疏模式。为了利用这一点，L1-SPIRiT 使用了一种联合稀疏模型，联合惩罚来自不同线圈相同空间位置的系数，其具体形式如下

$$\text{Joint}\ell_1(\boldsymbol{w}) = \sum_r \sqrt{\sum_c |w_{rc}|^2} \qquad (4\text{-}72)$$

其中，c 为线圈编号；r 为空间坐标。在联合 ℓ_1 范数稀疏模型中，由于其中一个线圈数据存在较大的系数，其余线圈数据的系数不受非线性重构的抑制。将联合 ℓ_1 范数稀疏模型和 SPIRiT 结合得到以下重建模型

$$\min \text{Joint}\ell_1(\boldsymbol{\Psi x}), \quad \text{s.t. } \boldsymbol{Gx}=\boldsymbol{x}, \ \boldsymbol{Dx}=\boldsymbol{y} \qquad (4\text{-}73)$$

其中，$\boldsymbol{x}$ 是要求解的完整的各通道笛卡儿形式 K 空间数据，$\boldsymbol{G}$ 表示线性拟合系数矩阵，$\boldsymbol{y}$ 表示实际采集的 K 空间数据，$\boldsymbol{D}$ 表示从完整 K 空间 $\boldsymbol{x}$ 中采样出数据 $\boldsymbol{y}$ 的算子。采用凸集投影(Projection onto Convex Set，PoCS)方法求解式(4-73)得到各通道笛卡儿形式 K 空间数据 $\boldsymbol{x}$。

4.3.2　免校准压缩感知并行磁共振成像

前面介绍的并行磁共振成像方法都需要校准步骤。对于图像域方法，需要预

先估计敏感度图,任何噪声和估计的不准确在重建过程中将被显著地放大导致可见的图像伪影。对于频率域方法,需要足够的自校准信号线(Auto Calibration Signal,ACS)来校准插值权重。并行磁共振成像的重建结果依赖于高质量的校准。然而,校准的可行性和有效性在一些应用中受到限制,如动态成像和非笛卡儿成像等。

2012 年,Majumdar 等提出一种免校准的压缩感知并行磁共振成像方法,称为 CaLM MRI(Calibration-Less Multi-coil MR Image Reconstruction)[60]。其不需要估计任何与敏感度图相关的参数,因此不需要校准阶段。CaLM MRI 是一种图像域方法,它为每个线圈生成一个敏感度加权图像,最后用平方和法对这些图像进行组合得到最终图像。CaLM MRI 通过组稀疏(Group-sparse)约束来利用多线圈图像的信息冗余,其重建模型如下

$$\hat{\boldsymbol{x}}_S = \arg\min_{\boldsymbol{x}_s} \frac{1}{2}\left\|\boldsymbol{F}_D\boldsymbol{x}_S - \boldsymbol{d}\right\|_2^2 + \lambda\left\|\boldsymbol{W}_D\boldsymbol{x}_S\right\|_{2,1}$$
$$\boldsymbol{F}_D = \begin{bmatrix} \boldsymbol{F}_u & 0 & 0 \\ 0 & & 0 \\ 0 & \cdots & \boldsymbol{F}_u \end{bmatrix}, \ \boldsymbol{W}_D = \begin{bmatrix} \boldsymbol{W} & 0 & 0 \\ 0 & & 0 \\ 0 & \cdots & \boldsymbol{W} \end{bmatrix} \tag{4-74}$$

其中,$\boldsymbol{x}_s = [\boldsymbol{x}_1, \boldsymbol{x}_2, \cdots, \boldsymbol{x}_L]^T$,$\boldsymbol{x}_1, \boldsymbol{x}_2, \cdots, \boldsymbol{x}_L$ 表示各线圈敏感度加权图像,$\boldsymbol{F}_u$ 为欠采样傅里叶算子;$\boldsymbol{W}$ 表示小波变换;$\boldsymbol{d} = [\boldsymbol{d}_1, \boldsymbol{d}_2, \cdots, \boldsymbol{d}_L]^T$,$\boldsymbol{d}_1, \boldsymbol{d}_2, \cdots, \boldsymbol{d}_L$ 为各线圈欠采样 K 空间数据。

在模型中通过 $\ell_{2,1}$ 混合范数提升组稀疏,$\ell_{2,1}$ 混合范数定义为

$$\left\|\boldsymbol{W}_D\boldsymbol{x}_S\right\|_{2,1} = \left\|\boldsymbol{\alpha}\right\|_{2,1} = \sum_{j=1}^{N}\left(\sum_{l=1}^{L}\alpha_j^2(l)\right)^{\frac{1}{2}} \tag{4-75}$$

采用最大-最小化方法求解上述组稀疏优化问题。

组稀疏基于如下假设:小波变换对图像中的不连续点(奇异点)进行编码。小波变换系数在有不连续点的地方具有很高的值,在光滑区域具有很低的值(零或接近零)。MR 图像多为光滑图像,具有少量的不连续点,因此 MR 图像的小波系数是稀疏的。而在并行成像中,线圈敏感度图通常都比较平滑,不会引入跳跃不连续也不会消除任何现存的不连续点。因此,原始图像的小波系数与对应位置的敏感度加权图像的小波系数值相似,即对于某一特定位置,原始 MR 图像的小波系数较大,则敏感度加权图像的小波系数在对应位置处较高。同样,对于低值小波系数,对应关系也成立。不同敏感度加权图像对应的小波系数在对应的位置具有相似的值。

4.4　压缩感知动态磁共振成像

动态磁共振成像(Dynamic Magnetic Resonance Imaging，dMRI)获取一系列随时间变化的动态序列图像，对于心血管系统疾病的诊断、各种对比增强成像、灌注成像、脑功能成像和介入成像等具有重要的临床价值。因此，研究如何提高动态磁共振成像的速度，获取高时间分辨率、高空间分辨率和/或大覆盖范围的动态磁共振图像具有非常重要的意义。

动态磁共振成像在 k-t 空间采集数据，成像方程可表示如下

$$y(\boldsymbol{k},t) = \int x(\boldsymbol{r},t)\mathrm{e}^{-\mathrm{j}kr}\,\mathrm{d}\boldsymbol{r} + \varepsilon(\boldsymbol{k},t) \tag{4-76}$$

其中，$y(\boldsymbol{k},t)$ 表示 k-t 空间测量信号，$x(\boldsymbol{r},t)$ 表示待重建动态序列图像，$\varepsilon(\boldsymbol{k},t)$ 为测量噪声。对于加速动态磁共振成像，$y(\boldsymbol{k},t)$ 信号高度欠采样。从欠采样的 $y(\boldsymbol{k},t)$ 重建 $x(\boldsymbol{r},t)$ 是一个病态反问题，为了精确重建 $x(\boldsymbol{r},t)$ 需要合并先验信息进行正则化。

dMRI 在 k-t 空间采集数据，具有广泛的时空相关性，与静态成像相比具有更大的稀疏度，特别适合 CS 的应用。早期基于 CS 的动态磁共振成像利用图像序列在变换域的稀疏进行图像重建[61-65]，空间方向的稀疏变换一般采用小波或全变差(TV)，时间方向采用时间傅里叶或一阶有限时间差分。基于自适应字典较固定基具有更好的稀疏表达能力，2013 年，Ying 等利用自适应字典稀疏表示时-空域的动态图像子块以实现快速动态磁共振成像，将二维空间字典推广到三维时-空字典(2 个空间维度和 1 个时间维度)用于加速磁共振心脏电影成像[66,67]。2014 年，Caballiro 等提出了类似的方法[68]。另一方面，低秩矩阵表示将 CS 概念扩展到矩阵，Liang[69,70]等将低秩矩阵表示用于动态磁共振序列图像，通过最小化由序列图像构成的矩阵的秩实现欠采样下的动态磁共振图像重建。Zhao[71]等和 Lingala[72]等将低秩矩阵约束和稀疏表示相结合，通过同时的低秩和稀疏约束使得重建图像的质量较单独稀疏或单独低秩明显提高。2014 年，Otazo[73]等将低秩矩阵加稀疏矩阵分解模型($\boldsymbol{L}+\boldsymbol{S}$ 分解)用于动态磁共振成像，将由序列图像构成的矩阵 $\boldsymbol{M}$ 分解成代表背景的低秩矩阵 $\boldsymbol{L}$ 和表示动态信息的稀疏矩阵 $\boldsymbol{S}$，用于二维心肌灌注成像。以上方法将高维动态序列图像表示为矢量或矩阵，丢失了一些内在的信息。为了弥补以上不足，研究人员尝试将多线性技术和高阶张量分解用于动态磁共振图像重建[74-77]。2016 年，Roohi[78]等进一步将稀疏表示和张量分解结合用于动态磁共振成像。

4.4.1　基于稀疏变换的动态磁共振成像

4.4.1.1　k-t SPARSE

Lustig 等于 2007 年提出了第一个基于压缩感知的动态磁共振成像方法，称为

k-t SPARSE，主要用于准周期性运动的心脏动态电影成像[61]。通过对每个时间帧采用不同的随机欠采样模式可以获得所需的 k_y-t 空间非相干性，与单纯的 k_y 随机欠采样相比，k_y-t 随机欠采样增加了非相干性，因为欠采样伪影沿二维而不是一维非相干分布。

　　由于心脏的准周期性运动，单个体素强度的时间序列在时间频率域中是稀疏的，如图 4-18 所示。同时，心脏电影图像的单个帧在小波域内是稀疏的。因此，在帧内实施空间小波变换、帧间进行时间傅里叶变换可实现心脏图像的有效时-空稀疏表示。通过求解稀疏优化问题实现心脏动态图像重建。然而，k-t SPARSE 的主要缺点是计算量大且存在一些图像伪迹。

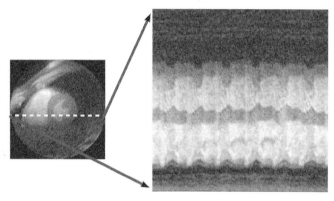

(a) 原始心脏图像　　　　　　　　(b) 沿虚线位置按时间帧排列的动态图

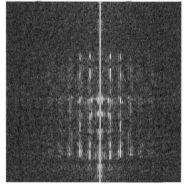
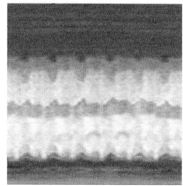

(c) 图(b)的时间傅里叶变换　　　　　　(d) 保留 5%最大傅里叶系数的重建图

图 4-18　心脏 MR 图像的稀疏变换[61]

4.4.1.2　k-t FOCUSS

　　k-t SPARSE 采用共轭梯度求解稀疏优化问题，计算量大且收敛速度慢。为此，Jung 等提出了 k-t FOCUSS 算法[62]，利用图像在 y-f 域的稀疏性，在时间方向上进行傅里叶变换，然后通过 FOCUSS(Focal Underdetermined System Solver)方法将最小化 ℓ_1 范数问题转化为渐近优化最小化 ℓ_2 范数问题。该方法克服了 k-t SPARSE 方法的一些缺点，能够有效地重建图像，并且有较快的收敛速度，从压缩感知的观点来看，它是渐近最优的。最基本的 k-t FOCUSS 用于心脏动态电影成像，通过沿时间轴进行时间傅里叶变换对时变图像进行稀疏表示，然后采用 FOCUSS 算法求稀疏解。

考虑笛卡儿欠采样轨迹，k_x 轴为读出方向，k_y 轴为相位编码方向。沿读出方向全采样，相位编码方向变密度随机欠采样。$\sigma(y,t)$ 表示未知的图像(由于读出方向全采样，此处省略 x 坐标)，$\upsilon(k,t)$ 表示 K 空间测量数据，则有

$$\upsilon(k,t) = \int \sigma(y,t) \mathrm{e}^{-\mathrm{j}2\pi ky} \, \mathrm{d}y \tag{4-77}$$

对于心脏电影成像，由于心脏运动的周期性，可以沿时间轴对 $\sigma(y,t)$ 进行傅里叶变换有效地稀疏表示。让 $\rho(y,f)$ 表示在 y-f 域的二维频谱信号，得到下面的二维傅里叶关系

$$\upsilon(k,t) = \iint \rho(y,f) \mathrm{e}^{-\mathrm{j}2\pi(ky+ft)} \mathrm{d}y\mathrm{d}f \tag{4-78}$$

用向量形式表示如下

$$\upsilon = F_y F_t \rho \tag{4-79}$$

其中，F_y、F_t 分别表示沿 y 轴和时间轴 t 的傅里叶变换。然后，利用未知信号的稀疏性，可得以下 ℓ_1 极小化问题

$$\min \|\rho\|_1, \quad \text{s.t. } \upsilon = F_y F_t \rho \tag{4-80}$$

代替直接求解式(4-80)的 ℓ_1 极小化问题，k-t FOCUSS 采用 FOCUSS 算法通过加权二次优化技术渐近地逼近 ℓ_1 极小化，设

$$\rho = Wq \tag{4-81}$$

其中，W 是一个加权矩阵，q 是以下约束最小化问题的一个解

$$\min \|q\|_2, \quad \text{s.t. } \|\upsilon - FWq\|_2 \leqslant \varepsilon \tag{4-82}$$

利用拉格朗日乘子将约束优化问题转化为无约束优化问题，给出如下目标函数

$$C(q) = \|\upsilon - FWq\|_2^2 + \lambda \|q\|_2^2 \tag{4-83}$$

其中，λ 表示适当的拉格朗日参数；$F = F_y F_t$。极小化式(4-83)给出如下最优解

$$\rho = Wq = WW^{\mathrm{T}} F^{\mathrm{H}} (FWW^{\mathrm{T}} F^{\mathrm{H}} + \lambda I)^{-1} \upsilon \tag{4-84}$$

由于 FOCUSS 算法需要一个初始的 ρ_0(可由 K 空间中心部分补零重建得到)，

式(4-83)的目标函数可以修改为

$$C(\boldsymbol{q}) = \left\| \boldsymbol{\upsilon} - \boldsymbol{F}\boldsymbol{\rho}_0 - \boldsymbol{F}\boldsymbol{W}\boldsymbol{q} \right\|_2^2 + \lambda \left\| \boldsymbol{q} \right\|_2^2 \tag{4-85}$$

其中，$\boldsymbol{\rho} = \boldsymbol{\rho}_0 + \boldsymbol{W}\boldsymbol{q}$，然后给出最优解如下

$$\boldsymbol{\rho} = \boldsymbol{\rho}_0 + \boldsymbol{W}\boldsymbol{W}^{\mathrm{T}}\boldsymbol{F}^{\mathrm{H}}(\boldsymbol{F}\boldsymbol{W}\boldsymbol{W}^{\mathrm{H}}\boldsymbol{F}^{\mathrm{H}} + \lambda \boldsymbol{I})^{-1}(\boldsymbol{\upsilon} - \boldsymbol{F}\boldsymbol{\rho}_0) \tag{4-86}$$

FOCUSS 算法的新奇之处在于加权矩阵 $\boldsymbol{W}$ 可使用前面的解不断地更新。更具体地，如果 $n-1$ 次迭代的图像估计由下式给出

$$\boldsymbol{\rho}_{n-1} = \left[\rho_{n-1}(1), \rho_{n-1}(2), \cdots, \rho_{n-1}(N) \right]^{\mathrm{T}} \tag{4-87}$$

其中，N 为 y-f 空间的数据总数，那么 FOCUSS 的第 n 次迭代可以通过以下步骤计算。

①计算加权矩阵 $\boldsymbol{W}_n$

$$\boldsymbol{W}_n = \begin{bmatrix} \left| \rho_{n-1}(1) \right|^p & 0 & \cdots & 0 \\ 0 & \left| \rho_{n-1}(2) \right|^p & \cdots & 0 \\ \vdots & \vdots & & \vdots \\ 0 & 0 & \cdots & \left| \rho_{n-1}(N) \right|^p \end{bmatrix}, \quad \frac{1}{2} \leqslant p \leqslant 1 \tag{4-88}$$

②计算第 n 次 FOCUSS 估计

$$\boldsymbol{\rho} = \boldsymbol{\rho}_0 + \boldsymbol{W}\boldsymbol{W}^{\mathrm{T}}\boldsymbol{F}^{\mathrm{H}}(\boldsymbol{F}\boldsymbol{W}\boldsymbol{W}^{\mathrm{T}}\boldsymbol{F}^{\mathrm{H}} + \lambda \boldsymbol{I})^{-1}(\boldsymbol{\upsilon} - \boldsymbol{F}\boldsymbol{\rho}_0) \tag{4-89}$$

③判断是否收敛，如果收敛，停止迭代，输出 $\boldsymbol{\rho}$；否则，增加 n，进入步骤①。

k-t FOCUSS 首先找到一个低分辨率的估计 $\rho(y, f)$ 来初始化 $\boldsymbol{W}_0$ 矩阵。一个好的初始估计 $\rho(y, f)$ 对保证算法的性能非常重要。在实现动态 MRI 的 k-t FOCUSS 时，采用低频区域采样较多的伪随机采样模式。因此，在不需要额外训练数据的情况下，可以很容易地从零填充的直接傅里叶变换得到初始估计。当然，一个额外的训练集也可以用于 $\boldsymbol{W}_0$ 的初始估计。

尽管前面介绍的 k-t FOCUSS 使用时间傅里叶变换进行稀疏变换，但是可以使用更一般的变换。当图像跟随周期运动时，时间傅里叶变换能够有效地对信号进行稀疏表示。然而，对于具有更一般运动的物体，其他变换可能更有效地使信号稀疏，如 KLT(Karhunen-Loeve Transform) 或 PCA 等。

2009 年，k-t FOCUSS 被扩展成更通用的预测和剩余编码框架[63]。该框架使用预测和残差编码，其中预测对动态图像进行近似估计，残差编码处理剩余的残差信号。在原始 k-t FOCUSS 中，时间平均对应于预测，而算法的主体是残差编码。然而，采用更好的预测可以进一步提高 k-t FOCUSS 的性能，由于 k-t FOCUSS 的残差信号越稀疏，需要更少的 k-t 样本进行残差编码。为此，提出了两种新的预测方法：

基于 RIGR（Reduced-encoding Imaging by Generalized-series Reconstruction）的方法和运动估计/补偿（ME/MC）方法。

未知信号 ρ 分解为预测信号 ρ_0 和残差信号 $\Delta\rho$

$$\rho = \rho_0 + \Delta\rho \tag{4-90}$$

现在的目标是对残差信号 $\Delta\rho$ 施加稀疏性而不是整个信号 ρ。具体来说，动态 MR 图像的压缩感知方法可以表示为

$$\min_{\rho}\left\|\Delta\rho\right\|_1, \quad \text{s.t.} \left\|\upsilon - F\rho_0 - F\Delta\rho\right\|_2 \le \varepsilon \tag{4-91}$$

采用和前面相同的 FOCUSS 算法求残差信号 $\Delta\rho$，进而得到整个信号 ρ。当有一个好的预测信号 ρ_0 时残差信号 $\Delta\rho$ 要比整个信号 ρ 更稀疏，从而减少所需 k-t 样本数。

4.4.1.3　k-t SPARSE-SENSE

k-t SPARSE-SENSE[64]是由 Otazo 等于 2010 年提出的一种动态磁共振成像加速方法，它将 k-t SPARSE 和 SENSE 相结合实现了采样率的显著降低，达到 8 倍加速。该方法采用分布式压缩感知的思想，利用多线圈图像的联合稀疏。

每个线圈获得的 k-t 空间数据可表示为

$$y_l = F_u C_l x, \quad l = 1, 2, \cdots, L \tag{4-92}$$

其中，x 为待重建的动态图像序列，F_u 为欠采样傅里叶算子，C_l 为第 l 个线圈的敏感度。k_x 方向全采样。代替将压缩感知单独应用于每个线圈，k-t SPARSE-SENSE 将多个线圈的模型串联起来，形成如下的多线圈模型

$$y = Ex, \quad y = \begin{bmatrix} y_1 \\ \vdots \\ y_L \end{bmatrix}, \quad E = F_u \begin{bmatrix} C_1 \\ \vdots \\ C_L \end{bmatrix} \tag{4-93}$$

合并分布式压缩感知得到图像重建模型

$$\hat{x} = \arg\min_{x}\left\{\left\|Ex - y\right\|_2^2 + \lambda\left\|F_t x\right\|_1\right\} \tag{4-94}$$

其中，F_t 表示时间傅里叶算子。x 表示所有线圈图像，因此 ℓ_1 范数项强制多线圈的联合稀疏。采用非线性共轭梯度法求解上式的优化问题。线圈敏感度 C_l 通过时间平均获取。

k-t SPARSE-SENSE 先后在加速首过心肌灌注磁共振成像、实时心脏电影成像和相位对比电影成像等进行了验证。

4.4.2　基于时-空字典学习的动态磁共振成像

为了使用字典学习对静态图像进行稀疏化，从图像提取 2D 重叠图像块，从而在空间上捕获局部结构同时降低计算复杂度。在动态 MRI 中，高相关性也表现在时间方向上，这使得空间和时间域的稀疏表示成为可能。2013 年，Wang 等将 2D 空间字典扩展成 3D 时-空字典用于加速心脏电影成像[66,67]。

设 X 为 dMRI 图像序列，$X_t(t=1,2,\cdots,T)$ 表示第 t 帧图像。R_{ijk} 定义为从 X 中位置 (i,j,k) 处提取具有预定义大小 (n_f, n_p, n_t) 的三维子块的算子。考虑到空间结构和时间变化随帧不同而改变，采用时间依赖性字典。考虑一个子序列 $X_{t,M}$，其中包含 M 个连续的图像帧，即 $X_{t,M}=[X_t, X_{t+1}, \cdots, X_{t+M-1}]$。将 $X_{t,M}$ 分成重叠的 3D 图像块，并期望这些块可以在字典 D_t 上稀疏地表示，下标 t 表示字典是时间依赖的。这种局部字典模型能够更好地适应空间结构和时间的变化。相应的字典学习问题可以表示为

$$\min_{D_t, \Gamma_t} \sum_{i,j,k} \left\| R_{ijk} X_{t,M} - D_t \alpha_{ijk} \right\|_2^2, \quad \text{s.t.} \ \left\| \alpha_{ijk} \right\|_0 < K, \quad \forall i,j,k \tag{4-95}$$

该模型具有捕获局部时间变化的能力。另外，由于 n_t 比 T 小很多，所以模型的原子尺寸更小。由于字典的冗余系数是固定的，原子的数目也减少了。另一方面，由于 dMRI 中的连续图像相似，字典 D_t 和 D_{t+1} 也应该包含相似的结构。因此，D_t 的结果可以作为训练 D_{t+1} 时的初值。这有助于减少 K-SVD 算法在后续帧中的迭代。利用上述基于图像块的时-空字典学习模型，将 dMRI 重建问题表示为

$$\min_{X, D_t, \Gamma_t} \left\| F_t^u X_{t,M} - Y_{t,M} \right\| + \lambda_1 \sum_{i,j,k} \left\| R_{ijk} X_{t,M} - D_t \alpha_{ijk} \right\|_2^2 + \lambda_2 \text{TV}(X_{t,M}), \ t=1,2,\cdots,T$$
$$\text{s.t.} \ \left\| \alpha_{ijk} \right\|_0 \leqslant K, \quad \forall i,j,k \tag{4-96}$$

其中，$Y_{t,M}=[Y_t, Y_{t+1}, \cdots, Y_{t+M-1}]$，$Y_t$ 表示第 t 帧图像 X_t 的欠采样 K 空间数据，F_t^u 为相应的欠采样傅里叶算子，$\text{TV}(\cdot)$ 为沿空间维度的全变差算子，在模型中作于一种辅助稀疏变换；λ_1、λ_2 为调优参数。采用交替优化方法求解上述问题，最小化过程分为两个步骤。

第一步：固定 X_t，问题简化为

$$\min_{D_t, \Gamma_t} \sum_{i,j,k} \left\| R_{ijk} X_{t,M} - D_t \alpha_{ijk} \right\|_2^2, \ \text{s.t.} \ \left\| \alpha_{ijk} \right\|_0 < K, \quad \forall i,j,k \tag{4-97}$$

采用 K-SVD 算法来估计 D_t。在字典学习完成后，采用 OMP 算法进行稀疏编码。

第二步：固定 D_t 和 Γ_t，问题可表示为

$$\min_{X} \left\| \boldsymbol{F}_t^u \boldsymbol{X}_{t,M} - \boldsymbol{Y}_{t,M} \right\| + \lambda_1 \sum_{i,j,k} \left\| \boldsymbol{R}_{ijk} \boldsymbol{X}_{t,M} - \boldsymbol{D}_t \boldsymbol{\alpha}_{ijk} \right\|_2^2 + \lambda_2 \mathrm{TV}(\boldsymbol{X}_{t,M}) \tag{4-98}$$

采用分裂布雷格曼法求解上述优化问题。

Caballero 也提出一种时-空字典来加速磁共振心脏电影成像[68]，主要的差别表现在以下三个方面：①代替使用空间全变差，采用时间梯度作于一种辅助稀疏变换；②采用单个字典而不是时变字典以减低计算复杂度；③采用实数字典分别对实部和虚部图像进行稀疏表示。

4.4.3   基于低秩和稀疏结合的动态磁共振成像

4.4.3.1   PS 模型

Liang 等提出了基于稀疏成像理论的动态磁共振成像模型——PS(Partial Separability)模型[69,70]。

动态磁共振信号 $y(k,t)$ 表示为

$$y(k,t) = \int \rho(r,t) \mathrm{e}^{-jkr} \, \mathrm{d}r \tag{4-99}$$

根据 PS 理论，在动态成像中，信号被认为在空间域和时间域之间有很强的相关性。PS 模型基于信号部分可分特性，使用事先给定的秩来显式地恢复数据矩阵。动态信号可分解为

$$y(k,t) = \sum_{l=1}^{L} u_l(k) v_l(t) \tag{4-100}$$

其中，参数 L 为模型阶数，$\{u_l(k)\}$ 为信号的空间基函数，$\{v_l(t)\}$ 为信号在时间序列上的基函数，反映成像对象在时间轴上的变化。

PS 模型由三部分组成：第一步先根据训练或引导数据确定时间序列上的基函数 $\{v_l(t)\}$；第二步将得到的基函数 $\{v_l(t)\}$ 代入到式(4-100)中进行拟合求解，确定空间基函数 $\{u_l(k)\}$；第三步使用式(4-100)将成像数据进行填充并进行傅里叶逆变换，从而得到完整的重建结果。

PS 模型本质上是一种低秩模型，它还可以与 CS 的稀疏性相结合，形成 PS-CS 模型[71]。即可以将 PS 模型写成如下矩阵形式

$$\boldsymbol{C} = \begin{bmatrix} \rho(r_1,t_1) & \rho(r_2,t_1) & \cdots & \rho(r_M,t_1) \\ \rho(r_1,t_2) & \rho(r_2,t_2) & \cdots & \rho(r_M,t_2) \\ \vdots & \vdots & & \vdots \\ \rho(r_1,t_N) & \rho(r_2,t_N) & \cdots & \rho(r_M,t_N) \end{bmatrix} = \boldsymbol{V}_t \boldsymbol{U}_s \tag{4-101}$$

与 CS 稀疏性结合，得到如下模型形式

$$\min \left\| \text{vec}(\boldsymbol{V}_f \boldsymbol{U}_s) \right\|_1, \quad \text{s.t.} \quad \boldsymbol{P}(\boldsymbol{F}_s \boldsymbol{V}_t \boldsymbol{U}_s) = \boldsymbol{D} \tag{4-102}$$

其中，$\boldsymbol{P}$ 表示 (k,t) 采样矩阵，$\boldsymbol{V}_f = \boldsymbol{V}_t \boldsymbol{F}_t$，$\boldsymbol{F}_s$ 和 $\boldsymbol{F}_t$ 分别是空间域和时间序列上的傅里叶变换。

PS 及 PS-CS 模型在矩阵下的形式还可以推广到高维张量下的形式[79]。

4.4.3.2　k-t SLR

k-t SLR[72]通过同时利用动态数据的稀疏性和低秩性实现快速动态磁共振成像。为了有效地利用动态图像的时-空相关性，k-t SLR 将动态图像以矩阵形式重新排列

$$\boldsymbol{X} = \begin{bmatrix} x(\boldsymbol{r}_0, t_0) & \cdots & x(\boldsymbol{r}_0, t_{n-1}) \\ \vdots & & \vdots \\ x(\boldsymbol{r}_{m-1}, t_0) & \cdots & x(\boldsymbol{r}_{m-1}, t_{n-1}) \end{bmatrix} \tag{4-103}$$

其中，m 是每帧图像像素的数量；n 是动态图像的帧数。$\boldsymbol{X}$ 的行对应于像素，而列表示时间样本。$\boldsymbol{X}$ 的秩 $r < \min(m,n)$，构成低秩矩阵，可分解为

$$\boldsymbol{X} = \underset{m \times r}{\boldsymbol{U}} \underset{r \times r}{\sum} \underset{r \times n}{\boldsymbol{V}^{\text{H}}} \tag{4-104}$$

对于低秩矩阵可通过求解如下约束优化问题很好地恢复

$$\boldsymbol{X}^* = \arg\min_{\boldsymbol{X}} \left\| \boldsymbol{F}_u(\boldsymbol{X}) - \boldsymbol{y} \right\|^2, \quad \text{s.t.} \quad \text{rank}(\boldsymbol{X}) \leqslant r \tag{4-105}$$

利用拉格朗日乘子重新构造上述约束优化问题，得到

$$\boldsymbol{X}^* = \arg\min_{\boldsymbol{X}} \left\| \boldsymbol{F}_u(\boldsymbol{X}) - \boldsymbol{y} \right\|^2 + \lambda \text{rank}(\boldsymbol{X}) \tag{4-106}$$

因为秩惩罚是非凸的，用如下谱正则化优化问题替换式(4-106)得到

$$\boldsymbol{X}^* = \arg\min_{\boldsymbol{X}} \left\| \boldsymbol{F}_u(\boldsymbol{X}) - \boldsymbol{y} \right\|^2 + \lambda \varphi(\boldsymbol{X}) \tag{4-107}$$

其中，$\varphi(\boldsymbol{X})$ 表示合适的谱惩罚项，k-t SLR 采用一般类的 Schatten p-泛函

$$\varphi(\boldsymbol{X}) = (\left\| \boldsymbol{X} \right\|_p)^p = \sum_{i=1}^{r} \sigma_i^p \tag{4-108}$$

其中，$\boldsymbol{X} = \underset{m \times r}{\boldsymbol{U}} \underset{r \times r}{\sum} \underset{r \times n}{\boldsymbol{V}^{\text{H}}}$ 是 $\boldsymbol{X}$ 的 SVD 分解，$\boldsymbol{\Sigma} = \text{diag}([\sigma_0, \sigma_1, \cdots, \sigma_{r-1}])$。当 $p=1$ 时，上式为核范数，当 $p<1$ 时，谱惩罚项不再是范数而且是非凸的。

在动态成像应用中，时间序列中的图像可能具有稀疏小波系数或稀疏梯度。此外，如果像素的强度分布是周期性的(如心脏电影成像)，在傅里叶域中的列可能是稀疏的。k-t SLR 将特定基中信号的稀疏性和低秩矩阵特性相结合，进一步提高图像重建的性能。

$$X^* = \arg\min_X \|F_u(X) - y\|^2, \quad \text{s.t.} \ \left\{ \text{rank}(X) \leqslant r, \left\|\boldsymbol{\Phi}^{\mathrm{H}} X \boldsymbol{\Psi}\right\|_1 < K \right\} \quad (4\text{-}109)$$

$\boldsymbol{\Phi}$ 和 $\boldsymbol{\Psi}$ 分别是对 X 的行空间和列空间稀疏化的变换或算子。利用拉格朗日乘子重写上述约束优化问题，得到

$$\begin{cases} X^* = \arg\min_X \|F_u(X) - y\|^2 + \lambda_1 \varphi(X) + \lambda_2 \psi(X) \\ \psi(X) = \left\|\boldsymbol{\Phi}^{\mathrm{H}} X \boldsymbol{\Psi}\right\|_1 = \left\|\sqrt{|D_x X|^2 + |D_y X|^2 + |D_t X|^2}\right\|_1 \end{cases} \quad (4\text{-}110)$$

D_x、D_y 和 D_t 分别为沿 x、y 和 t 方向的有限差分矩阵。k-t SLR 采用变量分离法求解以上优化问题。

4.4.3.3 基于低秩和稀疏矩阵分解的动态磁共振图像重建

2015 年，Otazo 等提出一种基于低秩和稀疏矩阵分解的动态磁共振图像重建方法[73]。将序列动态磁共振图像构成的矩阵分解为表示背景的低秩矩阵 L 和表示动态变化的稀疏矩阵 S 之和，简称为 $L+S$ 分解。

(1) $L+S$ 分解模型

Candes 等在对视频进行主成分分析时提出一个有趣的问题：对于某一个矩阵 M，它是一个低秩矩阵 L 与一个稀疏矩阵 S 的和，在只知道矩阵 M 的情况下，能否分别得到 L 与 S？视频数据中每帧图像都有相关性很强的背景，以及变化较快的动态部分。将视频数据的每一帧图像拉成一列重新组成一个矩阵 M。沿时间方向看，背景部分 L 具有很低的秩，去除背景部分后的变化部分 S 则可认为是稀疏的。因此可建立如下 $L+S$ 分解模型，分别利用核范数与 ℓ_1 范数来约束 L 与 S，其数学表达为

$$\min_{L,S} \|L\|_* + \lambda \|S\|_1, \quad \text{s.t.} \ M = L + S \quad (4\text{-}111)$$

其中，$\|L\|_*$ 为核范数，即矩阵 L 的奇异值之和；$\|S\|_1$ 为 ℓ_1 范数，即矩阵 S 的绝对值之和；λ 则是权衡 ℓ_1 范数与核范数贡献的调和参数。

实现 $L+S$ 分解算法旨在将矩阵 M 分解成低秩矩阵 L（含少量非零奇异值）与稀疏矩阵 S（含有少量非零值）之和。当该分解存在时，希望分解是唯一的。这样，在只知道两者之和的条件下，便可得到确切的 L 和 S 部分。研究表明，当同时满足低秩部分 L 不稀疏而稀疏部分 S 不低秩时，该分解问题是适定的，有唯一的分解。

(2) 基于 $L+S$ 分解的动态磁共振图像重建

与视频图像类似，动态 MRI 数据也可表示成背景部分与动态部分的叠加。背景部分对应每帧中高度相关的信息，其随时间变化缓慢。动态部分捕捉每帧图像的变化信息，随时间迅速变化。将 $L+S$ 分解模型应用于动态 MRI 时，各连续帧图像组

成一个时间图像序列 M ，每一帧图像用 M 的一列表示。 M 被分解为代表背景部分的矩阵 L 和记录逐帧变化的动态部分的矩阵 S 。由于磁共振动态图像高度时-空相关，代表背景部分的矩阵 L 具有低秩性。动态部分通常是稀疏的，这是因为连续帧之间明显的差别常常只体现在数量相对较少的像素上。

尽管 S 部分本身具备稀疏性，对于动态磁共振图像可通过合适的变换（如时间傅里叶），进一步增加稀疏度。将 $L + S$ 分解模型用于动态磁共振图像重建得到如下图像重建模型

$$\min_{L,S} \|L\|_* + \lambda \|TS\|_1, \quad \text{s.t. } F_u(L + S) = d \tag{4-112}$$

其中， T 表示稀疏部分 S 的稀疏变换， F_u 表示欠傅里叶采样算子， d 表示欠采样后的 k-t 数据。式(4-112)可改写成下面的非约束优化问题

$$\min_{L,S} \frac{1}{2} \|F_u(L + S) - d\|_2^2 + \lambda_L \|L\|_* + \lambda_S \|TS\|_1 \tag{4-113}$$

其中， λ_L 、 λ_S 为正则化参数，平衡核范数、 ℓ_1 范数和数据一致性项。在文献[73]中，采用软阈值迭代算法求解上式的凸优化问题。定义软阈值(Soft-Thresholding, ST)算子

$$\text{ST}_\lambda(x) = \text{sgn}(x) \max(|x| - \lambda, 0) \tag{4-114}$$

其中， x 为复数值，门限 λ 为实数值。对每个元素都进行此运算。基于软阈值处理与矩阵的奇异值分解，再定义奇异值软阈值(Singular Value Thresholding，SVT)算子

$$\text{SVT}_\lambda(M) = U * \text{ST}_\lambda(\Sigma) * V^H \tag{4-115}$$

即先对矩阵 M 进行奇异值分解得到相应的 Σ ，再对对角阵 Σ 进行软阈值处理。

算法开始进行迭代前， M 的初值直接采用 K 空间欠采样数据的傅里叶逆变换。初始的稀疏部分矩阵 S 置为 0，低秩部分 $L = M$ 。在进行到第 k 次迭代时，对 $(M_{k-1} - S_{k-1})$ 进行 SVT 运算得到下一次迭代的 L_k ，然后再对 $(M_{k-1} - L_{k-1})$ 进行 ST 运算得到 S_k 。最后，依据数据一致性条件更新 M_k 。算法迭代直至满足停止条件。

$L + S$ 重建的可行性在多种动态 MRI 真实加速实验中进行了验证，包括心肌灌注、心脏电影、时间分辨血管造影、腹部和胸部灌注。采样轨迹包括笛卡儿和径向采样。

4.5　本　章　小　结

本章首先简单了介绍压缩感知的基本理论，然后分别介绍了压缩感知磁共振成像的一般原理、压缩感知并行磁共振成像和压缩感知动态磁共振成像。在本章中也详细介绍了作者团队在基于自适应字典学习、梯度域和多特征域卷积稀疏编码的快速磁共振成像上取得的部分研究成果。

参 考 文 献

[1]　Candès E, Romberg J, Tao T. Robust uncertainty principles: exact signal reconstruction from highly incomplete frequency information. IEEE Transactions on Information Theory, 2006, 52(2): 489-509.

[2]　Donoho D. Compressed sensing. IEEE Transactions on Information Theory, 2006, 52(4): 1289-1350.

[3]　Lustig M, Donoho D, Pauly J M. Sparse MRI: the application of compressed sensing for rapid MR imaging. Magnetic Resonance in Medicine, 2007, 58(6): 1182-1195.

[4]　Nyquist H. Certain topics in telegraph transmission theory. Proceedings of the IEEE, 1928, 90(2): 280-305.

[5]　Shannon C. Communication in the presence of noise. Proceedings of the Institute of Radio Engineers, 1949, 37(1): 10-21.

[6]　Xu Z, Zhang H, Wang Y, et al. L(1/2) regularization. Science China: Information Sciences, 2010, 53(6): 1159-1169.

[7]　Xu Z, Chang X, Xu F, et al. L1/2 regularization: a thresholding representation theory and a fast solver. IEEE Transactions on Neural Networks and Learning Systems, 2012, 23(7): 1013-1027.

[8]　Do M N, Vetterli M. The Contourlet transform: an efficient directional multiresolution image representation. IEEE Transactions on Image Processing, 2005, 14(12): 2091-2106.

[9]　Candes E J. Ridgelet: Theory and Applications. Stanford: Stanford University, 1998.

[10]　Candes E J, Donoho D L. Curvelets: A Surprisingly Effective Nonadaptive Representation for Objects with Edges Curves and Surfaces. Nashville: Vanderbilt University Press, 2000.

[11]　Pennec E L, Mallat S. Image compression with geometrical wavelets// International Conference on Image Processing, Vancouver, 2000.

[12]　Donoho D L. Wedgelets: nearly-minimax estimation of edges. Annals of Statistics, 1999, 27(3): 859-897.

[13]　Mallat S G, Zhang Z F. Matching pursuits with time-frequency dictionaries. IEEE Transactions on Signal Processing, 1993, 41(12): 3397-3415.

[14]　Olshausen B A, Field D J. Sparse coding with an overcomplete basis set: a strategy employed by V1?. Vision Research, 1997, 37(23): 3311-3325.

[15]　Engan K, Aase S O, Husoy J H.Method of optimal directions for frame design//International Conference on Acoustics, Speech, and Signal Processing, Phoenix, 1999.

[16]　Aharon M, Elad M, Bruckstein A. K-SVD: an algorithm for designing overcomplete dictionaries for sparse representation. IEEE Transactions on Signal Processing, 2006, 54(11): 4311-4322.

[17] Liu Q, Wang S, Luo J. A novel predual dictionary learning algorithm. Journal of Visual Communication and Image Representation, 2012, 23(1): 182-193.

[18] Liu Q, Luo J, Wang S, et al. Anaugmented Lagrangian multi-scale dictionary learning algorithm. EURASIP Journal on Advances in Signal Processing, 2011, (1): 1-16.

[19] Candès E, Tao T. Decoding by linear programming. IEEE Transactions on Information Theory, 2005, 51(12): 4203-4215.

[20] Emmanuel J. Candès E. The restricted isometry property and its implications for compressed sensing. Comptes Rendus Mathematique, 2008, 346(9-10): 589-592.

[21] Baraniuk R, Davenport M, deVore R, et al.A simple proof of the restricted isometry property for random matrices. Constructive Approximation, 2008, 28(3): 253-263.

[22] Candès E, Romberg J, Tao T. Stable signal recovery from incomplete and inaccurate measurements . Communications on Pure and Applied Mathematics, 2006, 59(8): 1207-1223.

[23] Fang H, Zhang Q, Wei S. A method of image reconstruction based on sub-Gaussian random projection. Journal of Computer Research and Development, 2008, 45(8): 1402-1407.

[24] Fang H, Zhang Q, Wei S. Method of image reconstruction based on very sparse random projection. Computer Engineering and Applications, 2007, 43(22): 25-27.

[25] Devore R A. Deterministic constructions of compressed sensing matrices. Journal of Complexity, 2007, 23(4-6): 918-925.

[26] Davis G, Mallat S, Avellaneda M. Adaptive greedy approximations. Constructive Approximation, 1997, 13(1): 57-98.

[27] Needell D, Vershynin R. Uniform uncertainty principle and signal recovery via regularized orthogonal matching pursuit. Foundations of Computational Mathematics, 2007,9(3): 317-334.

[28] Chen S S, Donoho D L, Saunders M A. Atomic decomposition by basis pursuit. SIAM Journal on Scientific Computing, 1998, 20(1): 3-61.

[29] Ji S, Xue Y, Carin L. Bayesian compressive sensing. IEEE Transactions on Signal Processing, 2008, 56(6): 2346-2356.

[30] Yonina C E, Gitta K. 压缩感知理论与应用. 梁栋, 王海峰译. 北京: 机械工业出版社, 2019.

[31] Vasanawala S S, Murphy M J, Alley M T, et al. Practical parallel imaging compressed sensing MRI: summary of two years of experience in accelerating body MRI of pediatric patients//IEEE International Symposium on Biomedical Imaging, Chicago, 2011.

[32] Seeger M, Nickisch H, Pohmann R, et al. Optimization of k-space trajectories for compressed sensing by Bayesian experimental design. Magnetic Resonance in Medicine, 2010, 63(1): 116-126.

[33] Gozcu B, Mahabadi R K, Li Y H, et al. Learning-based compressive MRI. IEEE Transactions on Medical Imaging, 2018, 37(6): 1394-1406.

[34] Sherry F, Benning M, Reyes J C, et al. Learning the sampling pattern for MRI. IEEE Transactions on Medical Imaging, 2020, PP(99): 1.

[35] Block K T, Uecker M, Frahm J. Undersampled radial MRI with multiple coils: iterative image reconstruction using a total variation constraint. Magnetic Resonance in Medicine, 2007, 57(6): 1086-1098.

[36] Daubechies I, Defrise M, deMol C. An iterative thresholding algorithm for linear inverse problems with a sparsity constraint. Communications on Pure and Applied Mathematics, 2004, 57(11): 1413-1457.

[37] Beck A, Teboulle M. A fast iterative shrinkage thresholding algorithm for linear inverse problems. SIAM Journal on Imaging Sciences, 2009, 2(1): 183-202.

[38] Goldstein T, Osher S. The split Bregman method for L1-regularized problems. SIAM Journal on Imaging Sciences, 2009, 2(2): 323-343.

[39] Aelterman J, Luong H Q, Goossens B, et al.Augmented lagrangian based reconstruction of non-uniformly sub-Nyquist sampled MRI data. Signal Processing, 2011, 91(12): 2731-2742.

[40] Ramani S, Fessler J A. Parallel MR image reconstruction using augmented lagrangian methods. IEEE Transactions on Medical Imaging, 2011, 30(3): 694-706.

[41] Boyd S, Parikh N, Chu E, et al. Distributed optimization and statistical learning via the alternating direction method of multipliers. Found and Trends in Machine Learning, 2010, 3(1): 1-122.

[42] Chambolle A, Pock T. A first-order primal-dual algorithm for convex problems with applications to imaging. Journal of Mathematical Imaging and Vision, 2011, 40(1): 120-145.

[43] Valkonen T. A primal-dual hybrid gradient method for nonlinear operators with applications to MRI. Inverse Problems, 2014, 30(5): 055012.

[44] Ravishankar S, Bresler Y. MR image reconstruction from highly undersampled k-space data by dictionary learning. IEEE Transactions on Medical Imaging, 2011, 30(5): 1028-1041.

[45] Liu Q, Wang S, Yang K, et al. Highly undersampled magnetic resonance imaging reconstruction using two-level Bregman method with dictionary updating. IEEE Transactions on Medical Imaging, 2013, 32(7): 1290-1301.

[46] Zhang M H, He X Y, Du S Y, et al. A generalized two-level Bregman method with dictionary updating for non-convex MRI reconstruction. Journal of Shanghai Jiaotong University, 2015, 20(6): 660-669.

[47] Zhan Z, Cai J F, Guo D, et al. Fast multi-class dictionaries learning with geometrical directions in MRI reconstruction. IEEE Transactions on Biomedical Engineering, 2016, 63(9): 1850-1861.

[48] Huang Y, Paisley J, Lin Q, et al. Bayesian nonparametric dictionary learning for compressed sensing MRI. IEEE Transactions on Image Processing, 2014, 23(12): 5007-5019.

[49] Ravishankar S, Bresler Y. Learning sparsifying transforms. IEEE Transactions on Signal

Processing, 2013, 61(5): 1072-1086.

[50] Ravishankar S, Bresler Y. Efficient blind compressed sensing using sparsifying transforms with convergence guarantees and application to magnetic resonance imaging. SIAM Journal on Imaging Sciences, 2015, 8(4): 2519-2557.

[51] Ravishankar S, Bresler Y. Data-driven learning of a union of sparsifying transforms model for blind compressed sensing. IEEE Transactions on Computational Imaging, 2016, 2(3): 294-309.

[52] Wen B, Ravishankar S, Bresler Y. FRIST: flipping and rotation invariant sparsifying transform learning and applications. Inverse Problems, 2017, 33(7): 074007.

[53] Wen B, Li Y, Bresler Y. The power of complementary regularizers: image recovery via transform learning and low-rank modeling. ArXiv Preprint, arXiv: 1808. 01316, 2018.

[54] Zeiler M D, Krishnan D, Taylor G W, et al. Deconvolutional networks// IEEE Conference on Computer Vision and Pattern Recognition (CVPR), San Francisco, 2010.

[55] 熊娇娇, 卢红阳, 张明辉, 等. 基于梯度域的卷积稀疏编码磁共振成像重建. 自动化学报, 2017, 43(10): 1841-1849.

[56] Xiong J, Liu Q, Wang Y, et al. A two-stage convolutional sparse prior model for image restoration. Journal of Visual Communication and Image Representation, 2017, 48: 268-280.

[57] Liu Q, Wang S, Ying L, et al. Adaptive dictionary learning in sparse gradient domain for image recovery. IEEE Transactions on Image Processing, 2013, 22(12): 4652-4663.

[58] Roth S, Black M J. Fields of experts: a framework for learning image priors. International Journal of Computer Vision, 2009, 82(2): 205-229.

[59] Liang D, Liu B, Wang J J, et al. Accelerating SENSE using compressed sensing. Magnetic Resonance in Medicine, 2009, 62(6): 1574-1584.

[60] Majumdar A, Ward R K. Calibration-less multi-coil MR image reconstruction. Magnetic Resonance Imaging, 2012, 30(7): 1032-1045.

[61] Lustig M, Santos J M, Donoho D L, et al. k-t SPARSE: high frame rate dynamic MRI exploiting spatio-temporal sparsity//Proceedings of ISMRM Seattle, 2006.

[62] Jung H, Ye J C, Kim E Y. Improved k-t BLAST and k-t SENSE using FOCUSS. Physics in Medicine and Biology, 2007, 52(11): 3201-3226.

[63] Jung H, Sung K, Nayak K, et al. k-t FOCUSS: a general compressed sensing framework for high resolution dynamic MRI. Magnetic Resonance in Medicine, 2009, 61(1): 103-116.

[64] Otazo R, Feng L. Combination of compressed sensing and parallel imaging for highly accelerated first-pass cardiac perfusion MRI. Magnetic Resonance in Medicine, 2010, 64(3): 767-776.

[65] Gamper U, Boesiger P, Kozerke S. Compressed sensing in dynamic MRI. Magnetic Resonance in Medicine, 2008, 59(2): 365-573.

[66] Wang Y, Zhou Y, Ying L. Undersampled dynamic magnetic resonance imaging using patch-based

spatiotemporal dictionaries// IEEE International Symposium on Biomedical Imaging（ISBI）, San Francisco, 2013.

[67] Wang Y, Ying L. Compressed sensing dynamic cardiac cine MRI using learned spatiotemporal dictionary. IEEE Transactions on Biomedical Engineering, 2014, 61（4）: 1109-1120.

[68] Caballero J, Price A N, Rueckert D. Dictionary learning and time sparsity for dynamic MR data reconstruction. IEEE Transactions on Medical Imaging, 2014, 33（4）: 979-994.

[69] Liang Z P. Spatiotemporal imaging with partially separable functions//IEEE International Symposium on Biomedical Imaging, Arlington, 2007.

[70] Haldar J P, Liang Z P. Spatiotemporal imaging with partially separable functions: a matrix recovery approach// IEEE International Symposium on Biomedical Imaging, Rotterdam, 2010.

[71] Zhao B, Haldar J P, Christodoulou A G, et al. Image reconstruction from highly undersampled （k, t）-space data with joint partial separability and sparsity constraints. IEEE Transactions on Medical Imaging, 2012, 31（9）: 1809-1820.

[72] Lingala S, Hu Y, Dibella E, et al. Accelerated dynamic MRI exploiting sparsity and low-rank structure: k-t SLR. IEEE Transactions on Medical Imaging, 2011, 30（5）: 1042-1054.

[73] Otazo R, Candes E, Sodickson D K.Low-rank plus sparse matrix decomposition for accelerated dynamic MRI with separation of background and dynamic components. Magnetic Resonance in Medicine, 2015, 73（3）: 1125-1136.

[74] Trzasko J D, Manduca A. A unified tensor regression framework for calibrationless dynamic, multi-channel MRI reconstruction//The International Society for Magnetic Resonance in Medicine, Lake City, 2013.

[75] Yu Y, Jin J, Liu F, et al. Multidimensional compressed sensing MRI using tensor decomposition-based sparsifying transform. PLoS One, 2014, 9（6）: 98441.

[76] Mardani M, Ying L, Giannakis G B. Accelerating dynamic MRI via tensor subspace learning// The International Society for Magnetic Resonance in Medicine, Toronto, 2015.

[77] Yang X M, Luo Y W, Chen S J, et al. Dynamic MRI reconstruction from highly undersampled （k, t）-space data using weighted schatten p-norm regularizer of tensor. Magnetic Resonance Imaging, 2016, 37: 260-272.

[78] Roohi S F, Zornoosh D, Kassim A A, et al. Multi-dimensional low rank plus sparse decomposition for reconstruction of under-sampled dynamic MRI. Pattern Recognition, 2017, 63: 667-679.

[79] He J, Liu Q, Christodoulou A, et al.Accelerated high-dimensional MR imaging with sparse sampling using low-rank tensors. IEEE Transactions on Medical Imaging, 2016, 35（9）: 2119-2129.

第 5 章　基于深度学习的磁共振成像

压缩感知应用于磁共振成像中，能够在保持诊断图像质量的同时实现高欠采样因子。然而，CS-MRI 经过十几年的快速发展，已进入到一个新的瓶颈期。传统的基于优化算法的 CS-MRI 在进行快速磁共振重建时存在三个比较突出的问题：①迄今为止 CS-MRI 应用中使用的稀疏变换可能过于简单，无法捕获与生物组织相关的复杂图像内容；②参数选取过程需进行多次尝试，且通用性不强；③图像重建过程需要经过很多次迭代才能使结果收敛，整个过程很耗时[1]。这使得研究人员必须寻找新的工具或者思路来解决这些问题。

近年来受深度学习(Deep Learning，DL)[2]在计算机视觉和图像处理等领域取得重大突破所启发，国内外学者开始将其用于医学快速成像并取得一些初步的研究成果[3,4]。目前基于深度学习的快速磁共振成像按学习方式大致可分为端到端的有监督深度学习、无监督深度学习和自监督深度学习三大类。

5.1　深度学习概述

为了理解深度学习，首先需要了解两个相关的概念：人工智能(Artifical Intelligence，AI)和机器学习(Machine Learning，ML)。人工智能是研究人类智能活动的规律，构造具有一定智能的人工系统，研究如何让计算机去完成以往需要人的智力才能胜任的工作，也就是研究如何应用计算机的软硬件来模拟人类某些智能行为的基本理论、方法和技术。机器学习是人工智能的一个分支，机器学习算法是一类从数据中自动分析获得规律，并利用规律对未知数据进行预测的算法。而深度学习又是机器学习的一个分支学科，它依赖于简单互联单元形成的深度神经网络。在深度学习模型中，这些单元被连接起来形成多层，能够生成提供的输入越来越高级的表示。三者的关系如图 5-1 所示。

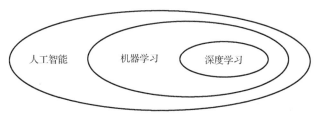

图 5-1　人工智能、机器学习、深度学习三者关系示意图

5.1.1　卷积神经网络和深度学习

人工神经网络(Artificial Neural Network，ANN)是由许多互联的处理单元(人工神经元)组成的系统,模拟人类的神经网络。一个神经网络最简单的结构包括输入层、隐藏层和输出层，如图 5-2 所示。每一层网络有多个神经元，上一层的神经元通过激活函数映射到下一层神经元，每个神经元之间有相对应的权值。传统用于机器学习的人工神经网络通常只包含 2～3 层神经元。尽管每个神经元都进行非常初级的计算，但网络的互联性却允许进行非常复杂的计算和实现非常复杂的功能。

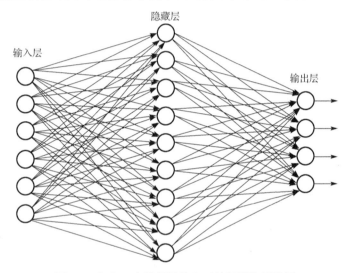

图 5-2　包含一个隐藏层的人工神经网络示意图

深度神经网络是人工神经网络的一种特殊类型。最常见的深度神经网络是卷积神经网络(Convolutional Neural Network，CNN)。卷积神经网络是一类包含卷积计算且具有深度结构的前馈神经网络(Feedforward Neural Network)。尽管卷积神经网络继承了一般人工神经网络的基本属性，但也有其自身的一些独特特性。第一，它是一种深层网络，典型的层数是 10～30 层，在极端情况下可能超过 1000 层。第二，局部连接。卷积层输出矩阵上的某个位置只与部分输入矩阵有关，而不是全部的输入矩阵。局部连接可以让特征只关注其应该关注的部分，同时也减少了神经网络的参数。第三，参数共享。同一卷积层中卷积核共享参数，一个卷积核无论在哪个位置进行卷积操作，卷积核矩阵中的值都是一样的(当然同一层不同卷积核参数不一样，不同层之间的卷积核的参数也不一样)。共享卷积核的参数可以使得图像中的内容不受位置的影响，还可以大幅减少神经网络的参数。卷积神经网络的另一个特点是在某些层之间执行池化，使得网络对图像的小位移保持不变。以上优点在网络的输入是图像时表现得更为明显，使得图像可以直接作为网络的输入，避免了传统算法中复杂的特征提取和数据重建过程，如网络能够自行抽取图像的特征包括颜色、纹理、形状及图像的拓扑结构。在处理二维或三维图像问题上，特别是识别位移、缩放及其他形式扭曲不变性的应用上具有良好的鲁棒性和运算效率等。

1998 年，LeCun 在 LeNet[5]的基础上构建了更加完备的卷积神经网络 LeNet-5，并在手写数字的识别问题中取得成功[6]。LeNet-5 沿用了 LeNet 的学习策略并在原有设计中加入了池化层对输入特征进行筛选。LeNet-5 及其后产生的变体定义了现代卷积神经网络的基本结构，其构建中交替出现的卷积层-池化层被认为能够提取输入图像的平移不变特征。LeNet-5 的成功使卷积神经网络的应用得到关注。在 2006 年深度学习理论被提出后[7]，卷积神经网络的表征学习能力得到了关注，并随着数值计算设备的更新得到快速发展。自 2012 年的 AlexNet[8]开始，得到 GPU 计算集群支持的复杂卷积神经网络多次成为 ImageNet 大规模视觉识别竞赛(ImageNet Large Scale Visual Recognition Challenge，ILSVRC)的优胜算法，包括 2013 年的 ZFNet[9]、2014 年的 VGGNet 和 GoogLeNet[10]以及 2015 年的 ResNet[11]等。

5.1.1.1　卷积神经网络的基本结构

卷积神经网络是一种带有卷积结构的深度神经网络，卷积结构可以减少深层网络占用的内存量，其三个关键的操作：一是局部感受野，二是权值共享，三是池化层，有效地减少了网络的参数数量，缓解了模型的过拟合问题。

卷积神经网络和一般神经网络一样，包括输入层、隐藏层和输出层。图 5-3 以 LeNet-5 为例展示了卷积神经网络的一般结构。

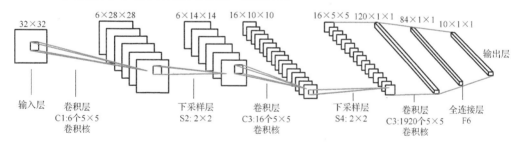

图 5-3　卷积神经网络的一般结构

1）输入层

卷积神经网络的输入层可以处理多维数据。常见地，一维卷积神经网络的输入层接收一维或二维数组，其中一维数组通常为时间或频谱采样，二维数组可能包含多个通道；二维卷积神经网络的输入层接收二维或三维数组；三维卷积神经网络的输入层接收四维数组。由于卷积神经网络在计算机视觉领域应用较广，所以许多研究在介绍其结构时预先假设了三维输入数据，即平面上的二维像素点和 RGB 通道。

与其他神经网络算法类似，由于使用梯度下降算法进行学习，卷积神经网络的输入特征需要进行标准化处理。若输入数据为像素，可将分布于[0,255]的原始像素值归一化至[0,1]区间。输入特征的标准化有利于提升卷积神经网络的学习效率和表现。

2）隐藏层

卷积神经网络的隐藏层包含卷积层、池化层和全连接层三类常见结构，在一些更为现代的算法中可能有 Inception 模块、残差块（Residual Block）等。卷积层和池化层为卷积神经网络所特有。卷积层中的卷积核包含权重系数，而池化层不包含权重系数，因此池化层有时不被认为是独立的层。以 LeNet-5 为例，三类常见结构在隐藏层中的顺序通常为卷积层-池化层-全连接层。

（1）卷积层

卷积层（Convolutional Layer）的功能是对输入数据进行特征提取，其内部包含多个卷积核（Convolutional Kernel）。每个卷积核都对应一组权重系数和一个偏置量（Bias）。卷积层内每个神经元都与前一层中位置接近区域的多个神经元相连，区域的大小取决于卷积核的大小，被称为"感受野"（Receptive Field）。其含义可类比视觉皮层细胞的感受野。卷积核工作时，有规律地扫过输入特征，在感受野内对输入特征做矩阵元素乘法求和并叠加偏置量。

$$\boldsymbol{Z}^{l+1}(i,j) = [\boldsymbol{Z}^l \otimes \boldsymbol{\omega}^{i+1}](i,j) + \boldsymbol{b} = \sum_{k=1}^{K_l}\sum_{x=1}^{w}\sum_{y=1}^{w}[\boldsymbol{Z}_k^l(si+x,sj+y)\omega_k^{l+1}(x,y) + \boldsymbol{b}$$

$$(i,j) \in \{0,1,\cdots,L_{l+1}\}, \quad L_{l+1} = \frac{L_l + 2p - w}{s} + 1$$

(5-1)

其中，$\boldsymbol{Z}^l$ 和 $\boldsymbol{Z}^{l+1}$ 表示第 $l+1$ 卷积层的输入和输出，也称为特征图（Feature Map）；L_{l+1} 为特征图的尺寸；$\boldsymbol{b}$ 为偏置向量；$\boldsymbol{Z}(i,j)$ 对应特征图的像素；K 为特征图的通道数；w、s 和 p 是卷积层的参数，对应卷积核大小、卷积步长（Stride）和填充（Padding）数。当卷积核是大小 $w=1$、步长 $s=1$ 和 $p=0$ 的单位卷积核时，在卷积层间构建了全连接网络。单位卷积核可以在保持特征图尺寸的同时减少通道数，从而降低卷积层的计算量[12]。

在线性卷积的基础上，一些卷积神经网络使用了更为复杂的卷积，包括平铺卷积（Tiled Convolution）[13]、反卷积（Deconvolution）[14] 和扩张卷积（Dilated Convolution）[15]等。平铺卷积的卷积核只扫过特征图的一部分，剩余部分由同层的其他卷积核处理，因此卷积层间的参数仅部分共享。平铺卷积有利于神经网络捕捉输入图像的旋转不变（Rotational Invariant）和尺度不变（Scale Invariant）特征。反卷积或转置卷积（Transposed Convolution）可以看成是对应的传统卷积的反向传递，将单个的输入激励与多个输出激励相连接，对输入图像进行放大，由反卷积和向上池化层(Up-pooling Layer)构成。具体地说，反卷积首先对输入按步长值进行上采样并填充，然后对上采样的输入执行卷积操作。扩张卷积通过在滤波器元素之间插入零以提高卷积核的感受野，从而获得特征图的更多信息。

(2)激活函数

合适的激活函数(Activation Function)可以显著提高卷积神经网络的性能。激活函数也称为激活层，为网络提供所需的非线性并协助卷积层表达复杂特征，其表示形式如下

$$A^l = f(Z^l) \tag{5-2}$$

卷积神经网络通常使用整流线性函数(Rectified Linear Unit，ReLU)[16]作为激活函数。其他类似 ReLU 的变体包括有斜率的 ReLU(Leaky ReLU，LReLU)、参数化的 ReLU(Parametric ReLU，PReLU)、随机化的 ReLU(Randomized ReLU，RReLU)、指数线性单元(Exponential Linear Unit，ELU)等。在 ReLU 出现以前，Sigmoid 函数和双曲正切函数(Hyperbolic Tangent)也曾被使用。

激活函数操作通常在卷积核之后，一些使用预激活(Preactivation)技术的算法将激活函数置于卷积核之前。一些早期的卷积神经网络，例如 LeNet-5 中，激活函数在池化层之后。

3)池化层

池化(Pooling)是卷积神经网络中的一个重要概念，它通过减少卷积层之间的连接数量来降低计算负担。在卷积层进行特征提取后，输出的特征图会被传递至池化层(Pooling Layer)进行特征选择和信息过滤。池化层包含预设定的池化函数，其功能是将特征图中单个点的结果替换为其相邻区域的特征图统计量。池化层选取池化区域与卷积核扫描特征图步骤相同，由池化大小、步长和填充控制。池化主要有 ℓ_p 池化、混合池化、随机池化和谱池化等。

ℓ_p 池化是一类受视觉皮层结构启发而建立的池化模型[17,18]，其一般表示形式为

$$A_k^l(i,j) = \left[\sum_{x=1}^{w} \sum_{y=1}^{w} [A_k^l(si+x, sj+y)^p \right]^{\frac{1}{p}} \tag{5-3}$$

当 $p=1$ 时，ℓ_p 池化在池化区域内取均值，称为均值池化(Average Pooling)；当 $p \to \infty$ 时，ℓ_p 池化在区域内取极大值，称为极大池化(Max Pooling)。极大池化和均值池化是在卷积神经网络的设计中最常使用的池化方法，二者以损失特征图的部分信息或尺寸为代价保留图像的背景和纹理信息。

随机池化(Stochastic Pooling)[19]和混合池化(Mixed Pooling)[20]是 ℓ_p 池化概念的延伸。随机池化会在其池化区域内按特定的概率分布随机选取某个值，以确保部分非极

大的激励信号能够进入下一层。混合池化可以表示为均值池化和极大池化的线性组合

$$A_k^l = \ell_1(A_k^l) + \lambda \ell_\infty(A_k^l), \quad \lambda \in [0,1] \tag{5-4}$$

有研究表明，相比于均值和极大池化，混合池化和随机池化具有正则化的功能，有利于避免卷积神经网络出现过拟合。

谱池化是基于 FFT 的池化方法，可以和 FFT 卷积一起用于构建基于 FFT 的卷积神经网络[21]。在给定特征图尺寸和池化层输出尺寸时，谱池化对特征图的每个通道分别进行 FFT，并从频谱中心截取 $n \times n$ 大小的序列进行 FFT 逆变换得到池化结果。谱池化有滤波功能，可以在保存输入特征的低频变化信息的同时，调整特征图的大小。基于成熟的 FFT 算法，谱池化能够以很小的计算量完成。

4）全连接层

卷积神经网络中的全连接层（Fully-connected Layer）等价于传统前馈神经网络中的隐藏层。全连接层位于卷积神经网络隐藏层的最后部分，并只向其他全连接层传递信号。特征图在全连接层中会失去空间拓扑结构，被展开为向量。

按表征学习观点，卷积神经网络中的卷积层和池化层能够对输入数据进行特征提取，全连接层的作用则是对提取的特征进行非线性组合以得到输出，即全连接层本身不被期望具有特征提取能力，而是试图利用现有的高阶特征完成学习目标。

在一些卷积神经网络中，全连接层的功能可由全局均值池化（Global Average Pooling）取代，全局均值池化将特征图每个通道的所有值取平均。

5）输出层

卷积神经网络中输出层的上游通常是全连接层，因此其结构和工作原理与传统前馈神经网络中的输出层相同。对于图像分类问题，输出层使用逻辑函数或归一化指数函数（Softmax Function）输出分类标签。在物体识别（Object Detection）问题中，输出层可设计为输出物体的中心坐标、大小和分类。在图像语义分割中，输出层直接输出每个像素的分类结果。

5.1.1.2　卷积神经网络的训练

卷积神经网络的训练使用反向传播算法（Backpropagation Algorithm，BP）框架进行。卷积神经网络中的 BP 分为三部分，即全连接层、卷积核的反向传播及池化层的反向通路（Backward Pass）。全连接层的 BP 计算与传统的前馈神经网络相同，卷积层的反向传播是一个与前向传播类似的交叉相关计算

$$\begin{cases} \left(\dfrac{\partial E}{\partial A}\right)^l = \displaystyle\sum_{k=1}^{K_l}\sum_{x=1}^{w}\sum_{y=1}^{w}\left[\omega_k^{l+1}\left(\dfrac{\partial E}{\partial A}\right)^{l+1}\right]f'(A^l) \\ \omega^l = \omega^{l+1} - \alpha\left(\dfrac{\partial E}{\partial \omega}\right)_k = \omega^{l+1} - \alpha\left[A^{l+1}\left(\dfrac{\partial E}{\partial A}\right)_k^{l+1}\right] \end{cases} \tag{5-5}$$

其中，E 为损失函数(Loss Function)，也称为代价函数(Cost Function)；f' 为激活函数的导数；α 为学习率(Learning Rate)。若卷积核的前向传播使用卷积计算，则反向传播也对卷积核翻转以进行卷积运算。卷积神经网络的损失函数可以有多种选择，常见的包括 Softmax 损失函数(Softmax Loss)、合页损失函数(Hinge Loss)等。对于图像恢复和重建常用均方误差(Mean Squared Error，MSE)作于损失函数。

池化层在反向传播中没有参数更新，因此只需要根据池化方法将误差分配到特征图的合适位置即可，对极大池化，所有误差会被赋予到极大值所在位置；对均值池化，误差会平均分配到整个池化区域。

卷积神经网络通常使用 BP 框架内的随机梯度下降(Stochastic Gradient Descent，SGD)[22]和其变体，例如，Adam 算法(Adaptive Moment Estimation)[23]。SGD 在每次迭代中随机选择样本计算梯度，在学习样本充足的情形下有利于信息筛选，在迭代初期能快速收敛，且计算复杂度更小。

5.1.2　常用深度学习方法

常用深度学习方法分为有监督学习、无监督学习和自监督学习。

5.1.2.1　有监督学习

有监督学习(Supervised Learning)是最常用的一类学习方法。通过大量成对的数据-标签直接学习数据到标签的映射。网络结构可以是前馈神经网络也可以是递归神经网络。目前大部分有监督学习方法体现在网络的改进、目标函数的设计和选取及数据增强等。

5.1.2.2　无监督学习

无监督学习(Unsupervised Learning)包括卷积自编码器(Convolutional Auto Encoder，CAE)[24]、卷积受限玻尔兹曼机(Convolutional Restricted Boltzmann Machine，CRBM)、卷积深度置信网络(Convolutional Deep Belief Network，CDBN)[25]、深度卷积生成对抗网络(Deep Convolutional Generative Adversarial Network，DCGAN)[26]和基于流的可逆生成网络[27,28]等。

5.1.2.3　自监督学习

自监督学习(Self-supervised Learning)方法不需要专门的训练样本对网络进行预训练。代表性的工作包括 Ulyanov 等提出的深度图像先验(Deep Image Prior，DIP)[29]和文献[30]的 Noise2Noise。自监督学习方法主要用于一些无法获取训练数据集的场合，由于缺少高质量大数据集的训练，其总体性能低于前两种方法。

5.2　基于有监督深度学习的快速磁共振成像

基于有监督深度学习的快速磁共振成像方法大致有两类。一类是基于数据驱动，纯粹从端对端学习的角度来学习填零重建图像/欠采样 K 空间数据到全采样重建图像的映射，主要通过优化网络构架和使用更好的目标函数来进行更好的图像重建，在利用数据方面做了较大的贡献。这类方法几乎不利用成像模型的知识，在网络训练时需要大量成对的欠采样-全采样图像。另一类是基于模型驱动，将以往的迭代重建过程泛化并展开成深度学习的网络。通过端到端的训练，学习到更优的变换和超参数。这类方法通过在网络中嵌入成像模型，显著减少了模型参数，相应地减少了训练所需的图像对数量并赋予模型一定的可解释性。

5.2.1　基于数据驱动的有监督学习快速磁共振成像

基于数据驱动的有监督学习快速磁共振成像方法的基本流程如图 5-4 所示。

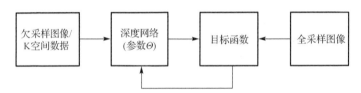

图 5-4　基于数据驱动的有监督学习快速磁共振成像的基本流程

网络训练时，首先将欠采样图像(或欠采样 K 空间数据)输入到深度神经网络，经前向传播映射得到重建图像。然后将该重建图像和全采样图像比较构建目标函数，通过优化目标函数更新网络参数。经过大量的数据样本训练后得到最优网络参数。网络训练完成后，将欠采样图像(或欠采样 K 空间数据)输入网络即可得到无欠采样伪影的重建图像。

目前的研究主要有如图 5-5 所示的三种模式：①从欠采样 K 空间数据到全采样图像的映射；②从欠采样图像到全采样图像的映射；③基于 K 空间学习的深度插值网络。

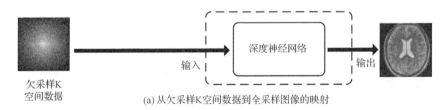

(a) 从欠采样K空间数据到全采样图像的映射

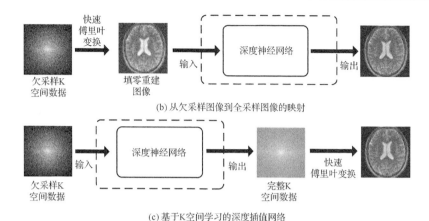

(b) 从欠采样图像到全采样图像的映射

(c) 基于 K 空间学习的深度插值网络

图 5-5　有监督学习的三种模式

5.2.1.1　欠采样 K 空间数据到全采样图像的映射

在文献[31]中，作者提出了一种基于流形逼近的自动域变换图像重建框架（AUTOMAP），将全连接网络和稀疏卷积自编码器结合，学习从欠采样 K 空间数据到全采样图像之间的映射，直接将 K 空间信息转换成图像。

1）网络架构

AUTOMAP 网络架构如图 5-6 所示，包括 1 个输入层（FC1）、2 个全连接层（FC2 和 FC3）、2 个卷积层（C1 和 C2）和 1 个反卷积输出层。网络的输入为 $n \times n$ 的复数 K 空间测量数据（欠采样时未采样的 K 空间数据填零），将其排列成 $2n^2$ 维的向量输入到网络。全连接层 FC2 有 25000 个神经元组成，采用双曲正切激活函数。全连接层 FC3 由 $2n^2$ 个神经元组成，输出被排列成 $n \times n$ 的图像。接下来是两个卷积层，卷积核的尺寸为 5×5，特征图的数量为 64 个。第一个卷积层后面是一个双曲正切激活函数，第二个卷积层后面是一个整流线性单元（ReLU）。最后，输出层对第二卷积层提供的 64 个特征图使用 7×7 的滤波器进行反卷积，网络的输出是一个 $n \times n$ 大小的幅度图像。

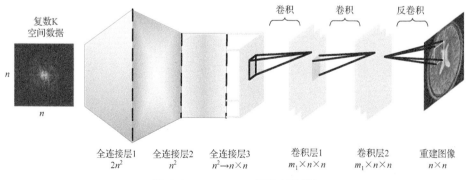

图 5-6　AUTOMAP 网络架构[31]

2) 训练参数

用于训练的损失函数包括两项：L_{SE} 和 L_{PEN}。其中，L_{SE} 是全采样幅度图像和网络预测幅度图像之差的 ℓ_2 范数，L_{PEN} 是第二个卷积层激活输出的 ℓ_1 范数惩罚项。总损失函数为

$$L_{TOTAL} = L_{SE} + \lambda L_{PEN} \tag{5-6}$$

使用 RMSProp 算法对网络进行训练，minibatch 大小为 100，学习率为 0.00002，动量为 0，衰减为 0.9，训练周期(Epoch)为 100。

3) 训练集

训练数据集为来自于 MGH-USC HCP 公共数据集的 131 个不同受试者的 50000 幅图像。对于每幅图像，中心的 256×256 像素被裁剪并重采样到 128×128 像素的分辨率。在训练之前，通过将整个数据集归一化到一个由数据集的最大强度定义的常数值。欠采样 K 空间数据通过使用 60%欠采样的泊松盘(Poisson-disk)采样模式对笛卡儿 K 空间进行二次采样得到。

5.2.1.2　欠采样图像到全采样图像的映射

将欠采样 K 空间数据填零后重建的欠采样图像作于网络的输入和全采样图像进行映射。采用这种方式的研究工作较多，主要的差别体现在网络结构、损失函数和训练策略等。以下对几种具有代表性的工作进行讨论。

1) 深度残差学习网络

文献[32]基于对欠采样图像的相干混叠伪影拓扑结构比原始图像数据简单的观察，提出了一种深度残差学习算法来学习混叠伪影，实现稀疏采样 MR 图像重建。

(1) 网络架构

深度残差学习网络架构如图 5-7 所示，基于 U-net 体系结构，利用卷积、批量标准化、整流线性单元(ReLU)和缩并连接等方法构造了一个残差学习结构。

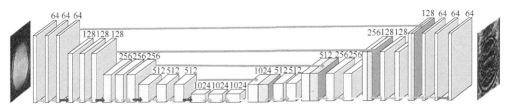

图 5-7　深度残差学习网络架构[32]

(2) 训练参数

对原始 K 空间数据沿相位编码方向进行回顾性的 4 倍规则欠采样，在 K 空间中心，保留 13 条自校准信号线(占总相位编码线的 5%)。残差图像由全采样重建图像与欠采样重建图像的差值构成。训练期间，残差图像被用做标签(Y)而欠采样

混叠图像作为输入(X)。由于 MR 图像为复数值而标准 CNN 是实数值，训练两个残差学习网络：一个用于幅度图像而另一个用于相位图像，两个网络具有相同的结构。

网络使用 MatConvNet 工具箱(Ver.20)在 MATLAB 2015a 环境下实现。利用 Xavier 方法对卷积层的权值进行高斯随机分布初始化，以获得合适的尺度。这有助于防止信号在学习的早期阶段爆炸或消失。采用带动量的随机梯度下降法训练网络的权值和使损失函数最小化。

(3)训练集

使用颅脑磁共振图像数据集，包括来自 9 名受试者的共 81 幅轴向颅脑图像。数据是在笛卡儿坐标下用 3.0T 磁共振成像扫描仪获得。自旋回波序列和梯度回波序列扫描使用以下参数：TR 3000~4000ms，TE 4~20ms，层面厚度 5mm，128×128 采集矩阵，4 通道接收线圈，FOV 240×240 mm^2，偏转角 90°。随机选择总图像的 80%进行训练，20%进行测试。为了增加数据，通过旋转、剪切和翻转图像生成了 32 倍的训练样本。对于单通道实验，从四个通道数据中选择其中的一个通道数据。

2)生成对抗网络

Yang 等提出的 DAGAN 网络[33]将生成对抗网络(Generative Adversarial Network，GAN)的思想运用到 MRI 重建当中，生成器网络使用了 U-net 的思想，判别器网络使用了 DCGAN 的网络，另外将图像域损失、频率域损失、对抗损失和感知损失结合起来。

(1)网络架构

网络架构基于条件生成对抗网络模型，该模型由用于图像重建的生成器网络和用于测量重建图像质量的鉴别器网络组成。生成器网络使用 U-net 结构，其目的是生成重建图像。鉴别器网络用来测量重建图像的质量。

生成器网络的体系结构如图 5-8 所示，包括 8 个卷积层和 8 个反卷积层，每个卷积层和反卷积层后面是批量标准化(Batch Normalization，BN)。卷积层之后的批量标准化跟随 LReLU 激活层。而反卷积层在批量标准化后是 ReLU 激活层。生成器网络还包含跳连接用于连接镜像层，如图 5-8 虚线所示。用于卷积和反卷积层的滤波核的大小为 7×7，步长为 2×2。每个卷积/反卷积层卷积核数量如图 5-8 所示。最后一层反卷积层之后是双曲正切激活函数，将图像的输出值调整到范围[−1：1]。添加最后一个跳连接意味着网络实际上是在逼近网络输入和标准图像之间的残差。

(2)训练参数

用于训练 DAGAN 网络的损失函数由四个不同的项组成：①图像域均方误差损失 L_{iMSE}，表示生成网络的输出和真实图像之间差别的 ℓ_2 范数；②频域均方误差损失 L_{fMSE}，强调生成网络在频域的输出与所获得的傅里叶测量值之间的一致性；③感

知损失项 L_{VGG}，使用预先训练的 VGG-16 计算，具体地，在 ImageNet dataset3 上对 VGG-16 网络进行训练，考虑真实图像对应的 VGG-16 输出与生成网络输出之差的 ℓ_2 范数，利用其 conv4 层的输出来计算损失项；④利用鉴别器网络输出的交叉熵损失计算的 L_{GAN}。把这四项加在一起得到总损失

$$L_{\text{TOTAL}} = \alpha L_{i\text{MSE}} + \beta L_{f\text{MSE}} + \gamma L_{\text{VGG}} + \tau L_{\text{GAN}} \tag{5-7}$$

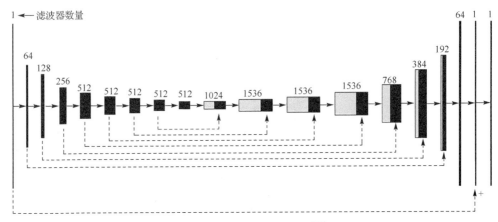

图 5-8　DAGAN 网络架构[33]

利用交替梯度优化方法，对生成器和鉴别器网络进行联合训练。采用 Adam 优化器，初始学习率为 0.0001，动量为 0.5，minibatch 为 25。每隔 5 个 Epochs 学习率减半。

(3) 训练集

DAGAN 网络使用 MICCAI 2013 年挑战数据集进行训练，数据集由不同脑组织的 T_1 加权 MR 图像组成，总共使用了 15912 幅图像进行训练，4977 幅图像进行验证。使用以下数据增强技术来增加训练数据量：图像翻转、旋转、移动、亮度调整、缩放和弹性变形。利用一维高斯掩模对训练图像进行离散傅里叶变换的欠采样。

随后出现的 GANCS 网络[34]，作者将 LSGAN 和 CycleGAN 思想融合在一起，另外将 K 空间数据实部和虚部变成双通道同时送入网络进行训练。与此同时出现的 RefineGAN[35]引入了 CycleGAN 的相关思想，采用对抗损失和循环一致性损失相结合的方法，对欠采样 K 空间数据进行 MR 图像重建。

3) K 空间和图像空间混合网络

文献[36]提出的 KIKI-net（依次在 K 空间、图像域、K 空间和图像域上运行的网络体系结构），称为交叉域 CNN（Cross-Domain CNN，CD-CNN），包括三个主要部分：①在 K 空间上操作的深度 CNN（KCNN）；②在图像域上操作的深度

CNN(ICNN)；③交叉数据一致性操作(IDC)。这些组件交替应用，每个 CNN 都被训练以最小化重建和相应的全采样 K 空间之间的损失。最后的重建图像通过整个网络对欠采样的 K 空间数据进行前向传播得到。

(1)网络架构

第 i 次迭代的 CD-CNN 数据流和中间操作如图 5-9 所示。CD-CNNs 的一个块由两部分组成：K-net(KCNN 和 IFT 的组合)和 I-net(ICNN 和 IDC 的组合)。在第 i 次迭代时，输入 K 空间数据 $\boldsymbol{k}_{in}^{i}$ 通过一个在 K 空间上运行的网络(即 KCNN)。$\boldsymbol{k}_{in}^{1}$ 为欠采样 K 空间数据 $\boldsymbol{k}_{u}$，当 i 大于等于 2 时，$\boldsymbol{k}_{in}^{i}$ 是前一次迭代的输出。KCNN 的输出 $\hat{\boldsymbol{k}}_{KCNN}^{i}$ 经过傅里叶逆变换得到 $\hat{\boldsymbol{x}}_{KCNN}^{i}$。然后，将 $\hat{\boldsymbol{x}}_{KCNN}^{i}$ 输入到下一个网络 ICNN，ICNN 生成 $\hat{\boldsymbol{x}}_{ICNN}^{i}$。在迭代过程的最后一步，将 $\hat{\boldsymbol{x}}_{ICNN}^{i}$ 输入到 IDC 得到 $\hat{\boldsymbol{x}}_{D}^{i}$，即 CD-CNNs 的第 i 次迭代输出。重复这个过程，直到全采样的图像 $\boldsymbol{x}$ 和最终输出图像 $\hat{\boldsymbol{x}}_{D}^{i}$ 之间的损失达到饱和。

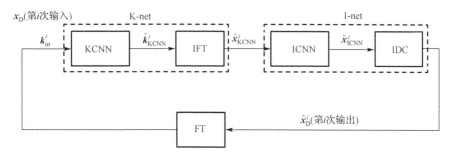

图 5-9　第 i 次迭代的 CD-CNN 数据流和中间操作方框图[36]

K 空间深度卷积神经网络 KCNN 的结构如图 5-10(a)所示，由三个网络组件组成：特征提取网络、推理网络和重建网络。在特征提取网络中，欠采样 K 空间数据的特征由一对卷积层和激活层提取。特征图分别从实部 K 空间和虚部 K 空间中提取出来，然后进行拼接。推理网络推断并填充特征映射的缺失点，当特征映射通过多个卷积层和激活层时，这些层逐渐被填充。重建网络接收完整填充的特征图作为输入，形成最终的网络输出。通过结合 2 个 K 空间通道得到 KCNN 的输出 $\hat{\boldsymbol{k}}_{KCNN}$。ICNN 网络结构如图 5-10(b)所示，ICNN 由与 KCNN 相似的网络组件组成(特征提取、推理和重建)。因为 MR 图像是复数值，所以将输入图像 $\boldsymbol{x}_{in}$ 分为实数通道和虚数通道(分别为 $\boldsymbol{x}_{in,r}$ 和 $\boldsymbol{x}_{in,i}$)。在 ICNN 中，重建网络中加入一个跳连接层。推理网络通过在提取的特征图上应用 N_l 个卷积/激活层来还原细节特征，减少伪影。重建网络通过单个卷积层预测残差图像 $\boldsymbol{r} = \boldsymbol{x} - \boldsymbol{x}_{in}$，形成最终的重构图像 $\hat{\boldsymbol{x}}_{ICNN}$。ICNN 使用跳连接来学习稀疏残差图像，从而训练更快、更有效。

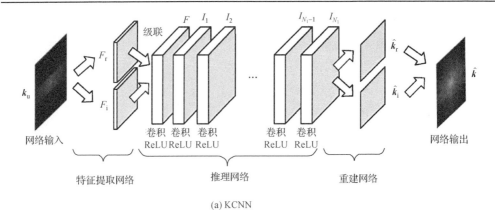

(a) KCNN

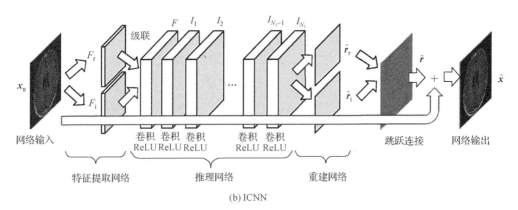

(b) ICNN

图 5-10　K 空间卷积神经网络(KCNN)和图像域卷积神经网络(ICNN)的网络结构[36]

原始采样的 K 空间数据在经过 ICNN 时可能发生变化，为确保数据一致性，引入交叉数据一致性层 IDC。

$$\hat{k}_{\mathrm{D}}(k_x, k_y) = \begin{cases} \dfrac{\hat{k}_{\mathrm{ICNN}}(k_x, k_y) + \lambda k_{\mathrm{u}}(k_x, k_y)}{1 + \lambda}, & (k_x, k_y) \in \Omega \\ \hat{k}_{\mathrm{ICNN}}(k_x, k_y), & (k_x, k_y) \notin \Omega \end{cases} \tag{5-8}$$

其中，$\hat{k}_{\mathrm{ICNN}} = F_{2\mathrm{D}}(\hat{x}_{\mathrm{ICNN}})$；$\hat{k}_{\mathrm{D}}$ 表示经数据一致性重建的 K 空间数据，Ω 表示已采样数据的位置集合。IDC 的最终输出是 $\hat{x}_{\mathrm{D}} = F^{-1}(\hat{k}_{\mathrm{D}})$。

(2) 网络训练

整体 KIKI-net 由层深在 100 以上的 CNN 构成且 CNN、FT、IDC 交替操作。因此，以端到端方式训练 KIKI-net 很可能会涉及非局部极小值、过拟合和内存不足的问题，因为需要学习的参数数量很大(网络参数超过 350 万个)。文献[36]中以增量方式而不是端到端方式进行训练。在不涉及 FT 和 IDC 操作的情况下，单独对每个

CNN 进行训练。只有后面一个网络被训练，而之前训练的网络是固定的。例如，当训练一个 KIKI-net 块时，首先训练 KCNN，ICNN 是在 KCNN 训练之后进行训练。更具体地说，为了训练第一个 KCNN，所有的欠采样 K 空间数据及其对应的全采样 K 空间数据都被作为输入和输出送给 KCNN。为了训练下一个 ICNN，将第一个 KCNN 的傅里叶逆变换（即 K-net 的输出）及对应的全采样图像作为输入和输出送给 ICNN。更多细节见文献[36]。

（3）训练集

使用了 3 种不同的 MR 数据集：由阿尔茨海默病神经成像计划（ADNI）提供的 T_2 液体抑制反转恢复（T_2-flair）脑实值数据集和 2 个复值数据集（T_2-flair 和 T_1 加权数据集）。通过对全采样的 K 空间数据进行回顾性欠采样得到欠采样 K 空间数据。在欠采样之前，所有 MR 图像归一化到最大值 1。欠采样模式为相位编码笛卡儿随机欠采样，欠采样因子分别为 2、3 和 4。在训练过程中，使用全采样的图像作为标签数据。

王珊珊等提出的 DIMENSION[37]也属于这一类型。通过多监督网络训练融合 K 空间先验知识和图像空间先验知识，提出的多监督损失函数策略，可以在不同的层次上约束频域信息和重建结果。这种损失策略可以保证频域学习得到更好的完整 K 空间数据，并且可以使空间域学习中不同层次的重建结果更接近于全采样 MR 图像。同 KIKI-net 的增量训练不同，DIMENSION 采用端到端方式进行训练。

4）复数型网络

基于 K 空间数据固有的复数特性，文献[38]提出一种稠密连接的复数全卷积神经网络（CDFNet）来学习如何去除欠采样导致的 MRI 图像中的混叠伪影。通过引入专门的复数卷积、批量标准化、非线性激活函数等，为复数值输入定制了一个稠密连接的全卷积块。CDFNet 利用了输入 K 空间数据固有的复数值特性，学习到更丰富的表示。

（1）网络架构

CDFNet 基于 DenseNet 架构，由 4 个密集连接的复数编码器块及由瓶颈层分隔的密集连接的复数解码器块组成，如图 5-11（a）所示。最后一个解码器块的输出被送入重建层得到重建图像。编码器和解码器堆叠以渐近方式训练，即一个块的输出用作另一个块的输入。在编码器和相应的解码器块之间的体系结构中包含跳连接，以便将高水平表示（解码器）与低水平特征（编码器）融合在一起，保存上下文信息。此外，通过直接将梯度从解码器传播到相应的编码器块，跳连接可以防止梯度消失问题。网络采用复值混叠图像 x_u 作于输入，中间重建的图像 $\hat{x}_r$ 进一步送入数据一致性层，输入缺失的 K 空间值。

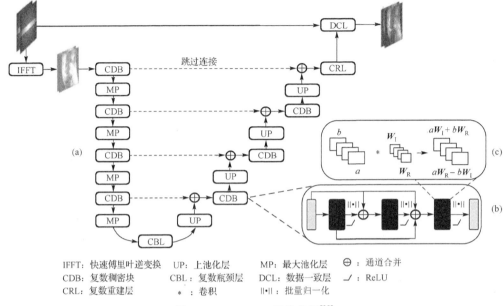

图 5-11   CDFNet 网络构架[38]

复数稠密连接块（Complex Dense Block，CDB）引入各层之间的前馈连接，如图 5-11(b)所示。这种体系结构有利于特征的可重用性和网络的信息传播。通过对这个块进行适当的调整（如复数卷积、复数批量标准化、复数非线性激活函数和复数上采样等）以适应复数值数据。图 5-11(c)表示复数卷积，假定卷积层的输入为 $h = a + jb$，权值矩阵为 $W = W_R + jW_I$，则 h 和 W 间的复数卷积为

$$W *_C h = (a * W_R - b * W) + j(a * W_I + b * W_R) \tag{5-9}$$

将复数值特征图输入到复数值批量标准化层对数据进行标准化处理，使其在实部和虚部之间具有相等的方差，从而保证了实部和虚部之间的相互关系。将非线性激活函数 ReLU 和最大池化分别应用于实数通道和虚数通道。

数据一致性层（Data Consistency Layer，DCL）：对网络输出的重建图像 $\hat{x}_r$ 进行傅里叶变换获得全采样 K 空间数据。然而，在这个过程中原始采集位置的 K 空间数据可能会改变，为了保留已采集位置的 K 空间数据仅输入缺失位置上的值，数据一致性层执行以下操作

$$\hat{k}(k_x, k_y) = \begin{cases} k(k_x, k_y), & (k_x, k_y) \in \Omega \\ \hat{k}_r(k_x, k_y), & (k_x, k_y) \notin \Omega \end{cases} \tag{5-10}$$

由于保留了原始采集的 K 空间数据，得到更令人满意的重建图像。最后，对 $\hat{k}(k_x, k_y)$ 进行傅里叶逆变换得到重建图像。

(2)网络训练

为了对网络进行了优化以恢复丢失的 K 空间数据同时保留细粒度的解剖结构,采用有监督学习方法通过成对的欠采样-全采样图像对网络进行训练。使用由两个贡献项组成的组合损失函数,第一项为均方误差项 L_{MSN},第二项为结构相似度指标测度 L_{SSIM},总损失为

$$L_{\mathrm{TOTAL}} = L_{\mathrm{MSN}} + \lambda L_{\mathrm{SSIM}} \tag{5-11}$$

L_{MSN} 惩罚较大的误差但不能捕获精细结构,为了克服 L_{MSN} 的这一缺点,附加使用 L_{SSIM},它在感知上更接近人类的视觉系统。

(3)训练集

实验在 mridata.org 上公开的 20 个完整的膝关节 K 空间数据集上进行评估。数据被随机分为 16 名患者进行训练,其余的用于测试。多线圈数据用平方和融合成一个完整的 K 空间数据。采用笛卡儿变密度随机欠采样生成训练数据,其中保留了 8 个最低的空间频率,采用零均值高斯分布确定沿相位编码方向的采样概率(频率编码方向为全采样)。

5.2.1.3　基于 K 空间学习的深度插值网络

受结构化低秩汉克尔(Hankel)矩阵方法[39,40]成功的启发,文献[41]的作者提出了一种完全数据驱动的 K 空间插值深度学习算法用于欠采样磁共振图像重建,有效地解决了低秩汉克尔矩阵完成问题的矩阵分解计算量大和存储汉克尔矩阵需要大的存储空间的问题。

(1)网络架构

K 空间学习深度插值网络架构如图 5-12 所示,基于编码器-解码器的 U-net 体系结构。

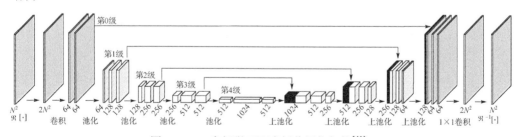

图 5-12　K 空间学习深度插值网络架构[41]

其由卷积、批量标准化、整流线性单元、缩并路径连接等组成。输入和输出是复值的 K 空间数据,$\mathfrak{R}[\cdot]$ 和 $\mathfrak{R}^{-1}[\cdot]$ 分别表示将复值信号转换为双通道实值信号和将双通道实值信号转换成复值信号的运算符。卷积层包括 3×3 卷积、批量标准化和 ReLU,池化层采用 2×2 平均池化(Pooling),上池化层采用 2×2 平均上池化

(Unpooling)。U-net 的编码器和解码器之间采用跳连接和级联。1×1 卷积从多通道数据生成插值的 K 空间数据。对于并行成像，输入和输出为沿通道方向叠加后的多线圈 K 空间数据。

由于原始的汉克尔矩阵公式是基于笛卡儿坐标，通过增加额外的网格化层来处理非笛卡儿采样轨迹。具体地，对于径向和螺旋轨迹，采用非均匀快速傅里叶变换(Non-Uniform Fast Fourier Transform，NUFFT)实现对笛卡儿坐标的重新生成。

(2) 网络训练

使用图像域的均方误差(MSE)损失进行训练。为此，傅里叶逆变换算子(IFT)作为最后一层，将插值的 K 空间数据转换为复值图像，从而计算重建图像的误差值。采用随机梯度下降(SGD)优化器对网络进行训练。对于 IFT 层，SGD 的伴随运算也是傅里叶变换。minibatch 的数量为 4，在单线圈和多线圈网络中，训练周期数(Epochs)分别 1000 和 500。最初的学习率是 10^{-5}，逐渐下降到 10^{-6}，正则化参数为 10^{-4}。网络的标签是由全采样 K 空间数据直接傅里叶逆变换生成的图像。网络的输入数据是从笛卡儿轨迹、径向轨迹和螺旋轨迹重新采样的 K 空间数据。对于每一种采样轨迹，分别训练网络。

(3) 训练集

对于笛卡儿轨迹，使用膝关节 K 空间数据集(http://mridata.org/)。原始数据来自脂肪抑制质子密度加权的 3D 快速自旋回波序列，重复时间 TR 和回波时间 TE 分别为 1550ms 和 25ms。共 320 层，每层厚度为 0.6mm，FOV 为 $160\times128mm^2$，采集矩阵的大小为 320×256，体素大小为 0.5mm，线圈的数目为 8。此外，为了评价该算法在单线圈实验中的性能，使用线圈压缩(http://mrsrl.stanford.edu/tao/software.html)来获得单线圈 K 空间数据。对输入 K 空间进行 4 倍的欠采样，保留 10%的自校准信号(ACS)线。因此，净加速因子约为 3。在 20 例膝关节数据中，18 例用于训练，1 例用于验证，另 1 例用于测试。

对于径向和螺旋采样模式，使用了人类连接组项目(HCP)MR 数据集(https://db.humanconnectome.org)合成的 K 空间数据。具体来说，利用 MRI 模拟器生成多线圈径向和螺旋 K 空间数据。共使用了 199 名被试者的数据，180 名被试者的图像进行网络训练，10 名进行验证，其余的进行测试。欠采样的径向 K 空间只保留 83 条辐条，相对于全采样数据的 503 条辐条，相当于加速因子 R=6。对于欠采样的螺旋采样模式，保留 4 个插页(Interleaves)，与全采样的 16 个插页相比，对应 R=4 的加速。

以上基于数据驱动的有监督学习快速磁共振成像以学习大量欠采样-全采样数据对之间的映射进行图像重建。当网络结构、损失函数和训练策略设置合理且数据量足够的情况下，可以很好地学习图像重建问题中的非线性映射或模型，取得高精度的重建结果。在网络训练完成后，重建速度快。不过，这类方法也存在一些限制：①随机初始化的网络训练需要大数据样本支持；②大数据支持的网络训练耗时长；

③网络训练对计算设备的计算能力要求高；④泛化能力和鲁棒性不够，在与训练数据环境不一致的情形下进行测试时效果会大幅下降[42]。出于对患者隐私的保护，大多数医疗数据很难获得。尤其是磁共振图像数据，除了少数拥有专门用于研究的MR 成像设备的研究机构的学者可以方便地邀请志愿者进行数据采集获取大量 MR 图像外，对于大多数研究者来说，MR 训练数据的获取较为困难。其次，在实际的成像环境中，往往很多时候很难采集到与要解决问题完全一致的海量数据。

5.2.2　基于模型驱动的有监督深度学习快速磁共振成像

基于模型驱动的深度学习方法试图将迭代重建过程展开成深度网络，通过端到端的训练使迭代优化的每个阶段都可学习。针对具体任务，模型驱动深度学习方法的基本步骤如图 5-13 所示。首先，根据任务背景（如客观的物理机制）和先验知识建立一个模型族，模型族是包含大量未知参数的函数族。与传统的基于模型方法不同，该模型族只提供了解决方案的非常粗略和宽泛的定义，具有模型方法的优点，但大大降低了精确建模的压力。其次，设计求解模型族的算法族，建立算法族的收敛理论。算法族是指在函数空间中对模型族进行最小化的参数未知的算法。最后，将算法族展开成深度网络，其中的参数通过深度学习方法获得[43]。

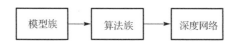

图 5-13　模型驱动深度学习方法的基本步骤

5.2.2.1　ADMM-Net

Yang 等提出的 ADMM-Net[4]借鉴 ADMM 迭代格式形成从欠采样 K 空间数据到重建图像的网络。ADMM-Net 的数学模型仍然是压缩感知磁共振成像（CS-MRI），可以认为 ADMM-Net 是 CS-MRI 的一种深度学习求解方法。首先，给出了 CS-MRI 的一种求解方法 ADMM-solver；然后，将 ADMM-solver 迭代展开，创造性地将迭代过程看成数据流图（Data Flow Graph），进而构造了基于数据流图的数据结构，流图中的节点与 ADMM-solver 中的每个操作一一对应,流图中的边则代表数据由一个节点流向另一个节点，实现了 ADMM-solver 迭代过程与流图的对应；最后，通过将流图中的节点/操作概括成层（Layer）,将流图构造成 ADMM-Net 深度神经网络结构。

1）ADMM-Net 的建模过程

假设 $x \in \mathbf{C}^N$ 为要重建的 MR 图像，$y \in \mathbf{C}^M (M < N)$ 是 K 空间欠采样数据。一般的 CS-MRI 模型可以表示为

$$\min_{x} \frac{1}{2} \| F_u x - y \|_2^2 + \sum_{l=1}^{L} \lambda_l g(D_l x) \tag{5-12}$$

其中，第一项为 K 空间域的数据保真项；第二项为正则化项；$\boldsymbol{F}_u$ 为欠采样傅里叶编码矩阵；$\boldsymbol{D}_l$ 为滤波操作的变换矩阵，如离散小波变换；$g(\cdot)$ 为由稀疏先验数据导出的正则化函数，如 ℓ_p 范数$(0 \leqslant p \leqslant 1)$；参数 λ_l 决定了这两项之间的权重。有很多方法可以求解这一问题，其中 ADMM 是一种应用广泛且有效的算法。它将给定的 CS-MRI 模型改写成增广拉格朗日函数形式，并将原模型转换为几个交替求解的简单子问题，通过子问题的求解来实现模型的优化。例如，通过引入辅助变量 $z = \{z_1, z_2, \cdots, z_L\}$，式(5-12)可以改写为

$$\min_{x,z} \frac{1}{2}\|\boldsymbol{F}_u \boldsymbol{x} - \boldsymbol{y}\|_2^2 + \sum_{l=1}^{L} \lambda_l g(z_l), \quad \text{s.t.} \ \ z_l = \boldsymbol{D}_l \boldsymbol{x}, \quad \forall l \in [1, 2, \cdots, L] \tag{5-13}$$

其增广拉格朗日函数为

$$L_\rho(\boldsymbol{x}, \boldsymbol{z}, \boldsymbol{\alpha}) = \frac{1}{2}\|\boldsymbol{F}_u \boldsymbol{x} - \boldsymbol{y}\|_2^2 + \sum_{l=1}^{L} \lambda_l g(z_l) - \sum_{l=1}^{L} \langle \boldsymbol{\alpha}_l, z_l - \boldsymbol{D}_l \boldsymbol{x} \rangle + \sum_{l=1}^{L} \frac{\rho_l}{2}\|z_l - \boldsymbol{D}_l \boldsymbol{x}\|_2^2 \tag{5-14}$$

其中，$\boldsymbol{\alpha} = \{\boldsymbol{\alpha}_l\}$ 为拉格朗日乘子，$\rho = \{\rho_l\}$ 为惩罚参数。ADMM 通过解以下三个子问题交替地优化 $\{\boldsymbol{x}, \boldsymbol{z}, \boldsymbol{\alpha}\}$

$$\begin{cases} \boldsymbol{x}^{(n+1)} = \arg\min_{\boldsymbol{x}} \frac{1}{2}\|\boldsymbol{F}_u \boldsymbol{x} - \boldsymbol{y}\|_2^2 - \sum_{l=1}^{L} \langle \boldsymbol{\alpha}_l^{(n)}, z_l^{(n)} - \boldsymbol{D}_l \boldsymbol{x} \rangle + \sum_{l=1}^{L} \frac{\rho_l}{2}\|z_l^{(n)} - \boldsymbol{D}_l \boldsymbol{x}\|_2^2 \\ \boldsymbol{z}^{(n+1)} = \arg\min_{\boldsymbol{z}} \sum_{l=1}^{L} \lambda_l g(z_l) - \sum_{l=1}^{L} \langle \boldsymbol{\alpha}_l^{(n)}, z_l^{(n)} - \boldsymbol{D}_l \boldsymbol{x}^{(n+1)} \rangle + \sum_{l=1}^{L} \frac{\rho_l}{2}\|z_l - \boldsymbol{D}_l \boldsymbol{x}^{(n+1)}\|_2^2 \\ \boldsymbol{\alpha}^{(n+1)} = \arg\min_{\boldsymbol{\alpha}} \sum_{l=1}^{L} \langle \boldsymbol{\alpha}_l, z_l^{(n+1)} - \boldsymbol{D}_l \boldsymbol{x}^{(n+1)} \rangle \end{cases} \tag{5-15}$$

n 表示第 n 次迭代，设 $\beta_l = \alpha_l / \rho_l$，将 $\boldsymbol{F}_u = \boldsymbol{PF}$ 代入上式（$\boldsymbol{P}$ 为欠采样模板，$\boldsymbol{F}$ 为傅里叶编码算子），然后三个子问题有以下解

$$\begin{cases} \boldsymbol{X}^{(n)}: \boldsymbol{x}^{(n)} = \boldsymbol{F}^{\mathrm{H}} \left[\boldsymbol{P}^{\mathrm{T}}\boldsymbol{P} + \sum_{l=1}^{L} \rho_l \boldsymbol{F}\boldsymbol{D}_l^{\mathrm{T}}\boldsymbol{D}_l \boldsymbol{F}^{\mathrm{H}} \right]^{-1} \left[\boldsymbol{P}^{\mathrm{T}}\boldsymbol{y} + \sum_{l=1}^{L} \rho_l \boldsymbol{F}\boldsymbol{D}_l^{\mathrm{T}}(z_l^{(n-1)} - \beta_l^{(n-1)}) \right] \\ \boldsymbol{Z}^{(n)}: z_l^{(n)} = S(\boldsymbol{D}_l \boldsymbol{x}^{(n)} + \beta_l^{(n-1)}; \lambda_l / \rho_l) \\ \boldsymbol{M}^{(n)}: \beta_l^{(n)} = \beta_l^{(n-1)} + \eta_l (\boldsymbol{D}_l \boldsymbol{x}^{(n)} - z_l^{(n)}) \end{cases} \tag{5-16}$$

其中，$\boldsymbol{x}^{(n)}$ 可以通过快速傅里叶变换得到，$S(\cdot)$ 为一个非线性收缩函数，参数 η_l 表示更新率。

2) 网络架构

在 CS-MRI 中，通常需要数十次迭代运行 ADMM 算法才能得到满意的重建结果。同时，对于一般的正则化函数 $g(\cdot)$，变换 $\boldsymbol{D}_l$ 和收缩函数 $S(\cdot)$ 的选择具有一定的挑战性。此外，对于不同采样率的 K 空间数据如何选择最优的参数 ρ_l 和 η_l 也是件很

困难的事。为了克服这些困难，文献[4]的作者为 ADMM 算法设计一个数据流图，在这个数据流图上定义了一个深度的 ADMM 网络，学习上面的所有变换、函数和参数。图 5-14 为三级 ADMM-Net 示意图，包括重建层、卷积层、非线性变换层和乘子更新层。

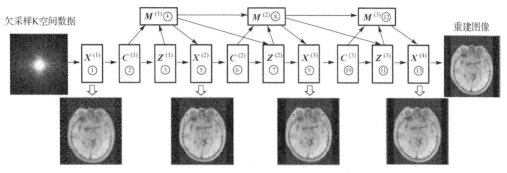

图 5-14　三级 ADMM-Net 示例[4]

重建层（$X^{(n)}$）：按照式 (5-16) $X^{(n)}$ 的操作完成 MR 图像的重建，给定 $z_l^{(n-1)}$ 和 $\beta_l^{(n-1)}$，该层的输出定义为

$$\boldsymbol{x}^{(n)} = \boldsymbol{F}^{\mathrm{H}} \left(\boldsymbol{P}^{\mathrm{T}} \boldsymbol{P} + \sum_{l=1}^{L} \rho_l^{(n)} \boldsymbol{F} \boldsymbol{H}_l^{(n)\mathrm{T}} \boldsymbol{H}_l^{(n)} \boldsymbol{F}^{\mathrm{H}} \right)^{-1} \left[\boldsymbol{P}^{\mathrm{T}} \boldsymbol{y} + \sum_{l=1}^{L} \rho_l^{(n)} \boldsymbol{F} \boldsymbol{H}_l^{(n)\mathrm{T}} (\boldsymbol{z}_l^{(n-1)} - \boldsymbol{\beta}_l^{(n-1)}) \right] \quad (5\text{-}17)$$

其中，$\boldsymbol{H}_l^{(n)}$ 为第 l 个滤波器，$\rho_l^{(n)}$ 为第 l 个惩罚参数。

卷积层（$C^{(n)}$）：通过卷积运算将图像转换到变换域，给定 $\boldsymbol{x}^{(n)}$ 则有

$$\boldsymbol{c}_l^{(n)} = \boldsymbol{D}_l^{(n)} \boldsymbol{x}^{(n)} \quad (5\text{-}18)$$

其中，$\boldsymbol{D}_l^{(n)}$ 是一个可学习的滤波矩阵。与原始 ADMM 不同，为了增加网络容量，并不将 $\boldsymbol{D}_l^{(n)}$ 和 $\boldsymbol{H}_l^{(n)}$ 约束为相同。

非线性变换层（$Z^{(n)}$）：这一层根据收缩函数 $S(\cdot)$ 进行非线性变换，代替将其设置为一个由正则化项 $g(\cdot)$ 决定的收缩函数，ADMM-Net 学习更一般的分段线性函数。给定 $\boldsymbol{c}_l^{(n)}$ 和 $\boldsymbol{\beta}_l^{(n-1)}$，该层的输出定义为

$$\boldsymbol{z}_l^{(n)} = S_{\mathrm{PLF}} \boldsymbol{c}_l^{(n)} + \boldsymbol{\beta}_l^{(n-1)} \quad (5\text{-}19)$$

其中，S_{PLF} 为分段线性函数。

乘子更新层（$M^{(n)}$）：这一层由式 (5-16) 中的拉格朗日乘子更新过程定义，该层的输出为

$$\boldsymbol{\beta}_l^{(n)} = \boldsymbol{\beta}_l^{(n-1)} + \eta_l^{(n)} (\boldsymbol{c}_l^{(n)} - \boldsymbol{z}_l^{(n)}) \quad (5\text{-}20)$$

其中，$\eta_l^{(n)}$ 是可学习的参数。

3) 网络训练

采用全采样图像 $\boldsymbol{x}^{gt}$ 作于标签，欠采样 K 空间数据作于网络的输入。训练集 Γ 由成对的欠采样 K 空间数据和全采样图像构成。采用归一化的均方误差(NMSE)作于损失函数

$$E(\boldsymbol{\Theta}) = \frac{1}{|\Gamma|} \sum_{(\boldsymbol{y},\boldsymbol{x}^{gt})\in\Gamma} \frac{\sqrt{\left\|\hat{\boldsymbol{x}}(\boldsymbol{y},\boldsymbol{\Theta}) - \boldsymbol{x}^{gt}\right\|_2^2}}{\sqrt{\left\|\boldsymbol{x}^{gt}\right\|_2^2}} \tag{5-21}$$

使用 L-BFGS 最小化上述损失函数。

5.2.2.2　VN-CNN

Hammernik 等将变分模型和深度学习结合引入了一个可训练的公式，用于快速并行磁共振图像重建，称为变分网络(Variational Network，VN-CNN)[44]。所有的参数包括由滤波器核定义的先验模型、激活函数和数据项的权重均通过离线学习得到。然后，所学习的模型可以在线应用于以前未见过的数据。

1) VN-CNN 的建模过程

通过引入专家场模型(Fields of Experts Model)建立了以下图像重建模型

$$\min_{\boldsymbol{x}} \left\{ \frac{\lambda}{2}\|\boldsymbol{E}\boldsymbol{x} - \boldsymbol{y}\|_2^2 + \sum_{i=1}^{N_k} \langle \boldsymbol{\Phi}_i(\boldsymbol{K}_i\boldsymbol{x}, 1) \rangle \right\} \tag{5-22}$$

其中，正则化项扩展为 N_k 项；非线性势函数 $\boldsymbol{\Phi}(\boldsymbol{z}) = (\phi(z_1),\cdots,\phi(z_N))^{\mathrm{T}}$；$\boldsymbol{K}_i$ 为卷积滤波器，$\boldsymbol{E}$ 为成像编码矩阵(包括线圈敏感度、傅里叶变换和欠采样模板)；$\boldsymbol{x}$ 为待重建图像，$\boldsymbol{y}$ 为欠采样 K 空间数据。采用梯度下降法对式(5-22)进行求解

$$\boldsymbol{x}^{t+1} = \boldsymbol{x}^t - \alpha^t \left(\sum_{i=1}^{N_k} (\boldsymbol{K}_i)^{\mathrm{T}} \boldsymbol{\Phi}_i'(\boldsymbol{K}_i\boldsymbol{x}^t) + \lambda \boldsymbol{E}^{\mathrm{H}}(\boldsymbol{E}\boldsymbol{x}^t - \boldsymbol{y})\right) \tag{5-23}$$

其中，激活函数 $\boldsymbol{\Phi}_i'(\boldsymbol{z}) = \mathrm{diag}(\phi_i'(z_1),\cdots,\phi_i'(z_N))$ 为势函数 $\boldsymbol{\Phi}_i$ 的一阶导数；$(\boldsymbol{K}_i)^{\mathrm{T}}$ 为 $\boldsymbol{K}_i$ 的转置。

2) 网络架构

将式(5-22)迭代展开，得到如图 5-15 所示的变分网络结构，网络中的一个步对应于迭代重建的一次迭代。在 VN-net 中，使用测量的原始数据作为输入。线圈敏感度图预先从 K 空间中心的全采样数据计算得到。测量的原始数据和敏感度图按图 5-15(a)所示输入 VN-net。测量的原始数据和算子 $\boldsymbol{E}$、$\boldsymbol{E}^{\mathrm{H}}$ 用于数据项的梯度计算，正则化项的梯度在图像域计算。

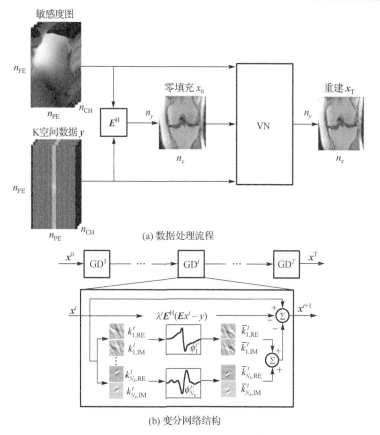

(a) 数据处理流程

(b) 变分网络结构

图 5-15　VN-net 网络结构图[44]

3) 网络训练

离线训练过程如图 5-16 所示，目的是学习得到式 (5-23) 中最优参数集 $\boldsymbol{\theta} = \left\{ \boldsymbol{\theta}^0, \cdots, \boldsymbol{\theta}^t, \cdots, \boldsymbol{\theta}^{T-1} \right\}$，$\boldsymbol{\theta}^t = \left\{ w_{ij}^t, K_i^t, \lambda^t \right\}$。损失函数定义为重建图像 $\boldsymbol{x}^{\mathrm{T}}$ 和干净、无伪影参考图像 $\boldsymbol{g}_s$ 之间的相似度，采用均方误差 (MSE) 作于损失函数

$$L(\boldsymbol{\theta}) = \min_{\boldsymbol{\theta}} \frac{1}{2S} \sum_{s=1}^{S} \left\| \boldsymbol{x}_s^{\mathrm{T}}(\boldsymbol{\theta}) - \boldsymbol{g}_s \right\|_2^2 \tag{5-24}$$

采用惯性增量近端梯度法 (Inertial Incremental Proximal Gradient，IIPG) 对上式进行优化。

5.2.2.3　DC-CNN

Schlemper[45]等提出了一种级联网络 (DC-CNN)，该网络模拟了基于字典学习方法的迭代重建过程。

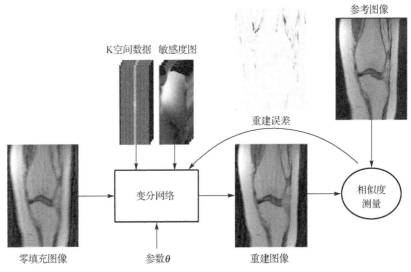

K空间数据　敏感度图

参考图像

重建误差

变分网络

相似度
测量

零填充图像　　　　　参数θ　　　　　重建图像

图 5-16　VN-net 训练示意图[44]

1) DC-CNN 的建模过程

借鉴字典学习的思想建立了以下图像重建模型

$$\min_{x,\theta}\left\|x - f_{\mathrm{CNN}}(x_p|\theta)\right\|_2^2 + \lambda\left\|F_u x - y\right\|_2^2 \tag{5-25}$$

其中，f_{CNN} 表示参数为 θ 的卷积神经网络的前向映射，将填零重建图像 x_p 映射为全采样图像 x。由于欠采样，x_p 中存在混叠伪影，所以 CNN 重建可以看成解决图像域内的去混叠问题。式(5-25)中 CNN 重建项和数据保真项是两个独立的项，CNN 在图像域内进行操作，它被训练来重建图像时并不需要已获取的 K 空间数据信息。然而对于已获取的 K 空间值，不应该鼓励 CNN 修改它们。因此，通过在学习阶段合并数据保真项，CNN 能够实现更好的重建。最后的重建由网络输出 $x_{\mathrm{CNN}} = f_{\mathrm{CNN}}(x_p|\theta,\lambda,\Omega)$ 得到。给定欠采样图像-全采样图像对的训练数据集 $\{x_p,x_t\}$，可以通过最小化式(5-26)的目标函数训练 CNN，得到一个试图来精确重建全采样图像的输出。

$$L(\theta) = \sum_{(x_p,x_t)\in D}\left\|x_t - x_{\mathrm{CNN}}\right\|_2^2 \tag{5-26}$$

数据一致性层：为了在网络架构中合并数据保真项，固定参数 θ，式(5-25)有闭式解

$$\hat{x}_{\mathrm{rec}}(k) = \begin{cases} \hat{x}_{\mathrm{CNN}}(k), & k\notin\Omega \\ \dfrac{\hat{x}_{\mathrm{CNN}}(k) + \lambda\hat{x}_p(k)}{1+\lambda}, & k\in\Omega \end{cases} \tag{5-27}$$

其中，$\hat{\boldsymbol{x}}_{\mathrm{CNN}} = \boldsymbol{F}f_{\mathrm{CNN}}(\boldsymbol{x}_p | \boldsymbol{\theta})$；$\hat{\boldsymbol{x}}_p = \boldsymbol{F}\boldsymbol{x}_p$，最后通过傅里叶逆变换得到重建图像 $\boldsymbol{x}_{\mathrm{rec}} = \boldsymbol{F}^{-1}\hat{\boldsymbol{x}}_{\mathrm{rec}}$。

上述操作称为 K 空间中的数据一致性(Data Consistency，DC)步骤。由于 DC 步有一个简单的表达式，可以把它看成网络的一个层，称为 DC 层。为了定义一个网络层，需要指定前向和反向传播的规则。K 空间中的数据一致性可以简单地分解为三个操作：傅里叶变换、数据一致性和傅里叶逆变换。数据一致性可表示为

$$f_{\mathrm{DC}}(\hat{\boldsymbol{x}}, \hat{\boldsymbol{x}}_p, \lambda) = \boldsymbol{\Lambda}\hat{\boldsymbol{x}} + \frac{\lambda}{1+\lambda}\hat{\boldsymbol{x}}_p \tag{5-28}$$

其中，$\boldsymbol{\Lambda}$ 是对角矩阵，具有如下形式

$$\Lambda_{kk} = \begin{cases} 1, & k \notin \Omega \\ \dfrac{1}{1+\lambda}, & k \in \Omega \end{cases} \tag{5-29}$$

结合三个操作，得到在 K 空间中执行数据一致性层的前向传播如下

$$f_L(\boldsymbol{x}, \hat{\boldsymbol{x}}_p, \lambda) = \boldsymbol{F}^{-1}\boldsymbol{\Lambda}\boldsymbol{F}\boldsymbol{x} + \frac{\lambda}{1+\lambda}\boldsymbol{F}^{-1}\hat{\boldsymbol{x}}_p \tag{5-30}$$

基于傅里叶变换和数据一致性操作的线性特性，DC 层相对于输入的梯度可表示为

$$\frac{\partial f_L}{\partial \boldsymbol{x}^{\mathrm{T}}} = \boldsymbol{F}^{-1}\boldsymbol{\Lambda}\boldsymbol{F} \tag{5-31}$$

基于上述梯度便可实现反向传播。

2)网络架构

尽管 CNN 可能强大到足以学会一步重建，但除非有大量的训练数据，否则将会导致过拟合。此外，训练这样的网络可能需要很长时间和精细的调整步骤。为此，将 CNN 级联起来构建一个深度网络交替地进行中间图像去混叠和数据一致性操作，如图 5-17 所示。

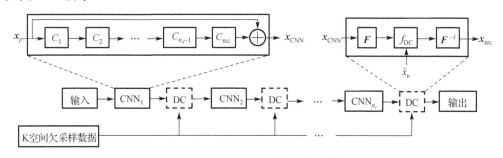

图 5-17　DC-CNN 结构示意图[45]

每级 CNN 包括 n_d-1 个卷积层 C_i 和重建层 C_{rec}。每个 C_i 层卷积核的大小为 3×3，卷积核的数量为 64，激活函数为 ReLU。C_{rec} 层卷积核的大小为 3×3，卷积核的数量为 2，将卷积层提取的特征投射回图像域。使用残差连接将 CNN 模块的输出与输入相加。最后，将 CNN 重建模块和 DC 层交错构成级联网络。

3）网络训练

使用逐像素的平方误差作为目标函数，批处理大小为 10，使用 He initialization 初始化网络权重。采用 Adam 训练网络，参数设置为 $\alpha=10^{-4}$、$\beta_1=0.9$、$\beta_2=0.999$，ℓ_2 权重衰减。

5.2.2.4　IFR-Net

本书作者和合作者一起提出了一种迭代特征加细网络（IFR-Net），将传统的迭代型算法 IFR-CS 进行网络化扩展用于磁共振图像重建[46]。

假设 $x\in\mathbf{C}^N$ 为待重建的 MR 图像，$y\in\mathbf{C}^M(M<N)$ 是 K 空间欠采样数据。CS-MRI 模型可以表示为

$$\min_x \frac{1}{2}\|F_u x-y\|_2^2+\sum_{l=1}^{L}\lambda_l\|D_l x\|_1 \tag{5-32}$$

其中，F_u 为欠采样傅里叶编码矩阵，D_l 为滤波操作的变换矩阵，参数 λ_l 为正则化参数。第一项为数据保真项，第二项为先验正则化项。通过引入一个辅助变量 u，式(5-32)可以改写为

$$\min_{x,u} \frac{1}{2}\|F_u x-y\|_2^2+\sum_{l=1}^{L}\lambda_l\|D_l u\|_1+\frac{\rho}{2}\|x-u\|_2^2 \tag{5-33}$$

其中，ρ 是一个惩罚参数。

IFR-CS 的基本思想是设计一个简便的细节优化算子，在舍弃噪声和类似噪声的伪影的同时，提取有用的图像细节信息。式(5-33)对应的 IFR-CS 模型可表示为

$$\begin{cases} u^{(n+1)}=\arg\min_u \frac{\rho}{2}\|x^{(n)}-u\|_2^2+\sum_{l=1}^{L}\lambda_l\|D_l u\|_1 \\ x_t^{(n+1)}=u^{(n+1)}+T^{(n+1)}\otimes(x^{(n)}-u^{(n+1)}) \\ x^{(n+1)}=\arg\min_x \frac{1}{2}\|F_u x-y\|_2^2+\frac{\rho}{2}\|x-x_t^{(n+1)}\|_2^2 \end{cases} \tag{5-34}$$

其中，T 为细节描述算子；u 为去噪图像，采用投影梯度法进行求解；x_t 为去噪图像经过特征恢复后的图像；n 表示第 n 次迭代；$\otimes$ 为点乘运算符；$x^{(n+1)}$ 为通过最小二乘法计算得到的重建图像。如图 5-18 所示，IFR-CS 方法由三个主要步骤组成：稀疏去噪过程、细节优化过程和图像重建过程。

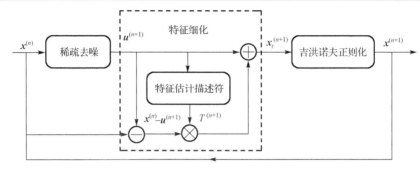

图 5-18 IFR-CS 方法框架

1) IFR-Net 网络模型

与传统模型 IFR-CS 不同，在处理稀疏去噪问题时，不再采用投影梯度法，为了方便 CNN 的引入，采用梯度下降算法来求解，式(5-34)的解可以表示为以下形式

$$
\begin{cases}
\boldsymbol{u}^{(n+1,k)} = (1-\rho l_r)\boldsymbol{u}^{(n+1,k\text{-}1)} + \rho l_r \boldsymbol{x}^{(n)} - \sum_{l=1}^{L} l_r \lambda_l \boldsymbol{D}_l^{\mathrm{T}} \left\| \boldsymbol{D}_l \boldsymbol{u}^{(n+1,k\text{-}1)} \right\|_1 \\
\boldsymbol{x}_t^{(n+1)} = \boldsymbol{u}^{(n+1)} + T^{(n+1)} \otimes (\boldsymbol{x}^{(n)} - \boldsymbol{u}^{(n+1)}) \\
\boldsymbol{x}^{(n+1)} = \boldsymbol{F}^{-1}\left(\dfrac{\boldsymbol{F}(\boldsymbol{F}_u^{\mathrm{H}}\boldsymbol{F}_u \boldsymbol{y} + \rho \boldsymbol{x}_t^{(n+1)})}{\boldsymbol{F}\boldsymbol{F}_u^{\mathrm{H}}\boldsymbol{F}_u \boldsymbol{F}^{\mathrm{H}} + \rho \boldsymbol{I}} \right)
\end{cases}
\tag{5-35}
$$

其中，l_r 为步长；$\boldsymbol{I}$ 为单位矩阵；$\boldsymbol{F}_u$ 为傅里叶欠采样矩阵；$\boldsymbol{F}\boldsymbol{F}_u^{\mathrm{H}}\boldsymbol{F}_u \boldsymbol{F}^{\mathrm{H}}$ 为由 1 和 0 组成的对角矩阵，其中 1 对应于 K 空间中的采样点。此外，$\boldsymbol{F}$ 表示傅里叶变换矩阵，满足 $\boldsymbol{F}\boldsymbol{F}^{-1} = 1_N$。然后，引入 CNN 实现 $\sum_{l=1}^{L} l_r \lambda_l \boldsymbol{D}_l^{\mathrm{T}} \left\| \boldsymbol{D}_l \boldsymbol{u}^{(n+1,k\text{-}1)} \right\|_1$ 的功能，并将式(5-35)展开，可得到

$$
\begin{cases}
\boldsymbol{X}^{(n+1)}: \boldsymbol{x}^{(n+1)} = \boldsymbol{F}^{-1}\left(\dfrac{\boldsymbol{F}(\boldsymbol{F}_u^{\mathrm{H}}\boldsymbol{F}_u \boldsymbol{y} + \rho^{(n+1)} \boldsymbol{x}_t^{(n)})}{\boldsymbol{F}\boldsymbol{F}_u^{\mathrm{H}}\boldsymbol{F}_u \boldsymbol{F}^{\mathrm{H}} + \rho^{(n+1)} \boldsymbol{I}} \right) \\
\boldsymbol{Z}^{(n+1)}: \begin{cases}
\boldsymbol{u}^{(n+1,k)} = \mu_1^{(n+1,k)} \boldsymbol{u}^{(n+1,k\text{-}1)} + \mu_2^{(n+1,k)} \boldsymbol{x}^{(n+1)} - \boldsymbol{c}_2^{(n+1,k)} \\
\boldsymbol{c}_1^{(n+1,k)} = \boldsymbol{w}_1^{(n+1,k)} * \boldsymbol{u}^{(n+1,k)} + \boldsymbol{b}_1^{(n+1,k)} \\
\boldsymbol{h}^{(n+1,k)} = S_{\mathrm{PLF}}(\boldsymbol{c}_1^{(n+1,k)}; \{p_i, q_i^{(n+1,k)}\}_{i=1}^{N_c}) \\
\boldsymbol{c}_2^{(n+1,k)} = \boldsymbol{w}_2^{(n+1,k)} * \boldsymbol{h}^{(n+1,k)} + \boldsymbol{b}_2^{(n+1,k)}
\end{cases} \\
\boldsymbol{R}^{(n+1)}: \boldsymbol{x}_t^{(n+1)} = \boldsymbol{u}^{(n+1)} + T^{(n+1)} \otimes (\boldsymbol{x}^{(n+1)} - \boldsymbol{u}^{(n+1)})
\end{cases}
\tag{5-36}
$$

其中，$n \in [1, 2, \cdots, N_s]$ 代表阶数(原迭代数)；$k \in [1, 2, \cdots, K]$ 为子网络 CNN 层数；$\mu_1 = 1 - \rho l_r$，$\mu_2 = \rho l_r$；* 表示卷积操作；$\boldsymbol{w}_1^{(n+1,k)}$ 表示 L 个大小为 $w_f \times w_f$ 滤波器；

$b_1^{(n+1,k)}$ 为 L 维偏置向量；$w_2^{(n+1,k)}$ 为一个尺寸为 $f \times f \times L$ 的滤波器；$b_2^{(n+1,k)}$ 为一维偏置；$S_{\mathrm{PLF}}(\cdot)$ 为一个分段线性函数，相当于 CNN 中的 ReLU 函数，它由基于控制点集合 $\{p_i, q_i^{(n+1,k)}\}_{i=1}^{N_c}$ 控制，$\{p_i\}_{i=1}^{N_c}$ 是预定义的位置，均匀分布于 $[1,-1]$，$\{q_i^{(n+1,k)}\}_{i=1}^{N_c}$ 是位于第 $(n+1)$ 阶、第 k 块上的值；c_1 用于实现原公式中稀疏变换滤波器 D 的功能；h 相当于 ℓ_1 范数的稀疏约束；c_2 相当于 D^{T}。

由式 (5-36) 可以看出，要构建的 IFR-Net 包括三种类型的运算：重建运算 ($X^{(n)}$)、稀疏增强去噪运算 ($Z^{(n)}$) 和细节优化运算 ($R^{(n)}$)，如图 5-19 所示。

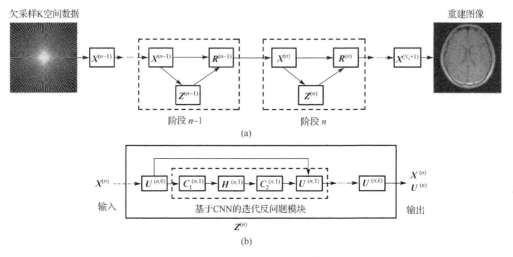

图 5-19　IFR-Net 网络结构

在构建网络时，IFR-Net 由若干个大模块组成，每个大模块又由三个小模块组成，分别为重建模块 (X)、稀疏增强去噪模块 (Z) 和细化功能模块 (R)。其中，稀疏增强去噪模块由若干个基于 CNN 和联合优化层组成的反问题块组成，相当于在迭代网络中嵌入多个子网络。

为了更加详细地描述网络的组成，这里以第 n 个大模块为例，介绍网络中各个模块的数学形式。

（1）重建模块 ($X^{(n)}$)

该模块的输入是 y 和 $x_t^{(n-1)}$，模块的输出为

$$x^{(n)} = F^{-1}\left(\frac{F(F_u^{\mathrm{H}} F_u y + \rho^{(n)} x_t^{(n-1)})}{F F_u^{\mathrm{H}} F_u F^{\mathrm{H}} + \rho^{(n)} I} \right) \tag{5-37}$$

值得注意的是，在第一个阶段 ($n=1$) 中，$x_t^{(0)}$ 初始化为零，因此

$$x^{(1)} = F^{-1}\left(\frac{F(F_u^{\mathrm{H}} F_u y)}{F F_u^{\mathrm{H}} F_u F^{\mathrm{H}} + \rho^{(n)} I} \right) \tag{5-38}$$

(2)稀疏增强去噪模块($\boldsymbol{Z}^{(n)}$)

如图 5-19(b)所示，这个模块由几个基于 CNN 的反问题模块组成，每个反问题模块包含 4 层：联合优化层 $\boldsymbol{U}^{(n,k)}$、卷积层 $\boldsymbol{C}_1^{(n,k)}$ 和 $\boldsymbol{C}_2^{(n,k)}$ 及非线性变换层 $\boldsymbol{H}^{(n,k)}$。

① 联合优化层($\boldsymbol{U}^{(n,k)}$)。

该层的输入为 $\boldsymbol{u}^{(n,k-1)}$、$\boldsymbol{x}^{(n)}$ 和 $\boldsymbol{c}_2^{(n,k)}$，输出为

$$\boldsymbol{u}^{(n)} = \mu_1^{(n,k)} \boldsymbol{u}^{(n,k-1)} + \mu_2^{(n,k)} \boldsymbol{x}^{(n)} - \boldsymbol{c}_2^{(n,k)} \tag{5-39}$$

对于第一个模块，$\boldsymbol{u}^{(n,1)} = \boldsymbol{x}^{(n)}$。

② 卷积层($\boldsymbol{C}_1^{(n,k)}$)。

该层的输入为 $\boldsymbol{x}^{(n)}$，输出为

$$\boldsymbol{c}_1^{(n,k)} = \boldsymbol{w}_1^{(n,k)} * \boldsymbol{x}^{(n,k)} + \boldsymbol{b}_1^{(n,k)} \tag{5-40}$$

③ 非线性变换层($\boldsymbol{H}^{(n,k)}$)。

该层的输入为 $\boldsymbol{c}_1^{(n,k)}$，输出为

$$\boldsymbol{h}^{(n,k)} = S_{\mathrm{PLF}}(\boldsymbol{c}_1^{(n,k)}; \{p_i, q_i^{(n,k)}\}_{i=1}^{N_c}) \tag{5-41}$$

④ 卷积层($\boldsymbol{C}_2^{(n,k)}$)。

该层的输入为 $\boldsymbol{h}^{(n,k)}$，输出定义为

$$\boldsymbol{c}_2^{(n,k)} = \boldsymbol{w}_2^{(n,k)} * \boldsymbol{h}^{(n,k)} + \boldsymbol{b}_2^{(n,k)} \tag{5-42}$$

(3)细节优化模块($\boldsymbol{R}^{(n)}$)

该层的输入为 $\boldsymbol{u}^{(n)}$ 和 $\boldsymbol{x}^{(n)}$，输出为

$$\boldsymbol{x}_t^{(n)} = \boldsymbol{u}^{(n)} + T^{(n)} \otimes (\boldsymbol{x}^{(n)} - \boldsymbol{u}^{(n)}) \tag{5-43}$$

IFR-Net 的参数更新通过优化 NMSE 实现。网络中的参数集 $\boldsymbol{\Theta}$ 包括：重建模块中的 $\rho^{(n)}$；稀疏增强去噪模块的两个卷积层中的滤波器 $\boldsymbol{w}_1^{(n,k)}$、$\boldsymbol{w}_2^{(n,k)}$ 和偏置 $\boldsymbol{b}_1^{(n,k)}$、$\boldsymbol{b}_2^{(n,k)}$，同时包括 $\mu_1^{(n,k)}$、$\mu_2^{(n,k)}$ 和 $\{q_i^{(n)}\}_{i=1}^{N_c}$；细节优化模块中的特征提取算子 $T^{(n)}$。采用随机梯度下降(SGD)来最小化 NMSE 值。

2)实验结果与分析

为了验证 IFR-Net 的有效性，将其与相对应的传统迭代模型 IFR-CS 和经典的迭代网络 ADMM-Net 进行比较。为了比较的公平性，IFR-CS 的参数通过手工调整到各项指标最好的状态。ADMM-Net 的参数初始化为默认值，根据文献[4]中的设定，其网络的模块数设为 15，训练数据集数目和类型都与 IFR-Net 保持一致。实验的客观评价指标采用峰值信噪比(PSNR)、高频误差范数(HFEN)和结构相似度(SSIM)。

(1)数据集

在 MR 图像的仿真实验中，网络的训练和测试分别使用了 100 幅和 5 幅颅脑

幅度图像。在复数实验中，IFR-Net 使用 100 幅脑部复数图像训练。这批数据从西门子 3.0T MAGNETOM Trio 扫描仪中扫描得到，包括 T_1、T_2 和 PD 加权的数据。其中 T_1 和 T_2 加权图像的 FOV 为 220mm×220mm，层面厚度为 0.86mm；PD 加权图像的 FOV 为 220mm×220mm，层面厚度为 1.06mm。在仿真实验中，利用 SOS 来获得单通道幅值图像。在复数实验中，采用自适应线圈通道融合法[47]来获取单通道复数图像。

(2) 采样模板

测试了三种不同类型的欠采样模式：一维随机、二维随机和伪径向采样。对于伪径向模板，分别保留原始 K 空间数据的 10%、20%、30% 和 40%，分别对应 10 倍、5 倍、3.3 倍和 2.5 倍加速。对于一维随机、二维随机模板，保留 K 空间数据的 25% 进行仿真。

(3) 实验结果与分析

① 不同采样率下的图像重建。

表 5-1 给出了三种方法在伪径向采样率分别为 10%、20%、30% 和 40% 的情况下对五幅颅脑测试图像进行重建时的 PSNR、HFEN 和 SSIM 平均值。IFR-Net 在所有的定量比较中都取得了最好的客观值。

表 5-1　IFR-CS、ADMM-Net 和 IFR-Net 在采样率分别为 10%、20%、30% 和 40% 时的 PSNR、HFEN 和 SSIM 平均值

采样率	PSNR/dB			HFEN			SSIM		
	IFR-CS	ADMM-Net	IFR-Net	IFR-CS	ADMM-Net	IFR-Net	IFR-CS	ADMM-Net	IFR-Net
10%	28.9242	29.1359	**30.0663**	1.7269	1.7218	**1.5103**	0.8109	0.8127	**0.8390**
20%	33.6998	32.7612	**34.8249**	0.6628	0.8856	**0.6497**	0.9130	0.8939	**0.9280**
30%	36.2397	36.1112	**37.8444**	0.3365	0.4013	**0.2926**	0.9449	0.9439	**0.9571**
40%	38.1590	37.6589	**39.5642**	0.1505	0.2135	**0.1377**	0.9627	0.9585	**0.9703**

图 5-20 展示了在伪径向采样率为 10% 情况下，IFR-CS、ADMM-Net 和 IFR-Net 对颅脑测试图像进行重建的视觉效果图。从图 5-20 的放大部分和重建误差图中可以清楚地看到，IFR-Net 有效地抑制了大部分伪影，保留了图像细节。

② 不同采样模板下的图像重建。

进一步给出不同采样模板(采样率为 25% 的一维随机、二维随机和伪径向模板)的比较结果。定量的结果如表 5-2 所示。结果表明，在不同采样模式下，IFR-Net 均取得好的性能。

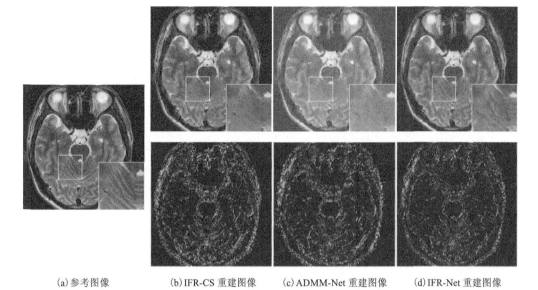

(a) 参考图像　　　　　(b) IFR-CS 重建图像　　　(c) ADMM-Net 重建图像　　　(d) IFR-Net 重建图像

图 5-20　伪径向采样率为 10%时的脑部幅度图像重建图

表 5-2　不同采样模式下 IFR-CS、ADMM-Net 和 IFR-Net 的 PSNR、HFEN 和 SSIM 平均值

方法	1D 随机			2D 随机			伪径向		
	PSNR/dB	HFEN	SSIM	PSNR/dB	HFEN	SSIM	PSNR/dB	HFEN	SSIM
IFR-CS	27.7484	1.4519	0.8286	34.8108	0.4092	0.9291	35.2254	0.4566	0.9336
ADMM-Net	28.6608	1.4172	0.8375	34.0650	0.6214	0.9139	35.6067	0.4742	0.9374
IFR-Net	**29.0481**	**1.3868**	**0.8472**	**36.2627**	**0.4051**	**0.9421**	**36.7340**	**0.4277**	**0.9465**

③ 复数数据下的图像重建。

一般来说，MR 图像是复数图像，下面提供一个复数 MR 图像的重建实例。由于没有用于复数数据的公共 ADMM-Net 代码，将 IFR-Net 与基于迭代的 IFR-CS 进行比较，采用 25%的 2D 随机采样和 20%的伪径向采样模板。从表 5-3 可以看出，IFR-Net 在各项评价指标上均优于 IFR-CS。特别是，在 20%伪径向采样的情况下，该方法比 IFR-CS 高出 3.0991dB。

表 5-3　二维随机采样为 25%和伪径向采样 20%的情况下，IFR-CS 和 IFR-NET 的客观指标

方法		PSNR/dB	HFEN	SSIM
25%二维随机采样	IFR-CS	30.1832	1.1406	0.8264
	IFR-NET	**32.9585**	**0.8070**	**0.8834**
20%伪径向采样	IFR-CS	29.3025	1.4707	0.8001
	IFR-NET	**32.1120**	**0.9839**	**0.8669**

为了方便视觉主观对比，图 5-21 和图 5-22 分别展示了 25%二维随机和 20%伪径向欠采样 K 空间数据重建的复数图像对应的幅值图像和误差图。放大部分和误差图表明，IFR-Net 在去除伪影和保留精细结构方面均优于 IFR-CS。

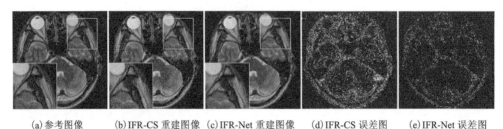

(a) 参考图像　　(b) IFR-CS 重建图像　(c) IFR-Net 重建图像　　(d) IFR-CS 误差图　　(e) IFR-Net 误差图

图 5-21　25%二维随机欠采样的复数脑部图像重建结果对应的幅度图像和误差图

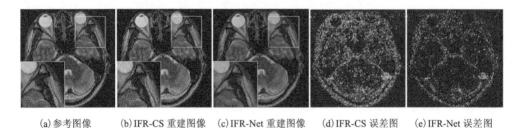

(a) 参考图像　　(b) IFR-CS 重建图像　(c) IFR-Net 重建图像　　(d) IFR-CS 误差图　　(e) IFR-Net 误差图

图 5-22　20%伪径向欠采样的复数脑部图像重建结果对应的幅度图像和误差图

基于模型驱动的迭代网络结合了传统优化算法和深度学习方法的优点，相比基于数据驱动的方法，至少带来以下好处：①网络的设计有模型指导，赋予网络一定的可解释性；②大大减少了网络训练所需的数据量和缩短了训练时间。文献[48]提出的 MoDL 采用各迭代层参数共享的策略，进一步减少了模型参数。

以上介绍的端到端的有监督学习方法，通过深度网络从大型成对图像数据集学习丰富的分层推断特征来消除欠采样伪影，这类方法的优点是：在与训练数据环境一致的情形下可以获得较传统 CS-MRI 更好的图像重建且重建时间显著缩短；缺点是：通用性和鲁棒性不足[49]，当数据环境发生变化时 (如不同欠采样或噪声水平或线圈配置) 网络需要重新训练，否则重建效果会大幅下降，使得其在实际设备上配置困难。

5.3　基于无监督深度学习的快速磁共振成像

基于无监督深度学习的快速磁共振成像首先采用生成网络学习图像的先验分布，然后将其融入迭代重建过程中。其特征是训练后的网络可以作为一种通用的先验信息用于各种不同欠采样模式、不同欠采样因子下的重建。训练网络时只需要提供原始的全采样图像数据集。开展无监督深度学习研究的工作较少，Tezcan 等使用变分自编码器(Variational Autoencoder，VAE)来学习原始全采样 MR 图像块的概率分布信息，然后将其作于显式的先验项用于迭代重建[50]。本书作者提出的一系列多通道增强去噪自编码先验(Multi-channels Denoising Autoencoder Prior，EDAEP)用于欠采样磁共振图像重建[51,52]及并行磁共振重建[53]。Luo 等使用贝叶斯定理进行建模，利用 PixelCNN++作于数据驱动的图像先验模型，提出了一种通用和可解释的 MRI 重建框架[54]。最近，本书作者围绕基于可逆流模型的生成网络 Glow 的欠采样磁共振图像重建展开了系列研究，取得了初步的研究成果。

与有监督学习隐式地学习先验信息不同，无监督学习方法通过显式地利用图像先验来处理 MRI 图像重建问题。一般的基于无监督深度学习方法的 MRI 重建流程图如图 5-23 所示，由无监督先验学习步骤和迭代重建步骤组成。

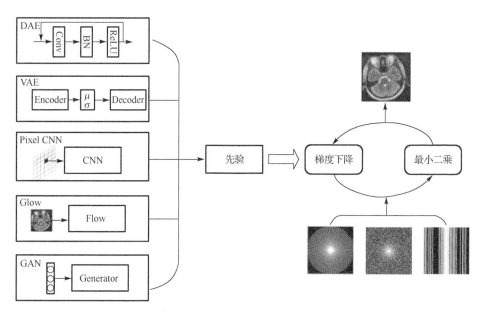

图 5-23　无监督深度学习流程及相应的迭代重建过程示意图

这些方法的目的是通过网络训练来学习 MR 图像的概率分布，特别是先验梯度。在此基础上，将先验作为磁共振成像重建的显式约束。

在先验学习阶段，网络通常通过学习图像到图像、变量到图像或图像到变量的分布映射来优化模型参数。在迭代重建阶段，利用训练好的先验模型，实现约束解空间的迭代重建算法，同时保证 K 空间数据的保真度。

通过引入近端梯度下降，MRI 重建过程解耦为一个更新图像先验和数据一致性

约束下的吉洪诺夫(Tikhonov)正则化的交替过程。一般来说，无监督学习模型可以写成

$$\begin{cases} \boldsymbol{x}^{k+1/2} = \boldsymbol{x}^k - \alpha \nabla \mathrm{prior}(\boldsymbol{x}^k) \\ \boldsymbol{x}^{k+1} = \arg\min_{\boldsymbol{x}} \left\| \boldsymbol{F}_u \boldsymbol{x} - \boldsymbol{y} \right\|_2^2 + \lambda \left\| \boldsymbol{x} - \boldsymbol{x}^{k+1/2} \right\|_2^2 \end{cases} \tag{5-44}$$

其中，α 表示梯度步长，$\boldsymbol{x}$ 为待重建图像，$\nabla\mathrm{prior}(\boldsymbol{x}^k)$ 表示图像先验的梯度，$\boldsymbol{F}_u$ 为欠采样傅里叶算子，$\boldsymbol{y}$ 为欠采样 K 空间数据，λ 为正则化参数。

一般来说，每个无监督学习算法学习图像先验的方法是不同的，导致它们的网络训练和图像重建方法也不一样。例如，VAE 在图像块中获取先验信息，而不是在整个图像中。由于 PixelCNN 的复杂度非常高，所以它需要先将图像分割成多批，再进行组合作为网络输入。

本节将详细讨论 VAE、DAE、PixelCNN 模型和基于可逆流模型的先验显式表示和图像重建，并分析每种方法的特点。

5.3.1　基于变分自编码网络的快速磁共振成像

Tezcan 等提出了一种基于变分自编码网络的快速磁共振成像方法[50]，使用无监督深度学习方法，通过变分自编码器(VAE)[55]来学习全采样 MR 图像的概率分布，并将其作为重建的显式先验项，从而完全地将编码算子与先验解耦。由此产生的重建算法在重构缺失的 K 空间数据之前，无需成对的数据集进行训练，也不容易产生相关的敏感性，比如在训练和测试时使用的欠采样模式的偏差或线圈设置的不同等。

1. 建模过程

假设 $\boldsymbol{x} \in \mathbf{C}^N$ 为待重建的 MR 图像，$\boldsymbol{y} \in \mathbf{C}^M (M < N)$ 是 K 空间欠采样数据，$\boldsymbol{F}_u$ 为欠采样编码矩阵。假定 K 空间测量噪声为复值、零均值、正态分布和不相关的加性噪声，则有

$$\boldsymbol{y} = \boldsymbol{F}_u \boldsymbol{x} + \boldsymbol{\eta} \tag{5-45}$$

在此噪声模型下，数据似然可表示为

$$p(\boldsymbol{y}|\boldsymbol{x}) = N(\boldsymbol{y}|\boldsymbol{F}_u\,\boldsymbol{x}, \sigma_\eta) = \frac{1}{(2\pi\sigma_\eta^2)^{N/2}} \mathrm{e}^{-\frac{1}{2\sigma_\eta^2}(\boldsymbol{F}_u\boldsymbol{x}-\boldsymbol{y})^{\mathrm{H}}(\boldsymbol{F}_u\boldsymbol{x}-\boldsymbol{y})} \tag{5-46}$$

其中，H 表示共轭转置，σ_η 为噪声标准差。

采用最大后验估计重建图像得到

$$\boldsymbol{x}^* = \arg\max_{\boldsymbol{x}} p(\boldsymbol{x}|\boldsymbol{y}) = \arg\max_{\boldsymbol{x}}[p(\boldsymbol{y}|\boldsymbol{x})p(\boldsymbol{x})] \tag{5-47}$$

其中，$p(\boldsymbol{x})$ 表示先验概率（即数据采集之前全采样图像的信息）。式(5-47)等价于如下最小化问题

$$\boldsymbol{x}^{*} = -\arg\min_{\boldsymbol{x}}[\log p(\boldsymbol{y}|\boldsymbol{x}) + \log p(\boldsymbol{x})]$$

$$= -\arg\min_{\boldsymbol{x}}[-\frac{1}{2\sigma_{\eta}}\|\boldsymbol{F}_{u}\boldsymbol{x}-\boldsymbol{y}\|_{2}^{2} + \log p(\boldsymbol{x})] \tag{5-48}$$

$$= \arg\min_{\boldsymbol{x}}[\|\boldsymbol{F}_{u}\boldsymbol{x}-\boldsymbol{y}\|_{2}^{2} - \lambda\log p(\boldsymbol{x})]$$

其中，$\lambda = 1/2\sigma_{\eta}$；第一项为数据保真度项，第二项为先验项。通过如下方法学习获取先验项：从全采样的 MR 图像中提取图像块，训练 VAE 捕获图像块的概率密度分布来近似 $\log p(\boldsymbol{x})$，然后作于显式先验项用于图像重建。相对于有监督的前馈映射方法，所获取的先验独立于采样模式。

2．先验学习

VAE 是一种用于近似高维数据分布的无监督学习算法，它的主要目标是利用一个潜变量模型来近似数据分布，并利用变分近似对给定的一组实例进行参数优化。VAE 模型的图形化如图 5-24 所示。具体来说，CNN 编码器输出一个均值和一个协方差，并添加一个高斯噪声来形成潜变量 $\boldsymbol{z}$。然后，CNN 解码器将其映射到原始数据的条件分布。

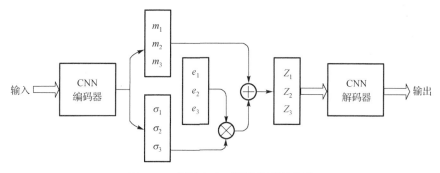

图 5-24　标准 VAE 模型的图形表示

设 $\boldsymbol{u}$ 为从 $\boldsymbol{x}$ 中提取的 P 个像素的图像块，模型可表示为

$$p(|\boldsymbol{u}|) = \int_{z} p(|\boldsymbol{u}|, z)\mathrm{d}z = \int_{z} p(|\boldsymbol{u}||z)p(z)\mathrm{d}z \tag{5-49}$$

其中，$z \in \mathbf{R}^{L}$（$L \ll P$）为潜变量；$p(z)$ 为 z 的先验分布，一般假定为单位高斯分布。对参数化的 $p(|\boldsymbol{u}||z)$ 进行优化，使观测样本的 $\log p(|\boldsymbol{u}|)$ 最大化。VAE 模型将 $p(|\boldsymbol{u}||z)$ 参数化为一个神经网络，其参数集合用 $\boldsymbol{\varphi}$ 表示。为了优化给定样本的 $\log p(|\boldsymbol{u}|)$，需要计算 z 上的积分，即使对于中等大小的 L，这也是不可行的。为了解决这个问题，

VAE 使用后验的近似分布 $q(z\|u) \approx p(z\|u)$。利用 $q(z\|u)$，可以将 $\log p(\|u)$ 分解成如下两项

$$\log p(\|u) = E_{q(z\|x)}\left[\log \frac{p(\|u, z)}{q(z\|u)}\right] + D_{\text{KL}}\left[q(z\|u)\middle\|p(z\|u)\right] \qquad (5\text{-}50)$$

第一项被称为证据下界（Evidence Lower Bound，ELBO），第二项是近似后验和真实后验之间的 Kullback-Leibler 散度（KLD）。KLD 项很难处理，因为真正的后验 $p(z\|u)$ 是未知的。然而，它总是大于或等于 0，这使得 ELBO 成为 $\log p(\|u)$ 的下界。VAE 的策略是将 ELBO 最大化作为 $\log p(\|u)$ 的代理。同 $p(\|u\|z)$ 一样，VAE 用一个神经网络对 $q(z\|u)$ 进行建模，参数集合为 $\boldsymbol{\theta}$。网络 $q_{\theta}(z\|u)$ 和 $p_{\varphi}(\|u\|z)$ 分别对应于编码器和解码器，其网络结构如图 5-25 所示。

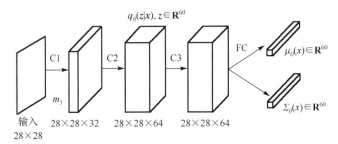

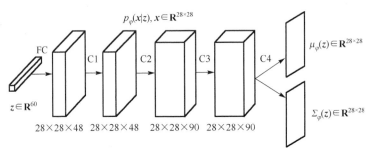

图 5-25　VAE 网络结构[50]

通过最大化训练样本的 ELBO 优化参数 $\boldsymbol{\theta}$ 和 $\boldsymbol{\varphi}$，具体如下

$$\max_{\boldsymbol{\theta},\boldsymbol{\varphi}} \sum_{n=1}^{N} \text{ELBO}(\|u^n) = \max_{\boldsymbol{\theta},\boldsymbol{\varphi}}\left[\sum_{n=1}^{N} E_{q_{\theta}(z\|u^n)}\left[\log p_{\varphi}(\|u^n\|z)\right] - D_{\text{KL}}\left[q_{\theta}(z\|u^n\|p(z)\right]\right] \qquad (5\text{-}51)$$

对于编码网络，输入是 28×28 的图像块，输出是相应后验的均值和协方差。解码网络以潜向量 z 为输入，输出图像块对应似然值的均值和协方差。这两个网络大多是卷积层，只有一个全连接层。两个网络的所有卷积层都使用 3×3 卷积核。使用整流线性单元作为非线性激活函数。为了避免数值稳定性问题，在整个网络中使用对数方差。用一个截断的高斯随机初始值（标准差为 0.05）初始化网络权值，使用

Adam 对网络进行优化。使用尺寸为 28×28 的图像块和一个 60 维的潜空间作为基本模型。

3．深度先验(DDP)重建模型

在 VAE 训练好后，将其整合到重建问题的贝叶斯公式中，建立如下图像重建模型

$$\min_{x} \left[\left\| \boldsymbol{F}_u \boldsymbol{x} - \boldsymbol{y} \right\|_2^2 - \sum_{\boldsymbol{u}_r \in \Omega(\boldsymbol{x})} \mathrm{ELBO}(|\boldsymbol{u}_r|) \right] \tag{5-52}$$

其中，$\Omega(\boldsymbol{x})$ 表示从图像 $\boldsymbol{x}$ 中抽取的一组(重叠)图像块构成的集合；$|\boldsymbol{u}_r|$ 为第 r 个图像块的绝对值。$\mathrm{ELBO}(|\boldsymbol{u}_r|)$ 作为真实分布 $\log p(|\boldsymbol{u}|)$ 的代理，可由下式表示

$$\mathrm{ELBO}(|\boldsymbol{u}|) = E_{q_{\varphi^*}(z\|x\|)} \left[\log p_{\varphi^*}(|\boldsymbol{u}| \big\| z) + \log \frac{p(z)}{q_{\theta^*}(z\|\boldsymbol{u})} \right] \tag{5-53}$$

其中，$\boldsymbol{\theta}^*$、$\boldsymbol{\varphi}^*$ 是训练中得到的最优 VAE 参数。

采用凸集投影方法对式(5-52)进行求解。

5.3.2 基于去噪自编码网络的快速磁共振成像

本书作者对基于去噪自编码网络的快速磁共振成像方法进行了系列研究。通过去噪自编码器(Denoising Autoencoder，DAE)[56]从加噪图像-原始图像对集来学习 MR 图像的密度分布，并将其作为显式先验项用于磁共振图像的重建。结合快速磁共振成像的具体需求，对原始的去噪自编码先验进行了两方面的扩展和改进：多噪声模型和多通道学习，显著提高了去噪自编码先验的性能，分别将其用于欠采样单线圈磁共振图像重建[51,52]、并行磁共振重建[53]和多对比度磁共振图像重建[57]。

1．先验学习

去噪自编码器是一种经过训练用于重构被噪声破坏的数据的自编码器，如图 5-26 所示。

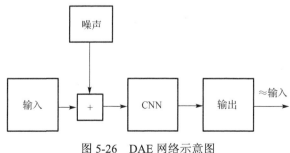

图 5-26　DAE 网络示意图

去噪自编码器原始目的是通过了加入噪声并进行降噪的训练过程，能够强迫网络学习到更加鲁棒的不变性特征，获得输入的更有效表达。Bigdeli[58]等根据关键的观测结果：最优去噪自编码器的输出是真实数据密度的局部平均值，而去噪自编码器的误差（训练后的自编码器的输出和输入之间的差）是一个均值偏移向量。采用均值偏移向量幅度的平方 $\left\| x - S_{\sigma_\eta}(x) \right\|^2$，也就是到局部均值的距离，作为自然图像先验的负对数似然，提出去噪自编码先验（Denoising Autoencoding Prior，DAEP）算法用于图像恢复。假设原始真实图像和加入高斯噪声的图像分别为 x 和 $x+\eta$，去噪自编码卷积网络 S_σ 可以通过对大量训练样本 $\{x, x+\eta\}$ 进行目标函数 $E_{x,\eta}\left[\left\| x - S_\eta(x+\eta) \right\|^2 \right]$ 最小化而得到。所提取的图像先验的一个关键优势是具有普适性，不需要为不同的图像恢复任务训练单独的网络。

文献[58]进一步指出去噪自编码器的输出 $S_{\sigma_\eta}(x)$ 和真实数据密度 $p(x)$ 有如下关系

$$S_{\sigma_\eta}(x) = x - \frac{\int g_{\sigma_\eta}(\eta) p(x-\eta)\eta \mathrm{d}\eta}{\int g_{\sigma_\eta}(\eta) p(x-\eta) \mathrm{d}\eta} = x + \frac{\sigma_\eta^2 \nabla \int g_{\sigma_\eta}(\eta) p(x-\eta) \mathrm{d}\eta}{\int g_{\sigma_\eta}(\eta) p(x-\eta) \mathrm{d}\eta}$$
$$= x + \sigma_\eta^2 \nabla \log \int g_{\sigma_\eta}(\eta) p(x-\eta) \mathrm{d}\eta \tag{5-54}$$

其中，$g_{\sigma_\eta}(\eta)$ 为标准差为 σ_η 的高斯平滑核。上式表明 $S_{\sigma_\eta}(x)-x = \sigma_\eta^2 \nabla \log \int g_{\sigma_\eta}(\eta) p(x-\eta)\mathrm{d}\eta$ 同平滑密度的对数似然的梯度成比例。为此，Bigdeli[59]等提出了一个新的图像先验，称为深度均值偏移先验（Deep Mean-Shift Prior，DMSP），可表示为

$$\nabla prior(x) = \nabla \log \int g_{\sigma_\eta}(\eta) p(x-\eta)\mathrm{d}\eta = [(S_{\sigma_\eta}(x)-x)]/\sigma_\eta^2 \tag{5-55}$$

为了进一步提高去噪自编码先验的性能和适应快速磁共振成像的需要，本书作者研究团队对原始的 DAEP 和 DMSP 进行了改进。

(1) 多噪声模型

DAEP 中最重要的参数之一是训练时人工加入的高斯噪声方差 σ_η^2 的设置。在表征学习的大多数应用中，我们希望学习不同尺度的特征。好的表示应该包含不同粒度级别的特性。去噪自编码器提供了一个特别自然的框架，噪声方差 σ_η^2 由用户选择，是影响最终表示的重要调优参数。为此，我们提出了一种增强的去噪自编码先验，采用不同噪声水平等级分别训练网络。如采用高低不同的两种噪声水平，增强的去噪自编码先验如下

$$\left\| x - [S_{\sigma_{\eta 1}}(x) + S_{\sigma_{\eta 2}}(x)]/2 \right\|^2 \tag{5-56}$$

包括粗粒度和细粒度特性的组合。

(2) 多通道学习

从数学上看，假设真实的原始图像 $\boldsymbol{y}* \in \mathbf{R}^N$ 被噪声所污染

$$\boldsymbol{y} = \boldsymbol{y}* + \boldsymbol{\eta} \tag{5-57}$$

其中，$\boldsymbol{\eta}$ 是未知的噪声，通常表示为零均值和方差为 σ^2/NI 的高斯白噪声。去噪的目的是得到估计 $\hat{\boldsymbol{y}}$，从而使得其与原始 $\boldsymbol{y}*$ 越近越好。Heckel[60]等解析地量化了基于深度先验信息的去噪器。给定一个 d 层的生成网络 $G: \mathbf{R}^S \to \mathbf{R}^N (S < N)$ 和随机权重，提出了一种梯度迭代方法来最小化介于含噪图像 $\boldsymbol{y}$ 和网络输出 $G(\boldsymbol{z})$ 之间的最小二乘损失函数 $\|G(\boldsymbol{z}) - \boldsymbol{y}\|^2$。他们证明所提的算法可以使得估计值 $\hat{\boldsymbol{z}}$ 满足以下有界性

$$\|G(\hat{\boldsymbol{z}}) - \boldsymbol{y}*\|^2 \lesssim \sigma^2 \frac{S}{N} \tag{5-58}$$

上式表明，基于深度先验的去噪器的去噪率由潜在表示的维度 S 和图像的维度 N 之比决定。

基于上面的去噪率有界性理论，设想：假设原始图像的维度为 N，用高度相关的多通道图像(假定通道数为 3)对去噪器进行训练，则训练图像维度为 $3N$。那么经过同样的网络，由于多通道图像之间的高度相关性，学习表示后的子空间大小会远远小于 $3S$。由上面的去噪率有界性可以得出，通过相同的网络(除输入输出层数不同)，多通道训练数据比原始图像数据具有更强的去噪和图像恢复能力。因此，可以采用多通道数据训练去噪自编码器，然后用于原始单通道图像的重建。形成多通道数据最简单的方法是采用通道复制，即 $\boldsymbol{X} = [\boldsymbol{x}, \boldsymbol{x}, \boldsymbol{x}]$ (假设为 3 通道)。

通过整合多噪声模型和多通道学习，我们扩展了原始的去噪自编码先验，分别提出了 EDAEP 和 MEDMSP 并用于欠采样磁共振图像重建。对于 EDAEP，图像先验可表示为

$$\text{prior}(\boldsymbol{X}) = \frac{1}{I} \sum_{i=1}^{I} \|\boldsymbol{X} - S_{\sigma_{\eta i}}(\boldsymbol{X})\|_2^2 \tag{5-59}$$

其中，i 为噪声模型数(一般选 2~3)，$\boldsymbol{X} = [\boldsymbol{x}, \boldsymbol{x}, \boldsymbol{x}]$ 为 3 通道数据。

对于 MEDMSP，图像先验的梯度可表示为

$$\nabla\text{prior}(\boldsymbol{X}) = \frac{1}{I} \sum_{i=1}^{I} \frac{1}{\sigma_{\eta i}^2} [\boldsymbol{X} - S_{\sigma_{\eta i}}(\boldsymbol{X})] \tag{5-60}$$

去噪自编码网络采用残差编码器-解码器网络(RED-Net)[61]。网络架构如图 5-27 所示。RED-Net 网络由 18 层组成，其中包含了全局跳连接、9 个卷积层以及和其匹配的 9 个反卷积层。跳连接方式连接卷积层和其匹配的反卷积层。每层后面都带有整流线性单元(ReLU)。卷积以及反卷积层是其核心构建块。RED-Net 网络的具体参

数为：卷积核的大小为 3×3；输入和输出层的通道数视具体应用而定，网络的其余层的通道数为 64。

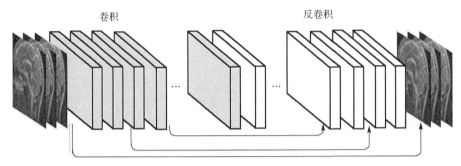

图 5-27　用于 EDAEPRec 中的 RED-Net 结构示意图

2．重建模型

在完成上述的先验学习后将其嵌入到迭代重建中，得到图像重建模型，分别称为 DAEPRec、EDAEPRec 和 MEDMSPRec。下面以两个噪声模型和三通道学习的 EDAEPRec 为例介绍重建模型的建立和求解。图 5-28 为 EDAEPRec 训练和重建过程的图示。

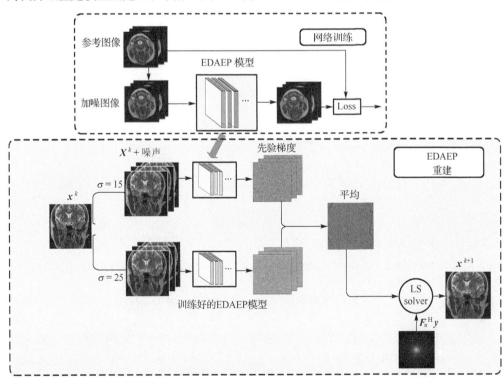

图 5-28　EDAEPRec 的图示

EDAEPRec 重建模型可表示为

$$\min_{x} \frac{1}{2}\left[\left\|X - S_{\sigma_{\eta_1}}(X)\right\|^2 + \left\|X - S_{\sigma_{\eta_2}}(X)\right\|^2\right] + \lambda\left\|F_u x - y\right\|^2 \tag{5-61}$$

其中，$X = [x, x, x]$；$S_{\sigma_{\eta_1}}$、$S_{\sigma_{\eta_2}}$ 分别是在噪声标准差 σ_1、σ_2 下训练的去噪自编码网络；F_u 为傅里叶欠采样算子；x 为待重建图像；y 为欠采样 K 空间数据；λ 为正则化参数。

通过对数据保真项和正则项以两步替代更新的方式求解最终结果。具体来说，采用近端梯度下降法来求解式(5-61)。正则化项和相应的梯度表示为

$$G(X) = \frac{1}{2}\left\|X - S_{\sigma_{\eta_1}}(X)\right\|^2 + \frac{1}{2}\left\|X - S_{\sigma_{\eta_2}}(X)\right\|^2 \tag{5-62}$$

$$\nabla G(X) = [I - \nabla_X S_{\sigma_{\eta_2}}^{\mathrm{T}}(X)][X - S_{\sigma_{\eta_1}}(X)] + [I - \nabla_X S_{\sigma_{\eta_2}}^{\mathrm{T}}(X)][X - S_{\sigma_{\eta_2}}(X)] \tag{5-63}$$

然后，修改式(5-44)得到

$$\begin{cases} x^{k+\frac{1}{2}} = \left[x^k - \mathrm{Mean}[\nabla G(X^k)]\right/\boldsymbol{\eta}] \\ x^{k+1} = \arg\min_x \left\|x - x^{k+\frac{1}{2}}\right\|^2 + \lambda\left\|F_u x - y\right\|^2 \end{cases} \tag{5-64}$$

其中，Mean 为平均算子，在每次迭代中，通过对三通道网络的输出采用平均算子来获得中间结果。这种操作有两个方面的好处：一个是图像先验是从较高维的结构先验引导的；另一个是去噪算子的多次复制操作有助于更好地去噪并保留纹理细节。式(5-64)中第一项中的 $\nabla G(X^k)$ 可通过网络得到，第二项是一个标准的最小二乘问题，可以通过以下方式求解

$$(\lambda F_u^{\mathrm{H}} F_u + 1)x^{k+1} = \lambda F_u^{\mathrm{H}} y + x^{k+\frac{1}{2}} \tag{5-65}$$

设 $F \in \mathbf{C}^{N \times N}$ 为全采样 K 空间的傅里叶编码矩阵，将其标准化为 $F^{\mathrm{H}}F = \mathbf{1}_N$；$Fx(k_x, k_y)$ 表示在 K 空间 (k_x, k_y) 位置处的更新值；Ω 表示已采样数据的子集；$S_1 = FF_u^{\mathrm{H}} y$；$S_2 = Fx^{k+\frac{1}{2}}$，则可以得到

$$Fx(k_x, k_y) = \begin{cases} S_2(k_x, k_y), & (k_x, k_y) \notin \Omega \\ [\lambda S_1(k_x, k_y) + S_2(k_x, k_y)]/(\lambda + 1), & (k_x, k_y) \in \Omega \end{cases} \tag{5-66}$$

通过采用混合梯度下降和最小二乘实现 MRI 图像重建。具体地，内循环更新中间图像 x，外循环更新 K 空间值，最后通过傅里叶逆变换输出最终的重建图像。

DAEPRec 其实就是 EDAEPRec 在单噪声模型、单通道学习下的特例。采用类似的方法可以得到 MEDMSPRec 的图像重建模型和重建算法。

去噪自编码先验的另一个优势是：通过在迭代的中间图像中加入噪声避免了图像的过度平滑，保留了更多图像细节，这对医学图像重建尤其重要。

5.3.3　基于 PixelCNN 的快速磁共振成像

1．先验学习

PixelCNN 是一种自回归生成模型，通过优化训练数据的最大似然进行建模[62]。如果将图像 $\boldsymbol{x}$ 看成由各像素 x_i 组成的随机变量 $\boldsymbol{x} = \{x_1, x_2, \cdots, x_N\}$，一幅图像就可以表示为各像素的联合概率分布

$$p(\boldsymbol{x}) = p(x_1, x_2, \cdots, x_N) \tag{5-67}$$

PixelCNN 的基本思想是将这个联合概率分布因子化，用条件分布的乘积来表示如下

$$p(\boldsymbol{x}) = \prod_{i=1}^{N} p(x_i | x_1, \cdots, x_{i-1}) \tag{5-68}$$

在生成图像时，用前面的像素作为条件，估算当前像素的概率，逐点生成像素。通过利用 CNN 的并行性，可显著提升 PixelCNN 的学习速度。

Salimans 等对 PixelCNN 进行了改进，简化了结构同时提高了性能，称为 PixelCNN++[63]。对像素使用离散逻辑混合似然 (Discretized Logistic Mixture Likelihood) 大大加快训练速度，并建立了一个具有连续分布的潜在颜色强度模型，如下所示

$$v \sim \sum_{i=1}^{K} \pi_i \text{logistic}(\mu_i, s_i) \tag{5-69}$$

其中，π_i 是混合指针；μ_i 和 s_i 分别表示逻辑分布 (Logistic Distribution) 的均值和尺度。PixelCNN++提供了输入图像的分层表示，预测输入图像的混合分布，明确地建模了每个像素的分布与其因果邻居的关系，有助于更好地重建低水平的细节，同时不产生伪影。

Luo 等使用贝叶斯定理进行建模，利用 PixelCNN++作于数据驱动的图像先验模型，提出了一种通用和可解释的 MRI 重建框架[54]。针对磁共振图像重建问题，他们对 PixelCNN++进行了修改，将图像通道的数量由原来的 3 个(即彩色图像的 RGB 通道)减少到 2 个(分别为 MR 图像的实部和虚部)。对于每个图像像素，变量 v 连续分布，表示实部或虚部的信号强度。然后每个观测像素 v 的概率可计算如下

$$p(v; \pi, \mu, s) = \sum_{i=1}^{K} \pi_i \left[\sigma(v + 0.5 - \mu_i) / s_i - \sigma(v - 0.5 - \mu_i) / s_i \right] \tag{5-70}$$

其中，σ 为 sigmoid 函数。此外，每个像素依赖于图像中向上和向左的所有先前的像素，如图 5-29 所示。

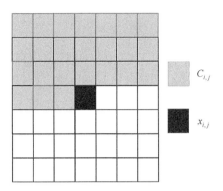

图 5-29 像素 $x_{i,j}$ 的条件概率依赖于它的上面和左边所有的像素 $C_{i,j}$

处于 (i, j) 位置像素的条件概率分布可表示为

$$
\begin{aligned}
p(x_{ij}|C_{ij}) &= p(\mathrm{Re}(x_{ij}),\mathrm{Im}(x_{ij})|C_{ij}) \\
&= p(\mathrm{Re}(x_{ij})|\mu_{\mathrm{Re}}(C_{ij}),s_{\mathrm{Re}}(C_{ij})) \times p(\mathrm{Im}(x_{ij})|\mu_{\mathrm{Im}}(C_{ij},\mathrm{Re}(x_{ij}))s_{\mathrm{Im}}(C_{ij}))
\end{aligned}
\tag{5-71}
$$

其中，$C_{ij} = \{x_{i-1,j},x_{i-2,j},\cdots,x_{1,1}\}$ 表示由混合指针和前面的像素组成的上下文信息，如图 5-29 所示。一幅 $n \times n$ 图像可以向量化表示为 $\boldsymbol{x} = \{x_1, x_2, \cdots, x_N\}$，图像向量的联合分布如下

$$
p(\boldsymbol{x};\pi,\mu,s) = p(x_1)\prod_{i=2}^{N} p(x_i|x_1,\cdots,x_{i-1})
\tag{5-72}
$$

其中，π、μ、s 为各像素强度的混合分布参数。通过生成网络 PixelCNN++预测输入图像中所有像素的联合概率分布。通过最大化式 (5-72) 的似然来训练网络 $\mathrm{NET}(\boldsymbol{x},\boldsymbol{\Theta})$，损失函数为

$$
\hat{\boldsymbol{\Theta}} = \underset{\boldsymbol{\Theta}}{\arg\max}\, p(\boldsymbol{x};\mathrm{NET}(\boldsymbol{x},\boldsymbol{\Theta}))
\tag{5-73}
$$

其中，$\boldsymbol{\Theta}$ 为可训练的网络参数，训练后的网络可以作为图像先验。定义网络先验为

$$
\mathrm{prior}(\boldsymbol{x}) = p(\boldsymbol{x};\mathrm{NET}(\boldsymbol{x},\boldsymbol{\Theta}))
\tag{5-74}
$$

图 5-30 为 PixelCNN++的网络流程图，采用带跳连接的两路卷积架构。网络被分成 6 层的序列，其中大多数序列由上取样或下取样分离。每个残差块 (ResNet block) 由 3 个 Resnet 组成。网络的输入是图像 $\boldsymbol{x}$，输出是混合分布的参数 π、μ、s。该先验的性质保证了像素级的一致性，提高了在重建中保存图像细节和减少混叠伪影的性能。

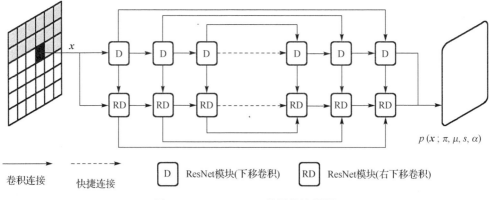

卷积连接　　　　快捷连接　　　D　ResNet模块(下移卷积)　　RD　ResNet模块(右下移卷积)

图 5-30　PixelCNN++的网络流程图

2. 重建模型

测量的 K 空间数据 y 可表示为

$$y = Ex + \varepsilon \tag{5-75}$$

其中，E 为编码矩阵(包括傅里叶矩阵、采样轨迹和线圈敏感度)，x 为待重建图像，ε 为 K 空间测量噪声。依据贝叶斯定理，可得到如下最大后验估计

$$\hat{x}_{\mathrm{MAP}}(y) = \arg\max_{x} \log p(y|x) + \log p(x|\mathrm{NET}(x,\Theta)) \tag{5-76}$$

用等式约束替换上式的似然项，式(5-76)可改写为

$$\hat{x}_{\mathrm{MAP}}(y) = \arg\max_{x} \log p(x|\mathrm{NET}(x,\Theta)), \quad \text{s.t. } y = Ex + \varepsilon \tag{5-77}$$

采用投影次梯度法求解式(5-77)的约束优化问题。在 PixelCNN++中，随机反向传播提供了次梯度 $\nabla_x \log p(x|\mathrm{NET}(x,\Theta))$ 最大化式(5-77)中的对数似然。以生成网络作为先验模型，通过基于 MAP 的贝叶斯推理，融入到图像 x 的重建中。

5.3.4　基于流模型可逆生成网络先验学习的快速磁共振成像

2018 年，OpenAI 在 RealNVP[27]的基础上通过引入 1×1 可逆卷积实现打乱通道轴的操作及采用 Actnorm 层来取代 BN 层，推出了一种可逆的基于流模型的生成网络 Glow(Generative Flow with Invertible 1×1 Convolutions)[28]。Glow 通过一个编码器(Encoder)将输入 x 编码为潜变量 z，并且使得 z 服从标准正态分布。得益于流模型的精巧设计，编码器是可逆的。因此，只要编码器训练完成，就能同时得到解码器(Decoder)，完成生成模型的构建。Glow 是一种基于最大似然估计的生成模型，相比生成对抗网络(GAN)和变分自编码器(VAE)，理论上可实现无误差表示，具有精确的对数似然估计和潜变量推断、推理和合成的并行化及潜变量空间操作的灵活性。

Glow 的主要缺点是：为了实现网络的可逆，潜变量空间和图像空间的维度必须保持相同，需要较长的训练时间。

设 x 为输入图像，具有未知分布 $x \sim p^*(x)$，可以通过最小化如下对数似然目标函数产生一个分布 $p_{\hat{\theta}}(x)$ 最好的近似 $p^*(x)$

$$\min_{\theta} \frac{1}{N} \sum_{i=1}^{N} -\log p_{\theta}(x_i) \tag{5-78}$$

在典型的基于流的生成模型中，潜变量 z 服从标准高斯分布 $p_{\theta}(z) \sim N(z; 0, 1)$。通过精心设计可逆变换 f 使得 $z = f(x), x = f^{-1}(z) = G(z)$。模型的对数概率密度函数可以表示为

$$\log p_{\theta}(x) = \log p_{\theta}(z) + \log\left|\det(\mathrm{d}z/\mathrm{d}x)\right| = \log p_{\theta}(f(x)) + \log\left|\det(\mathrm{d}f(x)/\mathrm{d}x)\right| \tag{5-79}$$

$\det(\mathrm{d}z/\mathrm{d}x)$ 为雅可比行列式。流模型的精妙之处在于 f 由一系列简单的可逆变换级联构成，$x \overset{f_1}{\leftrightarrow} h_1 \overset{f_2}{\leftrightarrow} h_2 \cdots \overset{f_k}{\leftrightarrow} z$，提升模型能力的同时使得雅可比行列式容易计算。采用卷积网络实现这些可逆变换便得到生成网络。给定 N 个训练样本，可基于以下损失函数对网络进行训练

$$\min_{\theta} \frac{1}{N} \sum_{i=1}^{N} -\log p_{\theta}(x_i) = \min_{\theta} \frac{1}{N} \sum_{i=1}^{N} -\log p_{\theta}(f(x_i)) - \log\left|\det(\mathrm{d}f(x_i)/\mathrm{d}x_i)\right| \tag{5-80}$$

通过训练得到编码器 f，由于模型的可逆，同时得到了生成器 $x = f^{-1}(z) = G(z)$。图 5-31 为针对 256×256 颅脑磁共振图像构建的 Glow 网络架构和训练示意图。

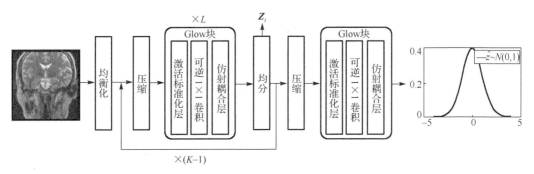

图 5-31　单通道 Glow 网络架构和训练示意图

基于 Glow 构建图像先验，称为 GlowP (Glow Prior)，一种表示形式如下

$$\left\|G(z) - x\right\|^2 + \gamma\left\|z\right\|^2 \tag{5-81}$$

将其代入迭代重建中得到如下图像重建模型

$$\min_{x} \left\|F_u x - y\right\|^2 + \lambda\left\|G(z) - x\right\|^2 + \gamma\left\|z\right\|^2 \tag{5-82}$$

称为 GlowPRec，图 5-32 为网络训练和磁共振图像重建示意图。

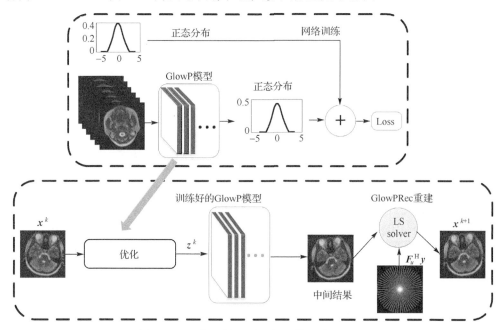

图 5-32　网络训练和磁共振图像重建示意图

5.3.5　不同无监督先验学习方法的实验比较

本节对四种无监督先验学习方法 DAE、VAE、Pixel CNN 和 Glow 用于磁共振图像重建进行实验比较。此外，选取了基于自适应字典学习的 DLMRI 和有监督深度学习方法 DC-CNN 作于参考。应该强调的是，只有部分算法是可直接用于 MRI 重建的。对于那些不能直接用于 MRI 重建的算法，本书对它们进行了修改，使其适合于 MRI 重建任务。

1．实验数据

在各种不同的欠采样方案和加速因子下对这些方法的性能进行了实验评估。欠采样方案包括：2D 变密度随机欠采样、变密度随机相位编码欠采样（1D 笛卡儿）和伪径向欠采样；加速因子：R=3.3、4、5、6.7 和 10。实验数据由中国科学院深圳先进技术研究院提供。原始数据来自 3.0T 全身 MR 系统（SIEMENS MAGNETOM TrioTim），采用 3D 快速自旋回波序列获取的 T_2 加权图像。重复时间 TR 和回波时间 TE 分别为 2000ms 和 13.0ms。每个容积 192 个层面，层厚 0.86mm。FOV 为 220×220mm²，体素大小为 0.9mm×0.9mm×0.9mm。线圈通道数为 12。复值单通道数据通过 SENSE-TV[64]重建方法获得。实验使用了 531 个志

愿者的数据，其中 480 个作为训练集，20 个作为验证集，31 幅 256×256 的 2D
复值数据用来评估性能。

2．实验比较

(1)实数数据重建比较

表 5-4 列出了 DLMRI、DAE、VAE、PixelCNN 和 Glow 实数数据重建的性
能指标。可以看出基于无监督深度学习的方法好于传统的字典学习方法 DLMRI，
特别是 EDAEPRec、MEDMSPRec 和 DDP。尽管 PixelCNN 和 Glow 在评估指标
上低于 EDAEPRec、MEDMSPRec 和 DDP，但在高加速因子下性能显著提升。
DDP 在 2D 随机欠采样下取得最高的 SSIM 值。值得注意的是，EDAEPRec 和
MEDMSPRec 的重建指标明显优于 DAEPRec 和 DMSPRec，体现了多噪声模型和
多通道学习的优势。

表 5-4　加速因子 *R*=3.3、4、5，2D 随机欠采样和伪径向欠采样情况下不同算法的
平均 PSNR、SSIM 和 HFEN 值

	DLMRI	DC-CNN	DAEPRec	DMSPRec	DDP	PixelCNN	Glow	EDAEPRec	MEDMSPRec
R=3.3, 2D 随机	33.98 0.9204 0.45	—	33.75 0.9035 0.70	33.22 0.8956 0.75	36.31 **0.9469** 0.37	35.55 0.9353 0.60	34.29 0.9317 0.62	**36.32** 0.9447 **0.31**	36.24 0.9446 0.32
R=4, 2D 随机	33.13 0.9063 0.57	—	32.81 0.8876 0.83	32.25 0.8775 0.89	35.44 **0.9381** 0.47	34.33 0.9206 0.78	33.18 0.9197 0.79	**35.61** 0.9360 0.39	35.26 0.9348 **0.36**
R=5, 2D 随机	32.18 0.8865 0.83	—	31.26 0.8615 0.98	30.81 0.8497 0.06	33.89 **0.9198** 0.69	32.96 0.8985 0.94	32.17 0.8923 0.95	**34.59** 0.9190 0.54	34.35 0.9018 **0.46**
R=3.3, 伪径向	34.10 0.9216 0.45	—	34.11 0.9085 0.67	33.51 0.9002 0.71	36.29 0.9450 0.36	36.46 **0.9485** 0.46	34.63 0.9347 0.56	36.52 0.9464 **0.33**	**36.55** 0.9473 **0.33**
R=4, 伪径向	33.21 0.9066 0.61	—	33.28 0.8946 0.80	32.62 0.884 0.88	34.98 0.9320 0.49	35.31 0.9360 0.64	33.48 0.9216 0.74	**35.69** 0.9370 0.43	35.64 **0.9373** **0.42**
R=5, 伪径向	32.13 0.8852 0.83	—	32.33 0.8766 0.97	31.60 0.8628 1.08	33.77 0.9180 0.63	33.52 0.9105 0.93	32.39 0.9077 0.91	**34.69** **0.9241** **0.56**	34.50 0.9231 0.56

为了进一步展示这些算法的性能，图 5-33 给出一些视觉结果。

第一行从左到右分别为：全采样图像、DLMRI、DAEPRec 和 DMSPRec 重建图
像；第二行从左到右分别为：DDP、PixelCNN、Glow 和 EDAEPRec 重建图像；第
三行为方框区域的放大图像。可以看到，DLMRI 丢失了一些图像细节，尽管
DAEPRec 和 DMSPRec 部分缓解了这一问题，但仍然存在一些平滑作用。PixelCNN
和 Glow 可能会在平滑区域和沿边缘轮廓引入非自然的"噪声"模式。DDP、
EDAEPRec 和 MEDMSPRec 能较好地恢复细节以匹配原始图像。

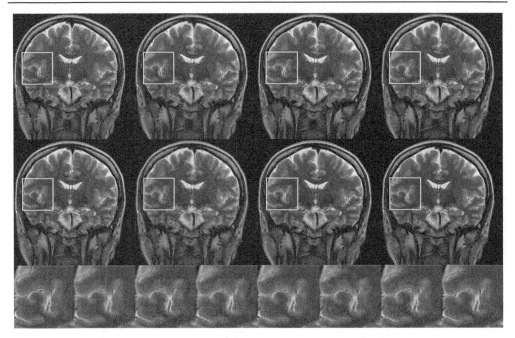

图 5-33　加速因子 R=4，2D 随机欠采样的重建图像视觉比较

(2)复数数据重建比较

复数数据重建结果的客观评估如表 5-5 所示，列出了各种算法的平均 PSNR、SSIM 和 HFEN 值。对于有监督学习方法 DC-CNN 需要针对不同的采样轨迹和加速因子分别训练网络，而其他的无监督学习方法采用同一个网络。除了在伪径向、加速因子 R=3.3 的情况下 DC-CNN 取得最好的性能外，在所有其他采样模式和加速因子下无监督学习方法均取得最好的重建性能。EDAEPRec 在所有的无监督方法中取得最好的性能。

表 5-5　多种欠采样轨迹和加速因子情况下不同算法的平均 PSNR、SSIM 和 HFEN 值

	DLMRI	DC-CNN	DDP	PixelCNN	Glow	EDAEPRec	MEDMSPRec
R=3.3, 伪径向	33.43 0.9054 0.63	**35.71** 0.9234 0.44	33.50 0.9109 0.78	33.92 0.9008 0.55	——	35.62 **0.9279** **0.42**	34.76 0.9193 0.58
R=4, 伪径向	32.41 0.8866 0.84	34.07 0.8992 0.69	32.77 0.8991 0.91	33.40 0.8920 0.64	——	**34.49** **0.9151** **0.64**	34.11 0.9098 0.68
R=5, 伪径向	31.21 0.8602 1.10	32.68 0.8791 0.95	31.50 0.8751 1.14	32.51 0.8754 0.81	——	**33.49** **0.8990** **0.79**	33.00 0.8908 0.86
R=10, 伪径向	27.39 0.7444 2.18	28.39 0.7710 1.93	27.83 0.7741 2.06	29.70 0.8088 1.45	——	**30.30** **0.8319** **1.40**	29.91 0.8206 1.48
R=6.7, 2D 随机	27.63 0.7518 2.02	28.78 0.7873 1.83	27.37 0.7543 2.02	30.53 0.8303 1.29	——	**30.68** **0.8433** **1.31**	30.36 0.8350 1.38

续表

	DLMRI	DC-CNN	DDP	PixelCNN	Glow	EDAEPRec	MEDMSPRec
R=6.7, 伪径向	29.36 0.8103 1.58	30.57 0.8348 1.38	29.90 0.8381 1.50	31.26 0.8491 1.68	—	**32.00** **0.8716** **1.05**	31.54 0.8495 1.25
R=6.7, 一维笛卡 儿	26.50 0.7390 2.51	27.05 0.7506 2.44	26.70 0.7622 2.46	28.28 0.7837 1.89	—	**28.85** **0.8041** **1.81**	28.45 0.7935 1.91

图 5-34 显示了这些方法的视觉比较。第一行从左到右分别为：全采样图像、填零重建图像、DLMRI 和 DC-CNN 重建图像；第二行从左到右分别为：DDP、PixelCNN、EDAEPRec 和 MEDMSPRec 重建图像；第三行为方框区域的放大图像。无监督学习方法和有监督学习方法比字典学习方法取得更高的分辨率。在所有的情况下 DC-CNN 几乎没有混叠现象。相比之下，DDP 导致图像的过度平滑。此外，我们还展示了一个放大区域，以揭示各算法保留结构和细节的能力。在方框所包围的放大区域中可以观察到，无监督方法成功地保留了类似垂直线的图案。EDAEPRec 获得了更清晰的轮廓和更精细的图像细节。

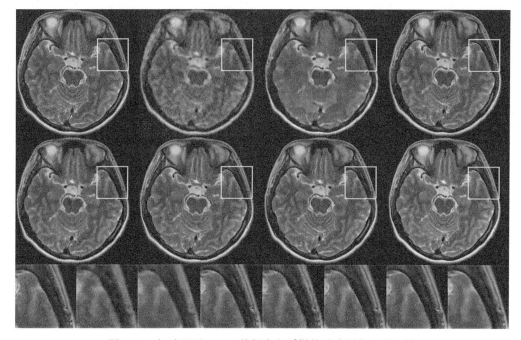

图 5-34　加速因子 R=4，伪径向欠采样的重建图像视觉比较

(3)重建时间比较

对各种方法的重建时间进行了比较，在表 5-6 中列出了不同算法重建一幅256×256MR 图像的计算代价，其中记录了总重建时间和每次迭代的运行时间，以便

于这类算法的比较。值得注意的是，DLMRI 在 CPU 上实现，而其他算法都是在 GPU 上执行。另外，Glow、DDP、PixelCNN 和 EDAEPRec 的总重建时间基本相同，而 Glow 每次迭代的运行时间最长，这是由 Glow 算法中大量的可逆运算所致。最后，EDMSPRec 的运行时间最短，因为它只计算对数密度函数的梯度。

表 5-6　多种重建方法运行时间比较

	DLMRI	DDP	PixelCNN	Glow	EDAEPRec	MEDMSPRec
运行时间/s	363.50	178.80	141.60	228.60	190.00	41.50
	14.54/iter	2.98/iter	1.18/iter	7.62/iter	0.96/iter	0.83/iter

5.4　基于自监督深度学习的快速磁共振成像

有监督深度学习方法需要大量成对的欠采样-全采样图像，无监督深度学习方法则需要高质量的无伪影图像。但在实际临床中，有时无法满足上述要求。针对这些无法获取全采样训练数据集的场合，研究人员提出了一些自监督深度学习方法用于快速磁共振成像。本节简单介绍三种代表性的自监督深度学习磁共振图像重建方法。

5.4.1　基于深度图像先验的磁共振图像重建

文献[65]的作者基于 Ulyanov 等提出的深度图像先验(DIP)[29]思想，提出了一种自监督学习方法用于磁共振并行图像重建，称为 NLDpMRI (Non-Learning Based Deep Parallel MRI Reconstruction)。与前面两类基于深度学习的 MRI 重建方法不同，这类方法不需要采用大量的训练样本对网络进行训练，只需要欠采样 K 空间数据本身进行重建。基本工作过程为：将填零重建图像输入到随机参数化的 U-net 网络，通过不断迭代更新网络参数将输出图像的 K 空间数据拟合到采集的欠采样 K 空间数据，得到重建图像，图 5-35 为图像重建流程图。

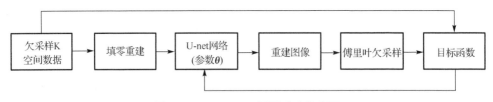

图 5-35　NLDpMRI 图像重建流程图

在没有任何辅助或参考数据对映射学习的情况下，其仍然得到较好的图像重建结果，显示了卷积网络作为一种先验信息假设存在和具有自身结构优势的潜力。

网络结构采用带跳连接的 U-net 卷积网络，编码网络和解码网络均使用 128

个滤波器，卷积核的大小为 3×3，随机初始化网络参数。网络的输入为欠采样 K
空间数据。文献中采用了不带正则化项和带正则化项两种目标函数对网络进行训
练，即

$$\hat{\boldsymbol{\theta}} = \arg\min_{\boldsymbol{\theta}} \left\| \boldsymbol{PFS}_l \boldsymbol{x}_{\boldsymbol{\theta}} - \boldsymbol{y} \right\|_2^2 \tag{5-83}$$

$$\hat{\boldsymbol{\theta}} = \arg\min_{\boldsymbol{\theta}} \left\| \boldsymbol{PFS}_l \boldsymbol{x}_{\boldsymbol{\theta}} - \boldsymbol{y} \right\|_2^2 + \lambda \left\| \boldsymbol{\theta} \right\|_2^2 \tag{5-84}$$

其中，$\boldsymbol{y}$ 为欠采样 K 空间数据，$\boldsymbol{P}$ 为欠采样模板，$\boldsymbol{F}$ 为傅里叶算子，$\boldsymbol{\theta}$ 为网络参数，
$\boldsymbol{x}_{\boldsymbol{\theta}}$ 为重建图像，$\boldsymbol{S}_l$ 为第 l 个线圈的敏感度，λ 为正则化参数。

图像重建是一个迭代过程，网络参数在每次迭代中更新，而不是通过基于训练
数据集的训练步骤，网络的训练过程就是图像的重建过程。在重建过程中，通过优
化网络参数上的损失函数，在单个欠采样 K 空间数据的基础上进行更新。使用 Adam
优化器进行损失函数最小化，更新率为 0.001。网络每次迭代的输出是该步的重建
图像，通过损失函数最小化迭代更新输出。文献[66]进一步将该思想推广到动态磁
共振成像。

这种方法的一个问题是：DIP 属于一种半收敛方法，随着迭代的进行逐渐逼近
目标，但进一步迭代将过拟合到噪声，因此需要人工干预来终止迭代。文献[67]和
文献[68]提出通过额外增加显式正则化项缓解这一问题。文献[69]提出一种正交停止
准则（Orthogonal Stopping Criterion，OSC）实现迭代的自动终止。另外，由于图像重
建过程实际上就是网络自学习过程，需要很长的计算时间。

5.4.2 伪影移除正则化网络

受 Noise2Noise[30]思想的启发，文献[70]将不同伪迹模式的低质量图像进行配对
训练网络。训练后的网络作于图像先验，合并到迭代重建中用于 4D 自由呼吸全身
磁共振成像，称为伪影移除正则化（Regularization by Artifact-removal，RARE）。RARE
的最大特点是：伪影移除 CNN 的训练不需要全采样的基准图像，通过从欠采样测
量中直接获得的包含不同模式伪影和噪声的退化图像对之间进行映射来训练成像先
验，称为 Artifact2Artifact（A2A）。其为无法获取全采样基准图像的应用场景提供了
一条有效的解决途径。

5.4.3 鲁棒的 K 空间插值人工神经网络

文献[71]提出用于 K 空间插值的鲁棒人工神经网络（Robust Artificial-neural-
networks for K-space Interpolation，RAKI），采用几层卷积神经网络从特定扫描的自
校准信号（ACS）学习非线性插值核，以改进缺失的 K 空间线的插值。RAKI 的基本
原理类似于 GRAPPA，但插值函数使用 CNN 实现，其参数是从 ACS 数据中通过最

小化 MSE 损失函数学习得到。该方法扩展了在 GRAPPA 中使用的线性卷积，提高了抗噪能力。然而，由于 CNN 中有大量的训练参数，RAKI 通常需要比 GRAPPA 更多的校准数据以及更大的计算量。

5.5　本章小结

本章首先简单介绍了卷积神经网络、深度学习以及常用深度学习方法。然后对几种典型的基于数据驱动和基于模型驱动的有监督深度学习快速磁共振成像方法进行了讨论，详细介绍了基于模型驱动的 IFR-Net。其次介绍了基于变分自编码网络和基于 PixelCNN 无监督学习快速磁共振成像方法，展示了我们在增强的去噪自编码网络和基于流模型可逆生成网络的快速磁共振成像方面的研究成果，并对上述四种无监督先验学习方法进行了较详细的实验比较。最后简单介绍了三种具有一定代表性的自监督深度学习快速磁共振成像方法。

最常用的深度学习方法是有监督学习。但是它从两个方面限制了算法的潜力：①算法受到监督信息的偏见的约束；②由于学习在监督下进行，为算法创建标签需要花费巨大的人力。这在磁共振成像环境下是极具困难甚至在一些情况下是无法实现的。因此，由大数据转向小数据、由强监督转向弱监督、由高算力转向低算力成为目前学界和产业界的共识。其中无监督学习和自监督学习是其中的一些有代表性的探索方向。

无监督学习直接从数据本身得到数据的性质，建立可兼容小数据集进行训练的通用系统，可以提供更一般的特征用于学习并实现其他任务。如何在尽可能少训练数据下得到估计先验分布，并结合其他先验信息有效地应用于实际成像场景是值得探讨和关注的研究方向。

在实际的成像过程中，面临噪声、伪影和数据缺失等问题。自监督学习直接从无标签数据中自行学习，无须标注数据，可以有效缓解数据缺失问题，提出有效的学习策略用于实际成像环境及数据是目前研究的热点。目前的一些算法还处于初步探索阶段，需要进一步深入的研究。

基于深度学习的磁共振成像尚处于初步研究阶段，其鲁棒性和广泛适应性仍受到挑战。为提高其可靠性和有效性，实际临床环境下的验证工作需要进一步加强。

参 考 文 献

[1]　Hollingsworth K G. Reducing acquisition time in clinical MRI by data undersampling and compressed sensing reconstruction. Physics in Medicine and Biology, 2015, 60(21): R297.

[2]　LeCun Y, Bengio Y, Hinton G. Deep learning. Nature, 2015, 521(7553): 436-444.

[3]　Wang S, Su Z, Ying L, et al. Accelerating magnetic resonance imaging via deep learning// International Symposium on Biomedical Imaging, Prague, 2016.

[4]　Yang Y, Sun J, Li H, et al. Deep ADMM-Net for compressive sensing MRI//Proceedings of the 30th International Conference on Neural Information Processing Systems, Red Hook, 2016.

[5]　LeCun Y, Boser B, Denker J S, et al. Backpropagation applied to handwritten zip code recognition. Neural Computation, 1989, 1(4): 541-551.

[6]　LeCun Y, Bottou L, Bengio Y, et al. Gradient-based learning applied to document recognition. Proceedings of the IEEE, 1998, 86(11): 2278-2324.

[7]　Hinton G E, Salakhutdinov R R. Reducing the dimensionality of data with neural networks. Science, 2006, 313(5786): 504-507.

[8]　Large Scale Visual Recognition Challenge 2012(ILSVRC2012). ImageNet, 2012.

[9]　Large Scale Visual Recognition Challenge 2013(ILSVRC2013). ImageNet, 2013.

[10]　Large Scale Visual Recognition Challenge 2014(ILSVRC2014). ImageNet, 2014.

[11]　Large Scale Visual Recognition Challenge 2015(ILSVRC2015). ImageNet, 2015.

[12]　Gu J, Wang Z, Kuen J, et al. Recent advances in convolutional neural networks. ArXiv Preprint, arXiv: 1512. 07108, 2015.

[13]　Ngiam J, Chen Z, Chia D, et al. Tiled convolutional neural networks//Proceedings of the 23rd International Conference on Neural Information Processing Systems, Red Hook, 2010.

[14]　Noh H, Hong S, Han B. Learning deconvolution network for semantic segmentation// Proceedings of the IEEE International Conference on Computer Vision, Washington DC, 2015.

[15]　Yu F, Koltun V. Multi-scale context aggregation by dilated convolutions//Proceedings of the International Conference on Learning Representations, San Juan, 2016.

[16]　Nair V, Hinton G E. Rectified linear units improve restricted boltzmann machines// Proceedings of the International Conference on Machine Learning, Haifa, 2010.

[17]　Hyvärinen A, Köster U. Complex cell pooling and the statistics of natural images. Network: Computation in Neural Systems, 2007, 18(2): 81-100.

[18]　Estrach J B, Szlam A, LeCun Y. Signal recovery from pooling representations// Proceedings of the International Conference on Machine Learning, Beijing, 2014.

[19]　Zeiler M D, Fergus R. Stochastic pooling for regularization of deep convolutional neural networks//Proceedings of the International Conference on Learning Representations, Scottsdale, 2013.

[20]　Yu D, Wang H, Chen P, et al. Mixed pooling for convolutional neural networks//International Conference on Rough Sets and Knowledge Technology, Shanghai, 2014.

[21]　Mathieu M, Henaff M, LeCun Y. Fast training of convolutional networks through FFts. ArXiv Preprint, arXiv: 1312. 5851, 2013.

[22] Bottou L, Curtis F E, Nocedal J. Optimization methods for large-scale machine learning. SIAM Review, 2018, 60(2): 223-311.

[23] Kingma D P, Ba J. Adam: a method for stochastic optimization. ArXiv Preprint, arXiv: 1412. 6980, 2014.

[24] Turchenko V, Chalmers E, Luczak A. A deep convolutional auto-encoder with pooling-unpooling layers in caffe. ArXiv Preprint, arXiv: 1701. 04949, 2017.

[25] Lee H, Grosse R, Ranganath R, et al. Convolutional deep belief networks for scalable unsupervised learning of hierarchical representations//Proceedings of the 26th Annual International Conference on Machine Learning, Montreal, 2009.

[26] Radford A, Metz L, Chintala S. Unsupervised representation learning with deep convolutional generative adversarial networks. ArXiv Preprint, arXiv: 1511. 06434, 2015.

[27] Dinh L, Sohl-Dickstein J, Bengio S. Density estimation using real NVP. ArXiv Preprint, arXiv: 1605. 08803, 2016.

[28] Kingma D P, Dhariwal P. Glow: generative flow with invertible 1×1 convolutions. ArXiv Preprint, arXiv: 1807. 03039, 2018.

[29] Ulyanov D, Vedaldi A, Lempitsky V. Deep image prior//IEEE Conference on Computer Vision and Pattern Recognition, New York, 2018.

[30] Lehtinen J, Munkberg J, Hasselgren J, et al. Noise2Noise: Learning image restoration without clean data//Proceedings of the 35th Annual International Conference on Machine Learning, StocRholm, 2018.

[31] Zhu B, Liu J Z, Cauley S F, et al. Image reconstruction by domain-transform manifold learning. Nature, 2018, 555(7697): 487-492.

[32] Lee D, Yoo J, Ye J C. Deep residual learning for compressed sensing MRI// IEEE 14th International Symposium on Biomedical Imaging, Melbourne, 2017.

[33] Yang G, Yu S, Dong H, et al. DAGAN: deep de-aliasing generative adversarial networks for fast compressed sensing MRI reconstruction. IEEE Transactions on Medical Imaging, 2018, 37(6): 1310-1321.

[34] Mardani M, Gong E, Cheng J Y, et al. Deep generative adversarial neural networks for compressive sensing(GANCS) MRI. IEEE Transactions on Medical Imaging, 2019, 38(1): 167-179.

[35] Quan T M, Nguyen-Duc T, Jeong W K. Compressed sensing MRI reconstruction using a generative adversarial network with a cyclic loss. IEEE Transactions on Medical Imaging, 2017, 37(6): 1488-1497.

[36] Eo T, Jun Y, Kim T, et al. KIKI-net: cross-domain convolutional neural networks for reconstructing undersampled magnetic resonance images. Magnetic Resonance in Medicine, 2018,

80 (5): 2188-2201.

[37] Wang S, Su Z, Ying L, et al. DIMENSION: dynamic MR imaging with both K-space and spatial prior knowledge obtained via multi-supervised network training. NMR in Biomedicine, 2019, (3): DOI: 10. 1002/nbm. 4131.

[38] Dedmari M A, Conjeti S, Estrada S, et al. Complex fully convolutional neural networks for MR image reconstruction// Machine Learning for Medical Image Reconstruction, Granada, 2018.

[39] Shin P J, Larson P E, Ohliger M A, et al. Calibrationless parallel imaging reconstruction based on structured low-rank matrix completion. Magnetic Resonance in Medicine, 2014, 72 (4): 959-970.

[40] Ye J C, Kim J M, Jin K H, et al. Compressive sampling using annihilating filter-based low-rank interpolation. IEEE Transactions on Information Theory, 2017, 63 (2): 777-801.

[41] Han Y, Ye J C. K-space deep learning for accelerated MRI. IEEE Transactions on Medical Imaging, 2020, 39 (2): 377-386.

[42] Knoll F, Hammernik K, Kobler E, et al. Assessment of the generalization of learned image reconstruction and the potential for transfer learning. Magnetic Resonance in Medicine, 2019, 81 (1): 116-128.

[43] Xu Z B, Sun J. Model-driven deep-learning. National Science Review, 2018, 5 (1): 22-24.

[44] Hammernik K, Klatzer T, Kobler E, et al. Learning a variational network for reconstruction of accelerated MRI data. Magnetic Resonance in Medicine, 2017, 79 (6): 3055-3071.

[45] Schlemper J, Caballero J, Hajnal J V, et al. A deep cascade of convolutional neural networks for dynamic MR image reconstruction. IEEE Transactions on Medical Imaging, 2018, 37 (2): 491-503.

[46] Liu Y, Liu Q, Zhang M, et al. IFR-Net: Iterative feature refinement network for compressed sensing MRI. IEEE Transactions on Computational Imaging, 2020, 6: 434-446.

[47] Walsh D O, Gmitro A F, Marcellin M W. Adaptive reconstruction of phased array MR imagery . Magnetic Resonance in Medicine , 2000, 43 (5): 682-690.

[48] Aggarwal H K, Mani M P, Jacob M. MoDL: model-based deep learning architecture for inverse problems. IEEE Transactions on Medical Imaging, 2019, 38 (2): 394-405.

[49] Antun V, Renna F, Poon C, et al. On instabilities of deep learning in image reconstruction and the potential costs of AI//Proceedings of the National Academy of Sciences of the United States of America, New York, 2020.

[50] Tezcan K C, Baumgartner C F, Konukoglu E. MR image reconstruction using deep density priors. IEEE Transactions on Medical Imaging, 2018, 38 (7): 1633-1642.

[51] Liu Q G, Yang Q X, Cheng H, et al. Highly undersampled magnetic resonance imaging reconstruction using autoencoding priors. Magnetic Resonance in Medicine, 2020, 83 (1): 322-336.

[52] Zhang M H, Li M T, Zhou J J, et al. High-dimensional embedding network derived prior for compressive sensing MRI reconstruction. Medical Image Analysis, 2020, 64: 101717.

[53] Li G Y, Liu Y L, Zhang M H, et al. A network-driven prior induced Bregman model for parallel MR imaging// International Conference of the IEEE Engineering in Medicine and Biology Society, Berlin, 2019.

[54] Luo G, Zhao N, Jiang W, et al. MRI reconstruction using deep Bayesian estimation. Magnetic Resonance in Medicine, 2020, 84(4): 2246-2261.

[55] Kingma D P, Welling M. Auto-encoding variational Bayes//The 2nd International Conference on Learning Representations, Banff, 2014.

[56] Vincent P, Larochelle H, Bengio Y, et al. Extracting and composing robust features with denoising autoencoders//International Conference on Machine Learning, Banff, 2008.

[57] Liu X S, Zhang M H, Liu Q G, et al. Multi-contrast MR reconstruction with enhanced denoising autoencoder prior learning//IEEE 17th International Symposium on Biomedical Imaging (ISBI), Iowa City, 2020.

[58] Bigdeli S A, Zwicker M. Image restoration using autoencoding priors. ArXiv Preprint, arXiv: 1703. 09964, 2017.

[59] Bigdeli S A, Zwicker M, Favaro P. Deep mean-shift priors for image restoration//Proceedings of Neural Information Processing Systems, Long Beach, 2017.

[60] Heckel R, Huang W, Hand P, et al. Deep denoising: rate-optimal recovery of structured signals with a deep prior. ArXiv Preprint, arXiv: 1805. 08855, 2018.

[61] Mao X J, Shen C, Yang Y B. Image denoising using very deep fully convolutional encoder-decoder networks with symmetric skip connections. ArXiv Preprint, arXiv: 1603. 09056, 2016.

[62] Oord A, Kalchbrenner N, Kavukcuoglu K. Pixel recurrent neural networks. ArXiv Preprint, arXiv: 1601. 06759, 2016.

[63] Salimans T, Karpathy A, Chen X, et al. PixelCNN++: improving the pixelcnn with discretized logistic mixture likelihood and other modifications. ArXiv Preprint, arXiv: 1701. 05517, 2017.

[64] Uecker M, Hohage T, Block K T, et al. Image reconstruction by regularized nonlinear inversion-joint estimation of coil sensitivities and image content. Magnetic Resonance in Medicine, 2008, 60(3): 674-682.

[65] Yazdanpanah A P, Afacan O, Warfield S K. Non-learning based deep parallel MRI reconstruction (NLDpMRI). ArXiv Preprint, arXiv: 1808. 12122, 2018.

[66] Jin K H, Gupta H, Yerly J, et al. Time-dependent deep image prior for dynamic MRI. ArXiv Preprint, arXiv: 1910. 01684v1, 2019.

[67] Liu J, Sun Y, Xu X, et al. Image restoration using total variation regularized deep image prior//

IEEE International Conference on Acoustics, Speech and Signal Processing, Brighton, 2019.

[68] Mataev G, Elad M, Milanfar P. DeepRED: deep image prior powered by RED. ArXiv Preprint, arXiv: 1903. 10176v3, 2019.

[69] Zhou Q, Zhou C, Hu H, et al. Towards the automation of deep image prior. ArXiv Preprint, arXiv: 1911. 07185v1, 2019.

[70] Liu J, Sun Y, Eldeniz C, et al. RARE: image reconstruction using deep priors learned without ground truth. IEEE Journal of Selected Topics in Signal Processing, 2020, 14(6): 1088-1099.

[71] Akçakaya M, Moeller S, Weingärtner S. Scan-specific robust artificial-neural networks for k-space interpolation(RAKI) reconstruction: database-free deep learning for fast imaging. Magnetic Resonance in Medicine, 2019, 81(1): 439-453.

第6章 快速心脏磁共振成像

心脏磁共振成像(Cardiac MRI, CMRI)可用于评估多种先天性和获得性心脏病，包括心包、心肌缺血或梗塞、心肌疾病、瓣膜病、冠状动脉疾病和复杂的先天性异常等。高软组织对比度、大FOV、多平面采集能力和没有电离辐射是CMRI特别吸引人的特征。随着MR系统硬件和软件的不断改进，CMRI能够提供高质量的心脏形态和功能成像，形成一些独特的方法实现心脏功能的定性和定量评估。例如，通过常规序列显示心脏的大体形态；通过电影序列评估心脏功能；通过首过灌注及延迟强化诊断心肌疾病；并且磁共振成像还可以通过定量技术，反映组织特征。CMRI具有其他成像方式无法比拟的多功能性，在心脏疾病的诊断中，其成为一种不可或缺的影像手段。

然而，由于CMRI需要获取高时间分辨率和高空间分辨率、不同对比度和/或全心覆盖的图像，其采集时间很长。此外，心脏磁共振成像受呼吸运动和心脏自身搏动双重运动的影响，是所有磁共振成像中挑战最大的部位。如何消除或减轻运动对图像的影响，在绝对运动中寻找相对静止是心脏磁共振成像的关键。为了改善CMRI，在过去的几十年里研究人员提出了一系列技术，包括开发高效的脉冲序列加快扫描速度和改善图像的对比，发展各种运动补偿技术以缓解呼吸和心脏运动的影响。并行成像技术和压缩感知欠采样重建技术革新了该领域，使3~5倍的扫描加速成为临床实践的标准。最近，基于深度学习的重建方法被提出来学习CMRI重建中使用的非线性优化过程。深度学习利用大数据集来学习关键的重建参数和图像先验。深度学习方法使用深度神经网络预先从现有数据集学习重建过程，然后应用于新获得的数据，提供快速和高效的图像重建。本章将就动态心脏电影成像和首过心肌灌注成像展开讨论。

6.1 门 控 技 术

进行心脏扫描时，需要同时考虑呼吸运动和心脏搏动。对于呼吸运动，最常用的方法是闭气(Breath Hold, BH)扫描，闭气扫描就是在采集图像信息时，要求患者呼气末闭住气，在短时间完成采集。由于患者短时间没有呼吸运动，所以不会产生呼吸运动伪影，从而达到冻结呼吸运动的目的。当患者闭气有困难时也可采用呼吸触发(Respiratory Trigger, RT)和膈肌导航(Navigator, Nav)等。而心脏运动则复杂得多，因为无法控制心脏搏动或者让心脏停止搏动，所以心脏扫描都在运动过程中进行。冻结心脏运动的最有效方法之一是采用门控技术，包括心电门控和外周脉冲门控。

6.1.1　心电门控

控制心脏运动伪影最有效的方法是通过心电门控技术使得成像数据的采集和患者的心电图(Electrocardiogram, ECG)同步[1]。这里的心电门控是个广义的概念，泛指在心脏扫描时通过与心电信号间不同的耦合方式而实现的数据采集与心电信号之间的同步。根据数据采集与心电信号的具体耦合方式又可以分为前瞻性门控(Prospective Gating)和回顾性门控(Retrospective Gating)。

1. 前瞻性门控

前瞻性门控又分为心电触发模式(Cardiac Triggering)和心电门控模式(Cardiac Gating)。

心电触发模式用采集到的触发信号(如 R 波)来启动或关闭射频脉冲和数据采集，在特定触发波后的特定时间点来采集数据。心电触发技术会涉及触发延时(Trigger Delay)、数据采集窗(Acquisition Window)和触发窗(Trigger Window)等参数，如图 6-1 所示。触发延迟是 R 波到数据采集开始之间的时间间隔。数据采集窗占据 R-R 间隔的大部分时间，是采集 MR 数据的时间。触发窗作为一个缓冲期，允许心率的轻微变化。首先探测到 QRS 波群的 R 波波峰作为触发点，然后经过一个系统设置的触发延时后，开始启动扫描、采集数据。采集完成后，系统停止扫描。等待探测到下一个 R 波波峰，再启动触发点，重复同样的采集过程。心电触发技术主要用于双翻转、三翻转、心肌延迟强化等成像。在心电触发模式，通常通过设定触发延时时间使数据采集在心脏舒张期进行，这是因为心脏舒张期相对比较长，心肌动度相对小。但要注意的是，当患者心律不齐时主要影响的是心脏舒张期，而心脏收缩期受影响相对较小，必要时也不妨把数据采集人为设定在收缩期进行。

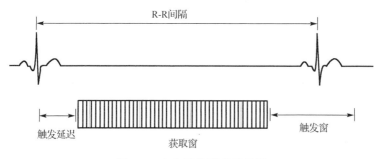

图 6-1　心电触发模式示意图

除了心电触发模式，前瞻性门控还有一种技术称为心电门控模式，即前瞻性心电门控技术。心电门控模式和心电触发模式最大的不同是没有触发点。系统持续进行激发，只不过在特定的门控宽度(Gate Width)范围内才进行信号的采集。由于没有了触发点，所以系统一直都在进行激发，但并不一直采集数据。什么时候采集数据呢？取决于门控延时(Gate Delay)，这个参数类似于触发延时。在探测到 R 波波峰后，经过一个门控延时开始采集数据，数据采集持续时间是门控宽度这个时间范围。超过了这个范围，数据停止采集。探测到下一个 R 波波峰后，经过第二个门控延时再开启数据采集，以此类推。

心电触发(Triggering)通常获取静止和单时相(Single-phase)的心脏图像。而心电门控(Gating)获得的心脏图像，既可以是单时相的静止图像，也可以是多时相(Multi-phase)的电影图像。前瞻性心电门控模式是介于心电触发模式和回顾性门控之间的一种采集方式，虽然它不像心电触发模式那样以触发信号 R 波作为启动信号，但是它却保留了一个 R 波探测窗口来探测 R 波，因此它的数据采集并不贯穿整个心动周期。

2. 回顾性心电门控

回顾性心电门控方式，其数据采集在整个心动周期连续进行，同时记录心电图。在图像重建时，系统会以 QRS 波群中的 R 波为标记，将距离此 R 波相同时间段的数据用于重建这一特定时相的心脏图像，以此类推得到一组时相不同的心脏图像，连续播放就形成心脏电影成像(Cardiac Cine Imaging)。回顾性心电门控能够实现在整个心动周期进行数据采集，因而能够同时观察心脏收缩期到舒张期的全时相图像，通过电影回放可以观察心脏的运动并可以评价心脏功能。

回顾性心电门控和前瞻性心电门控有明显的不同，在整个心动周期一直持续启动扫描并采集数据。扫描结束后利用所检测的心电图信号将相同时相采集的数据进行组合，不同心脏时相采集的数据用于重建不同心脏时相的图像，从而得到连续的一个心动周期中不同时刻的心脏图像。图 6-2 为前瞻性心电门控和回顾性心电门控的比较示意图。

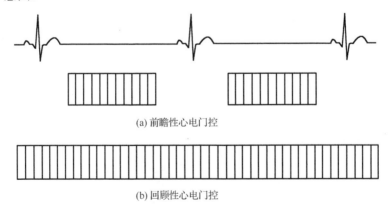

(a) 前瞻性心电门控

(b) 回顾性心电门控

图 6-2　前瞻性心电门控和回顾性心电门控比较

不同门控技术的主要区别及特点如下。

① 心电触发模式：扫描不连续，信号采集不连续，得到的图像一般是静态图。

② 前瞻性心电门控模式：扫描连续，信号采集不连续，既可得到静态图也可得到多时相动态图。

③ 回顾性心电门控模式：扫描连续，信号采集连续，时相信息在重建中整合，可得到整个心电周期的全时相动态图，主要用于心脏动态电影成像。

3．心电门控实现方法

成功的心电门控需要高质量的心电波形，心电门控的实现方法主要有常规心电图(ECG)[1]和矢量心电图(Vectorcardiogram，VCG)[2,3]。

标准的三导联心电图(或四导联带有参考电极)是基于构成爱因霍温三角(Einthoven's Triangle)顶点的三个电极位置，如图 6-3(a)所示。QRS 矢量的分量在三个标准肢体导线 I、II 和 III 中检测到。诊断性心电检测时，电极之间的物理间隔通常应尽可能远，使心电信号最大。然而，并不推荐在 MRI 检查中使用，因为贯穿全身的磁场梯度会在导联线中引起差动电压。因此，电极通常放置在患者胸部相对靠近的位置，以减小梯度磁场和射频脉冲引起的导联差动电压，如图 6-3(b)所示。

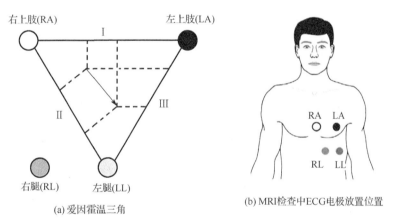

图 6-3　爱因霍温三角和 MRI 检查中 ECG 电极放置位置
(LA 表示左上肢臂，RA 表示右上肢臂，LL 表示左腿，RL 表示右腿)

从磁体内部获得高质量心电信号的另一个困难是：由在磁场中流动的导电流体(如血液)的磁流体动力效应(Magnetohydrodynamic Effect，MHD)所引起的附加电压[4]。由于主动脉的主要血流发生在心室射血的时候，这一额外的电压叠加在心电图的 T 波上，使 T 波的幅度增大。随着 B_0 的增大，形成的心电波形中，QRS 波变矮而 T 波变高[5]，如图 6-4 所示。以至于 T 波实际上可能变得比 QRS 波群还要大，导致错误的触发。适当的电极定位和皮肤准备以最大化观察到的 R 波的振幅对减少这种可能性很重要，也可通过对心电图的精密滤波，减少梯度磁场和射频磁场对心电信号的干扰。

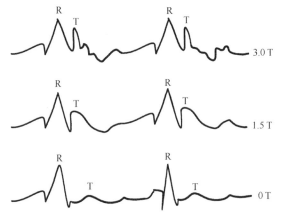

图 6-4 不同磁场强度 B_0 下的心电波形示意图

通过使用矢量心电门控[2,3]，可使心电门控变得更加可靠。与图 6-3(b) 中的电极定位不同，四个电极以交叉排列的方式放置，这样就有一个左右信号分量(x) 和一个上下信号分量(y)。同时获得 x 和 y 分量，可以跟踪 QRS 矢量随心脏周期移动的方向，如图 6-5 所示。通过对这些二维矢量的空间和时间变化进行适当的信号处理，可以显著提高门控的可靠性，而不像在传统的标量心电图中只使用单个导联的一维或标量值(如 I、II 或 III 导联)。

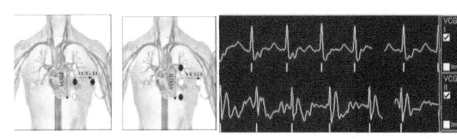

图 6-5 VCG 电极放置位置和波形示意图

6.1.2 外周脉冲门控

外周脉冲门控(Peripheral Pulse Gating，PPG)使用光脉冲脉搏描记器，放置在一个手指或脚趾用于触发。当难以获得合适的心电波形时，PPG 可以作于一种替代方案获得可接受的图像。PPG 信号仅仅反映通过手指或脚趾血管的血容量的变化，因此对磁场效应不敏感。在外周脉冲的峰值和心电图 R 波之间有一个 150~500ms 的延迟。此外，PPG 信号的峰值波形比较宽，门控的准确度不如心电门控，如图 6-6 所示。

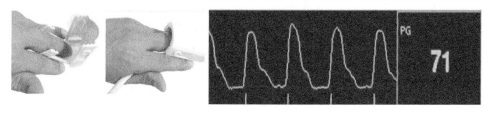

图 6-6 PPG 门控和波形示意图

在几种门控类型中，矢量心电门控相对比较稳定、抗干扰能力强；常规心电门控当患者进入磁体腔内容易受磁场、射频磁场和梯度磁场等干扰；指脉门控相对操作简单，但它采用的不是心动周期的电信号而是心脏心动周期过程中手指端动脉的机械性波动。老年人可能存在动脉硬化等改变，从而导致脉压差变小，这可能会影响到指脉门控的敏感性，患者手部的运动也会严重干扰指脉门控的准确性。另外，从心电信号变化到指脉运动存在着时间差，这可能在某些扫描时会导致时相误差并因此产生图像伪影。

6.2 心脏动态电影磁共振成像

心脏动态电影图像不仅美观，而且对心脏功能的诊断至关重要。因此，多平面心脏动态电影成像几乎是每个心脏 MR 检查的重要组成部分。心脏动态电影成像通常是通过在整个心脏周期重复地对心脏的每个层面位置获取 10～40 个心脏时相的图像，称为图像帧(Frames)，如图 6-7 所示。通常需要来自多个心动周期的数据来填充每个帧的 K 空间矩阵。

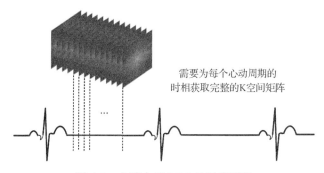

需要为每个心动周期的
时相获取完整的K空间矩阵

图 6-7 心脏电影 MRI 的图像采集

6.2.1 闭气心脏动态电影磁共振成像

目前，临床上标准的心脏动态电影成像采用回顾性心电门控，在患者多次闭气下获取多个心脏层面(10～15 个层面)不同时相的 2D 图像。由于需要扫描速度快，早期心脏动态电影序列，都采用 EPI 技术进行扫描。但是 EPI 会产生很多伪影，包括 EPI 伪影和几何变形。现代心脏电影成像通常采用平衡稳态自由进动(bSSFP)序列[6]，由一系列快速施加的射频脉冲和由平衡成像梯度形成的回波组成。

平衡成像梯度的使用允许自旋回波、梯度回波和受激回波同时重新聚焦在射频脉冲之间的中点。回波时间 TE 应尽可能短，在现代磁共振成像系统中可以在 1～2ms 范围内。通常选用较大的射频偏转角(α)强调 T_2/T_1 对比度和血液产生明亮的图像。

平衡稳态自由进动序列扫描速度快、信噪比高，具有良好的心肌与血池对比，并且由于三个方向进行了梯度补偿，流动的血液不会产生流空效应。由于血液 T_2/T_1 比值较高而产生较高的血管内信号，而心肌相对呈低信号，能够突出心肌-血池的对比。为了保持 bSSFP 亮血成像的条件，射频脉冲必须连续施加。进行回顾性心电门控，将采集数据分配到心动周期的适当时相。

这个序列的结构允许使用非常短的 TR 和 TE，结合回顾性心电门控技术，允许在单个心脏跳动(R-R 间隔)期间为每一帧获取多个 K 空间行。这个值是一个操作者可选择的参数，称为每帧视图(Views Per Frame，VPS)或每段线数(Lines Per Segment，LPS)，如图 6-8 所示。

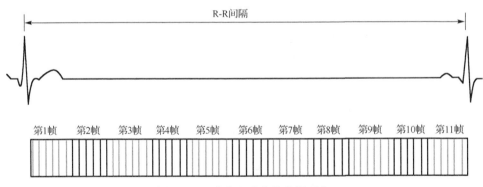

图 6-8　心脏电影成像的数据采集

由于在每个心动周期中每帧只能获取有限数量的视图(View)或 K 空间线，所以必须在多个心脏周期中收集数据。图 6-8 表示在一个心动周期内每帧采集 6 条 K 空间线，假设图像矩阵为 256×192，则为了填充整个 K 空间需要 32 个心动周期，可获取 11 个心脏时相(帧)的动态图像。

每帧视图的选择需要在所能获得的动态电影序列的时间分辨率、空间分辨率和成像时间之间进行折中。如图 6-9 所示，如果需要更多的心脏时相，那么在一个心动周期内每帧可以采样的 K 空间线就会减少，从而导致采集时间增加或空间分辨率降低。

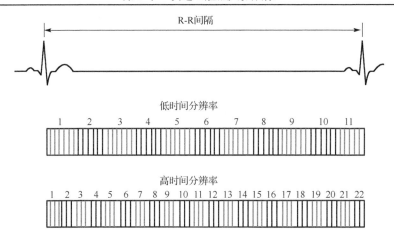

图 6-9　成像更多的心脏时相意味着每帧可以采样的 K 空间线更少

　　一种解决方法是采用视图共享(View Sharing)，将来自相邻时间相的原始数据行组合成中间时间相图像。如将第 n 时相的后 3 个视图和第 $n+1$ 时相的前 3 个视图结合形成中间帧($n+0.5$)，如图 6-10 所示。这样由原来的 N 帧通过视图共享技术扩展到 $2N-1$ 帧。

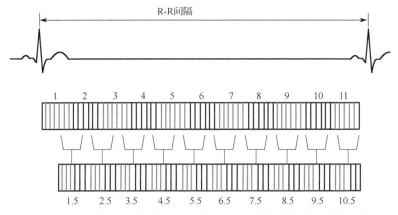

图 6-10　视图共享通过使用心脏周期中相邻帧的数据创建额外的帧

　　平衡稳态自由进动序列的高信噪比和突出的心肌-血池对比使得其特别适合结合并行成像和压缩感知成像，进一步提高时间分辨率、空间分辨率或缩短患者闭气时间。

　　在获取心脏电影序列后可通过心室容积变化，计算出诸如左室的射血分数(Ejection Fraction)和每搏输出量(Stroke Volume)等进行心功能定量评估。

6.2.2　心脏电影磁共振成像面临的挑战

　　在一个标准的心脏电影 MRI 扫描中，二维平衡稳态自由进动序列的数据采集与心动周期同步，通常在心脏短轴方向获取 10～15 个层面以覆盖整个心脏，每个层面10～40 个心脏时相，需要长的扫描时间。为了减少呼吸引起的运动伪影，患者被要求重复闭气 15～20s，直到获得所有层面和所有时相的图像。闭气心脏动态电影成像采用分段采集方式，需要多个心动周期才能采集到足够的 K 空间数据，不能实现实时心脏动态电影成像。此外，患者需要多次闭气，这种多次闭气方案给心脏 MRI检查带来了一些问题：①检查时间长且复杂，因为患者需要反复闭气和中间休息时间来恢复；②长时间连续闭气会使患者感到不舒服，对闭气能力受损的患者尤其具有挑战性；③每次闭气程度的差异会导致图像的误配准，影响定量功能分析的准确度。因此，临床希望在单次闭气(Single-BH)情况下完成全部的扫描。此外，如果患者不能屏住呼吸或有多发性、突发性心律失常时，则需要进行实时心脏动态电影成像。目前临床上的实时电影成像一般采用单次激发 EPI 序列结合动态并行成像TSENSE 或 TGRAPPA，允许在不闭气的情况下 1s 时间内采集一层亮血心脏图像。但受成像速度的制约，通常产生相对较低的时间和空间分辨率，无法满足心脏动态电影成像时间分辨率 40ms、空间分辨率 $2.5×2.5mm^2$ 的基本要求，同时存在严重 EPI伪影和几何失真。获取高时-空分辨率的单次闭气和实时心脏动态电影成像是一个极具挑战性的工作。此外，2D 成像方式不能实现真正的全心覆盖和各向同性空间分辨率成像。3D 心脏电影成像可克服这些问题，但需要更快的扫描速度。

6.3　心肌灌注磁共振成像

　　心肌灌注磁共振成像是一种无创性、无电离辐射的测定心肌血流的检查方法，能够直接反映冠状动脉循环末端心肌血流的灌注情况和冠状动脉狭窄的血液动力学改变，弥补了冠状动脉造影只能反映毫米级以上冠状动脉血管解剖狭窄病变的不足，更加准确地反映心肌细胞的病理生理和血液动力学状态。磁共振心肌灌注成像不仅能够早期发现心肌缺血，而且可以明确心肌缺血的部位和范围，评价治疗后心肌缺血再灌注情况，还能够提供心肌灌注的即时信息，如心室壁的运动情况、心室壁的厚度、左心室射血分数等参数。可清晰显示心内膜至心外膜间心肌梗死的透壁程度及梗死区存活心肌的范围，对冠心病心肌缺血、梗死的诊断，指导临床制定治疗计划，判断治疗效果和进行预后的评价具有重要意义。

　　磁共振成像中的心肌灌注主要是指首过心肌灌注(First-Pass Perfusion)。

6.3.1　首过心肌灌注的原理

　　首过心肌灌注成像主要采用大剂量注射钆对比剂后，在 1min 内完成心脏(心肌)多动态快速采集。通过观察对比剂通过心肌的信号强度变化，来分析相关的灌注参数。

采用 T_1 加权序列扫描,注射对比剂前,心肌和心腔都呈低信号。注射对比剂后,首先经过静脉到达右心室,右心室由于有含有对比剂的血液灌注呈高信号,然后依次是左心室、心肌。最后对比剂流出,心腔及心肌信号逐渐下降。

如图 6-11 所示,正常心肌表现为对比剂的"快进快出",注射对比剂 10~15min 后,对比剂廓清,心肌呈低信号。坏死心肌或者心肌瘢痕,表现为对比剂的"慢进慢出",坏死心肌(或者心肌梗死或者心肌纤维化),由于功能丧失,注射对比剂 10~15min 后,仍有对比剂残留,心肌表现为高信号。

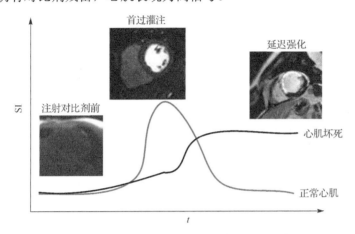

图 6-11　正常心肌和心肌坏死的灌注曲线示意图

心肌灌注一般分为静息灌注(Rest Perfusion)和负荷灌注(Stress Perfusion)。静息灌注是在患者静息状态或者基线状态下直接行灌注扫描。负荷灌注则是通过注射药物或者让患者运动,加重心脏负荷,进行灌注扫描。一般注射小剂量三磷酸腺苷(ATP),正常冠状动脉快速扩张,而病变血管扩张不明显,责任血管供应的心肌血流量下降,从而出现心肌信号下降,也称为冠状动脉的"窃血"现象。

6.3.2　首过心肌灌注扫描脉冲序列

心肌灌注磁共振成像由于需要注射对比剂,所以扫描序列以 T_1 加权为主。由于要求时间分辨率高,所以心肌灌注扫描的序列需要速度快。灌注扫描需要多层多方位进行,对磁共振系统硬件和软件要求非常高。首过心肌灌注扫描序列包括 T_1 加权磁化准备模块和数据采集模块,如图 6-12 所示。

T_1 加权磁化准备模块可以是饱和恢复(Saturation Recovery,SR),也可以是翻转恢复(Inversion Recovery,IR),目前更多采用饱和恢复。磁化准备模块的目的是降低非增强组织的信号,使钆增强的血液和心肌更加明显。数据采集模块主要有三种,如图 6-13 所示。

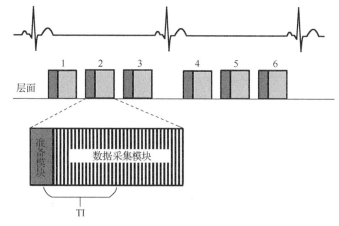

图 6-12　典型的首过心肌灌注成像脉冲序列

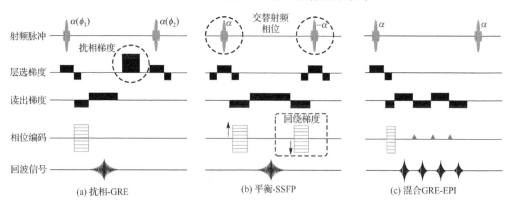

图 6-13　三种数据采集模块时序图

扰相-GRE(Spoiled-GRE)序列[7]：该序列是常用的心肌灌注扫描序列，特别是在 3.0T 的磁共振平台。典型的成像参数可能是 TR/TE/FA=2ms/1ms/10°，每层面采集时间约 150ms。由于低翻转角度，扰相-GRE 序列具有最低的信噪比，这种方法的主要优点是减少了运动和血流伪影。

平衡-SSFP(Balanced-SSFP)序列[8]：该序列的优点是信噪比高。典型的成像参数与 Spoiled-GRE 序列类似，但翻转角度要高得多（例如，50°而不是 10°）。主要缺点包括偏共振伪影和由钆团块引起的频移，使得其只能用于 1.5T 及以下的磁共振成像仪。

混合 GRE-EPI(Hybrid GRE-EPI)序列[9]：该序列采用 EPI 读出，扫描速度最快，时间分辨率最高。典型的成像参数可能是 TR/TE/FA=6ms/1ms/25°，回波链长度(ETL)为 4～6，每层面采集时间约 100～120ms。更快的成像意味着更少的运动伪影，尤其是在心内膜附近。该序列允许最快的图像采集时间和稍大的空间覆盖，特别是在较高的心率下。主要的缺点是存在严重的磁敏感伪影和 T_2 模糊，这两种因素都使得该序列在 3.0T 的磁共振平台难以使用。

通过心电图信号触发扫描，T_1 对比度通过使用饱和准备脉冲产生，延时 TI 时间后启动数据采集模块，使用扰相-GRE、平衡-SSFP 或混合 GRE-EPI 序列快速连续获取多个层面(例如，每两个 R-R 间隔获取 6 个层面，如图 6-12 所示)。在造影剂灌注过程中不断重复这一步骤，在每个层面位置获取 60～100 帧图像。

灌注扫描一般扫描 2～3 个方位，一般以短轴位 SA 为主，短轴位扫描 3～6 层，4CH 四腔心或者 2CH 两腔心各扫描 1 层。

6.3.3　首过心肌灌注磁共振成像面临的挑战

心肌首过灌注磁共振成像为了跟踪对比剂首次通过心肌时浓度随时间的变化，需要快速连续获取约 60s 时间每次心搏(每个 R-R 间隔)左心室各解剖位置同一时相的多幅图像，也就是说要快速连续地获取约 60～120 个覆盖全左心室的三维动态体积帧，因此心肌灌注成像时，必须最小化心脏自身和呼吸运动的影响，最大化对比剂对图像信号强度的影响。同时为了准确确定心肌缺血的范围、透壁缺血和减少心内膜下的黑缘伪影(Dark Rim Artifacts)可能导致的误诊断，需要高的空间分辨率。对于心肌灌注磁共振成像的要求包括：①成像的范围要包括整个左心室；②足够的时间分辨率可以对流入和流出的血液进行动力学计算；③具有足够的空间分辨率可以发现心内膜下的心肌缺血；④ T_1 敏感度高和信噪比高；⑤尽可能少的图像伪影。这些相互制约、相互矛盾的要求在现有的磁共振成像速度下无法同时满足，而这些参数的折中使得其有效性和临床价值大打折扣。目前临床上使用的二维心肌灌注磁共振成像在每个心动周期(每个 R-R 间隔)内只能获得 2～4 个二维非连续短轴层面(视心率快慢和静息或加压状态不同而不同)，导致不能准确确定心肌缺血的范围和可能的漏诊。同时，每个层面是在心动周期的不同时相获得，使得定量分析有较大的误差。因此，从二维非连续层面扩展到三维全左心室覆盖成为必然的发展趋势。

6.4　快速心脏磁共振成像加速技术

尽管心脏磁共振成像很有吸引力，但受成像速度的制约，需要在空间分辨率、时间分辨率和覆盖范围之间进行折中，使得其临床价值大打折扣。为此研究人员提出了一系列的方法试图提高心脏磁共振成像的速度，包括：应用多线圈阵列空间冗余的并行成像技术(SENSE、GRAPPA、TSENSET 和 TGRAPPA 等)、同时利用空-时冗余的 k-t 技术(k-t BLAST、k-t SENSE、k-t GRAPPA 和 k-t PCA 等)、利用序列图像的稀疏性和低秩特性的压缩感知成像技术及近年来快速发展的基于深度学习的快速成像技术等。

其中，并行成像技术已成为心脏磁共振成像的常规配置，但受信噪比和残留混叠伪影的影响，其加速因子受到限制，对于 2D 成像一般为 2～3，3D 成像一般为 4～6。

k-t 加速方法在不同的时间帧进行不同的规则性 K 空间欠采样，然后在 x-f 或 x-pc 空间进行自适应滤波去除欠采样混叠伪影。其本质上仍属于线性重建，最大加速因子同样受限。此外，k-t 加速方法需要低分辨率训练数据，训练数据不足时会有较多的残留混叠伪影，采集多的训练数据则降低实际的加速因子。另外，为了得到好的时间相关性，要求序列帧在空间上配准，患者需要长时间闭气且每次闭气要尽可能保持一致，这对很多患者是困难甚至是无法做到的。

压缩感知快速成像技术是近十几年随着压缩感知理论的提出而发展起来的快速成像方法。基于 CS 理论的加速方法采用随机 K 空间欠采样，不需要训练数据，通过非线性重建去除欠采样混叠伪影，具有很大的加速潜力，其加速能力很大程度上取决于稀疏表达能力。

基于深度学习的快速磁共振成像是近年来出现的新方法，通过深度卷积神经网络从大量的图像数据中学习得到图像先验信息（隐式或显式）实现快速成像，为快速心脏磁共振成像提供了新的契机。

下面将围绕压缩感知快速成像和基于深度学习的快速成像如何提高动态心脏磁共振成像速度进行讨论。

6.4.1　基于压缩感知的心脏磁共振成像加速技术

6.4.1.1　概述

Lustig[10]等于 2007 年提出的 k-t SPARSE 是最早将压缩感知用于动态磁共振成像的方法，主要用于准周期性运动的心脏动态电影成像。通过对每个时间帧（t）采用不同的随机欠采样模式可以获得所需 k_y-t 空间的非相干性，与单纯的 k_y 随机欠采样相比，k_y-t 随机欠采样增加了非相干性。由于心脏的准周期性运动，单个体素强度的时间序列在时间频域中是稀疏的。同时，心脏电影图像的单个帧在小波域内是稀疏的。因此，在帧内实施空间小波变换、帧间进行时间傅里叶变换可实现心脏图像的有效空-时稀疏表示。通过求解稀疏优化问题实现心脏动态图像重建。然而，k-t SPARSE 的主要缺点是计算量大且存在一些图像伪迹。随后，Jung[11]等提出了 k-t FOCUSS 算法，在时间方向上进行傅里叶变换，然后通过 FOCUSS 方法将最小化 ℓ_1 范数问题转化为渐近优化最小化 ℓ_2 范数问题。Otazo[12]等于 2010 年提出了一种动态心脏磁共振成像加速方法，将 k-t SPARSE 和 SENSE 相结合实现了采样率的显著降低，达到 8 倍加速，称为 k-t SPARSE-SENSE[12]。k-t SPARSE-SENSE 先后在加速首过心肌灌注磁共振成像、相位对比电影成像[13]和实时心脏电影成像[14]等进行了验证。2014 年，Caballiro[15]等提出利用自适应字典稀疏表示时-空域的动态图像子块以实现快速动态磁共振成像，将二维空间字典推广到三维时-空字典用于磁共振心脏电影成像。

另一方面，低秩矩阵表示将 CS 概念扩展到矩阵，Haldar[16]等将低秩矩阵表示用于磁共振动态序列图像，通过最小化由序列图像构成的矩阵的秩实现欠采样下的动态磁共振图像重建。Lingala[17]等将低秩矩阵表示和 CS 相结合，通过同时的低秩和稀疏约束进一步提高动态成像的速度。2015 年，Otazo[18]等将低秩矩阵加稀疏矩阵分解模型（$L+S$ 分解）用于动态磁共振成像，将由序列图像构成的矩阵 M 分解成代表背景的低秩矩阵 L 和表示动态信息的稀疏矩阵 S，用于二维心肌灌注成像，取得 8 倍的加速。

基于稀疏或/和低秩矩阵的方法将高维动态心脏序列图像表示为矢量或矩阵，丢失了一些内在的信息。为此，本书作者提出了一种基于低秩张量约束的动态心脏磁共振成像，称为 k-t LRTC。利用高维图像的局部自相似性从中提取相似立方块后进行组合，形成低秩张量模型。引入增广拉格朗日乘子法（Augmented Lagrangian Multiplier，ALM）和交替方向乘子法（Alternating Direction Multiplier，ADMM）等求解模型。在首过心肌灌注和心脏电影数据中对方法进行了验证，能够较好地实现图像重建。

6.4.1.2　基于 k-t LRTC 的动态心脏磁共振图像重建

1）低秩张量逼近

低秩张量逼近包括两个步骤：相似块分组和张量逼近。

相似块分组旨在从图像中搜索相似块，以形成适用于稀疏编码的表示形式，具有组稀疏性。动态图像中存在大量重复的相似结构，尤其是平滑区域、纹理区域和边缘区域。为了利用这些区域的非局部自相似性，对于每个 3D 样本块 $\mathcal{P}_i$（i 为样本块的索引，块的大小为 $\sqrt{n} \times \sqrt{n} \times K$），采用 K 近邻（K Nearest Neighbor，KNN）法在其搜索窗口中搜索 m 个三维相似块

$$\mathcal{G}_i = \left\{ i_j \mid \left\| \mathcal{P}_i - \mathcal{P}_{i_j} \right\|_{L_2} < T \right\} \tag{6-1}$$

其中，$\mathcal{G}_i$ 存储相似块位于图像中的位置；T 是一个常数，用于定义相似度阈值；L_2 表示距离计算。聚类这 m 个三维相似块并将这些相似块沿空间方向的矩阵重排为一维向量，然后堆叠相应的相似块形成三维低秩张量 $\mathcal{Z}_i \in \mathbf{R}^{n \times m \times K}$。

张量逼近是对构建的三维低秩张量进行高阶奇异值分解（High Order Singular Value Decomposition，HOSVD），以利用动态心脏磁共振图像的空-时冗余。对于一般的三阶张量 $\mathcal{X}_i \in \mathbf{R}^{n \times m \times K}$，其高阶奇异值分解定义为

$$\mathcal{X}_i = \sum_{r=1}^{n} \sum_{c=1}^{m} \sum_{l=1}^{K} \mathcal{S}_i(r,c,l) u_{i,r} v_{i,c} w_{i,l} = \mathcal{S}_i \times_1 \boldsymbol{U}_i \times_2 \boldsymbol{V}_i \times_3 \boldsymbol{W}_i \tag{6-2}$$

其中，$\mathcal{S}_i \in \mathbf{R}^{n \times m \times K}$ 为核张量；$\times_j$ 为第 $j(j=1,2,3)$ 模张量积；$U_i = [u_{i,1}, \cdots, u_{i,n}] \in \mathbf{R}^{n \times n}$、$V_i = [v_{i,1}, \cdots, v_{i,m}] \in \mathbf{R}^{m \times m}$ 和 $W_i = [w_{i,1}, \cdots, w_{i,K}] \in \mathbf{R}^{K \times K}$ 分别为沿三个维度的正交展开矩阵，可通过 $\mathcal{X}_i$ 的模的奇异值分解得到。

由于 $\mathcal{Z}_i \in \mathbf{R}^{n \times m \times K}$ 是由三维相似块构建的低秩张量，其高阶奇异值分解可表示为

$$\hat{\mathcal{Z}}_i = \sum_{r=1}^{r_1} \sum_{c=1}^{r_2} \sum_{l=1}^{r_3} \hat{\mathcal{S}}_i(r,c,l) u_{i,r} v_{i,c} w_{i,l} = \hat{\mathcal{S}}_i \times_1 \hat{U}_i \times_2 \hat{V}_i \times_3 \hat{W}_i \qquad (6\text{-}3)$$

其中，$r_1 \leqslant n$、$r_2 \leqslant m$ 和 $r_3 \leqslant K$ 为估计的秩参数；$\hat{U}_i = [u_{i,1}, \cdots, u_{i,r_1}] \in \mathbf{R}^{n \times r_1}$、$\hat{V}_i = [v_{i,1}, \cdots, v_{i,r_2}] \in \mathbf{R}^{m \times r_2}$ 和 $\hat{W}_i = [w_{i,1}, \cdots, w_{i,r_3}] \in \mathbf{R}^{K \times r_3}$；$\hat{\mathcal{S}}_i \in \mathbf{R}^{r_1 \times r_2 \times r_3}$ 为低秩近似后的核张量。图 6-14 为低秩张量的高阶奇异值分解示意图。

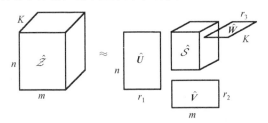

图 6-14　低秩张量的高阶奇异值分解示意图

2)k-t LRTC 模型的构建及求解

在三维低秩张量构建和高阶奇异值分解进行低秩张量近似的基础上，结合 k-t 空间数据保真项后得到如下图像重建模型

$$\{\mathcal{U}, \mathcal{Z}_i\} = \arg\min_{\mathcal{U}, \mathcal{Z}_i} \sum_{i=1}^{N} \left\{ \frac{1}{2} \|R_i \mathcal{U} - \mathcal{Z}_i\|_F^2 + \tau \mathrm{rank}(\mathcal{Z}_i) \right\} + \frac{1}{2} \|\mathcal{F}_p(\mathcal{U}) - \mathcal{Y}\|_F^2 \quad (6\text{-}4)$$

其中，$\mathcal{U}$ 为待重建心肌灌注序列图像的张量表示；$R_i = [R_{i0}, R_{i1}, \cdots, R_{im-1}]$ 为从 $\mathcal{U}$ 提取三维相似块的算子；$\mathcal{Z}_i$ 为构建的三阶低秩张量；$\mathcal{Y}$ 为欠采样 k-t 空间数据的张量表示；$\mathcal{F}_p$ 为部分傅里叶编码算子；τ 为正则化参数。

通过增加辅助变量 $\mathcal{A}$ 并设 $\mathcal{A} = \mathcal{U}$，应用增广拉格朗日技术，得到如下拉格朗日形式

$$\begin{aligned} \{\mathcal{U}, \mathcal{Z}_i, \mathcal{A}\} = \arg\min_{\mathcal{U}, \mathcal{Z}_i, \mathcal{A}} & \sum_{i=1}^{N} \left\{ \frac{1}{2} \|R_i \mathcal{A} - \mathcal{Z}_i\|_F^2 + \tau \mathrm{rank}(\mathcal{Z}_i) \right\} \\ & + \frac{1}{2} \|\mathcal{F}_p(\mathcal{U}) - \mathcal{Y}\|_F^2 + \frac{\nu}{2} \|\mathcal{U} - \mathcal{A}\|_F^2 + \langle \lambda, \mathcal{U} - \mathcal{A} \rangle \end{aligned} \qquad (6\text{-}5)$$

其中，λ 为拉格朗日乘子，ν 为增广拉格朗日惩罚参数。

采用交替方向乘子法对以上图像重建模型进行求解，通过轮换地更新一个变量同时固定其他变量，分成如下三个子问题分别进行求解。

子问题 1：更新辅助变量 $\mathcal{A}$ 。

固定第 j 次迭代的变量 $\mathcal{U}$ 和 $\mathcal{Z}_i$ ，第 j+1 次迭代的目标变量 $\mathcal{A}$ 可以表示为

$$\mathcal{A}^{j+1} = \arg\min_{\mathcal{A}} \sum_{i=1}^{N} \frac{1}{2} \left\| \boldsymbol{R}_i \mathcal{A} - \mathcal{Z}_i^j \right\|_F^2 + \frac{\nu^j}{2} \left\| \mathcal{U}^j - \mathcal{A} \right\|_F^2 + \left\langle \lambda^j, \mathcal{U}^j - \mathcal{A} \right\rangle$$

$$= \arg\min_{\mathcal{A}} \sum_{i=1}^{N} \frac{1}{2} \left\| \boldsymbol{R}_i \mathcal{A} - \mathcal{Z}_i^j \right\|_F^2 + \frac{\nu^j}{2} \left\| \mathcal{U}^j - \mathcal{A} + \frac{\lambda^j}{\nu^j} \right\|_F^2 \tag{6-6}$$

式 (6-6) 为最小二乘问题，有如下闭式解

$$\mathcal{A}^{j+1} = \frac{\displaystyle\sum_{i=1}^{N} \boldsymbol{R}_i \mathcal{Z}_i^j + \nu^j \left(\mathcal{U}^j + \frac{\lambda^j}{\nu^j} \right)}{\displaystyle\sum_{i=1}^{N} \boldsymbol{R}_i^{\mathrm{T}} \boldsymbol{R}_i + \nu^j} \tag{6-7}$$

其中， $\displaystyle\sum_{i=1}^{N} \boldsymbol{R}_i^{\mathrm{T}} \boldsymbol{R}_i$ 为对角矩阵，每个对角项对应于张量的体素位置，其值为覆盖该体素的三维相似块的数量； $\displaystyle\sum_{i=1}^{N} \boldsymbol{R}_i \mathcal{Z}_i^j$ 为相似块平均。

子问题 2：更新张量 $\mathcal{Z}_i$ 。

固定变量 $\mathcal{A}$ 和 $\mathcal{U}$ ，目标变量 $\mathcal{Z}_i$ 可以表示为

$$\mathcal{Z}_i^{j+1} = \arg\min_{\mathcal{Z}_i} \sum_{i=1}^{N} \left\{ \frac{1}{2} \left\| \boldsymbol{R}_i \mathcal{A}^{j+1} - \mathcal{Z}_i \right\|_F^2 + \tau \operatorname{rank}\left(\mathcal{Z}_i \right) \right\} \tag{6-8}$$

由相似块构成的张量 $\mathcal{Z}_i$ 为低秩张量，应用高阶奇异值分解，上式可通过以下张量优化问题进行求解

$$\hat{\mathcal{S}}_i = \arg\min_{\mathcal{S}_i} \sum_{i=1}^{N} \left\{ \frac{1}{2} \left\| \tilde{\mathcal{S}}_i - \mathcal{S}_i \right\|_2^2 + \tau \Psi\left(\mathcal{S}_i \right) \right\} \tag{6-9}$$

其中， $\Psi(\bullet)$ 是包含 $\mathcal{S}_i$ 低秩特性的正则化函数； $\tilde{\mathcal{S}}_i = \boldsymbol{R}_i \mathcal{A} \times_1 \hat{\boldsymbol{U}}_i^{\mathrm{T}} \times_1 \hat{\boldsymbol{V}}_i^{\mathrm{T}} \times_1 \hat{\boldsymbol{W}}_i^{\mathrm{T}}$ 。通过 $\boldsymbol{R}_i \mathcal{A}$ 的高阶奇异值分解可以获得 $\hat{\boldsymbol{U}}_i \in \mathbf{R}^{n \times r_1}$ 、 $\hat{\boldsymbol{V}}_i \in \mathbf{R}^{m \times r_2}$ 和 $\hat{\boldsymbol{W}}_i \in \mathbf{R}^{K \times r_3}$ 。为了使算法更鲁棒，采用软阈值求解式 (6-9)

$$\hat{\mathcal{S}}_i = \operatorname{shrink}(\tilde{\mathcal{S}}_i, \tau) = \max(\tilde{\mathcal{S}}_i - \tau, 0) \tag{6-10}$$

在用式 (6-10) 求解到 $\hat{\mathcal{S}}_i$ 后， $\mathcal{Z}_i$ 可通过截断系数的逆高阶奇异值分解得到

$$\mathcal{Z}_i^{j+1} = \sum_{i=1}^{N} \hat{\mathcal{S}}_i \times_1 \hat{\boldsymbol{U}}_i \times_2 \hat{\boldsymbol{V}}_i \times_3 \hat{\boldsymbol{W}}_i \tag{6-11}$$

子问题 3：更新图像 $\mathcal{U}$ 。

固定 $\mathcal{A}$ 和 $\mathcal{Z}_i$ ，目标变量 $\mathcal{U}$ 可以表示为

$$
\begin{aligned}
\mathcal{U}^{j+1} &= \arg\min_{\mathcal{U}} \frac{1}{2}\left\| \mathcal{F}_p(\mathcal{U}) - \mathcal{Y} \right\|_F^2 + \frac{v^j}{2}\left\| \mathcal{U} - \mathcal{A}^{j+1} \right\|_F^2 + \left\langle \lambda^j, \mathcal{U} - \mathcal{A}^{j+1} \right\rangle \\
&= \arg\min_{\mathcal{U}} \frac{1}{2}\left\| \mathcal{F}_p(\mathcal{U}) - \mathcal{Y} \right\|_F^2 + \frac{v^j}{2}\left\| \mathcal{U} - \mathcal{A}^{j+1} + \frac{\lambda^j}{v^j} \right\|_F^2
\end{aligned}
\tag{6-12}
$$

上式为最小二乘问题，对于笛卡儿欠采样，在频域有如下解析解

$$
\mathcal{U}^{j+1} = \boldsymbol{F}^{-1}\left[\frac{\boldsymbol{F}\left[\mathcal{F}_p^{\mathrm{H}}\mathcal{Y} - v^j\left(\dfrac{\lambda^j}{v^j} - \mathcal{A}^{j+1} \right) \right]}{\boldsymbol{F}\left(\mathcal{F}_p^{\mathrm{H}} \right)\boldsymbol{F}\left(\mathcal{F}_p \right) + v^j} \right]
\tag{6-13}
$$

其中，H 表示复共轭；$\boldsymbol{F}$ 、$\boldsymbol{F}^{-1}$ 分别为傅里叶变换和傅里叶逆变换。对于非笛卡儿欠采样可采用共轭梯度法进行求解。

为了最大限度地实现算法收敛并有效降低计算复杂度，在实验中采用了一种持续策略来更新参数 v 的值。在算法开始时为其提供较小的初始值，该初始值将在迭代中持续增大。此外，设置内部和外部迭代步骤以进一步提高算法的鲁棒性。参数 v 的更新在外循环中执行。

收敛条件设置为 $\left\| \mathcal{U}^{j+1} - \mathcal{U}^j \right\|_F / \left\| \mathcal{U}^j \right\|_F \leqslant 10^{-7}$ ，达到收敛条件后算法即停止，否则算法将运行直到迭代结束。

3) 实验结果与分析

为了验证方法的有效性，将经典的 BCS[19]、k-t SLR[17] 作为对照方法，与 k-t LRTC 进行比较并分析 k-t LRTC 的性能。评估方法采用医生参与主观评价和误差分析客观评价相结合。采用的客观评价指标包括峰值信噪比(PSNR)、结构相似度(SSIM)、高频误差范数(HFEN)和误差图。对于心肌灌注成像，还包括心肌和血池信号强度曲线。

(1) 实验数据

实验采用心肌灌注和心脏电影这两种动态心脏磁共振数据。心肌灌注数据来自于文献[19]，该数据由 3.0T 西门子磁共振成像扫描仪采集，负荷灌注条件下，在注射小剂量三磷酸腺苷(ATP) 3min 后注射 0.03mmol/kg 的 Gd 造影剂，采用饱和恢复 FLASH 序列(TR/TE=2.5/1.5ms, TI=100ms)在笛卡儿网格上以 90×190(相位编码×频率编码)的 K 空间矩阵获取图像，包含 70 个时间帧。心脏电影数据由延世大学医学中心提供[11]，该数据由 1.5T 飞利浦扫描仪采用回顾性心脏门控和稳态自由进动脉冲序列采集心脏电影图像，包含尺寸为 256×256 的 25 个时间帧。心率为 75bmp，层面厚度和视野(FOV)

分别设为 10.0mm 和 345.00×270.00mm^2，翻转角为 50°，TR=3.17ms。实验采用伪径向采样模板进行回顾性欠采样，通过在每个图像帧上随机旋转分别获取尺寸为 90×190×70 和 256×256×25 的伪径向采样模板，应用于心肌灌注数据和心脏电影数据的欠采样。图 6-15(a) 显示欠采样率为 84%、尺寸为 90×190 的一帧采样模板，图 6-15(b) 展示欠采样率为 91%、尺寸为 256×256 的一帧采样模板。

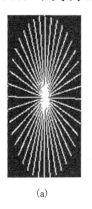 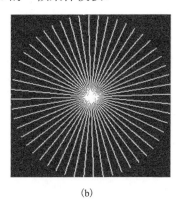

(a)　　　　　　　　　　　　(b)

图 6-15　欠采样模板

(2) 参数设置

具体而言，k-t LRTC 方法采用 25 次内部迭代和 10 次外部迭代，3D 图像块的大小设置为 4×4×25，参数 v 初始值为 10^{-5}。BCS 设置 50 次内部迭代和 25 次外部迭代，其他参数依据程序建议值未做改动；k-t SLR 选择 25 次内部迭代和 25 次外部迭代，惩罚参数(分别为 Schatten 和 TV 参数)设定为建议值：$\beta_1 = \beta_2 = 10^{-7}$，其他参数依据程序建议值未做改动。

(3) 心肌灌注动态磁共振成像实验

对照表 6-1 中不同的伪径向采样率来采集数据，用于图像重建。

表 6-1　用于心肌灌注 MRI 的欠采样率

伪径向采样							
96%	93%	90%	88%	84%	80%	76%	66%

首先选择欠采样率为 84% 的重建结果作为样本进行比较。心肌灌注数据包括 70 帧图像，选择其中的左室摄取峰值、心肌摄取峰值和后对比(分别为第 18、36 和 54 帧)的图像显示在图 6-16 中。第 1 列为原始图像，2～5 列分别为零填充、BCS、k-t SLR 和 k-t LRTC 重建图像和相应的误差图。通过比较，来自 k-t SLR 和 k-t LRTC 的重构结果优于 BCS。BCS 的重建图像，特别是呼吸过程中的后对比期图像(第 54 帧)存在明显的误差。而 k-t LRTC 与 k-t SLR 在视觉上没有明显的差别，但是在左

室摄取峰值图像白色箭头标注的地方以及后对比期白色椭圆标注的地方，k-t SLR 相较出现了重建伪影。

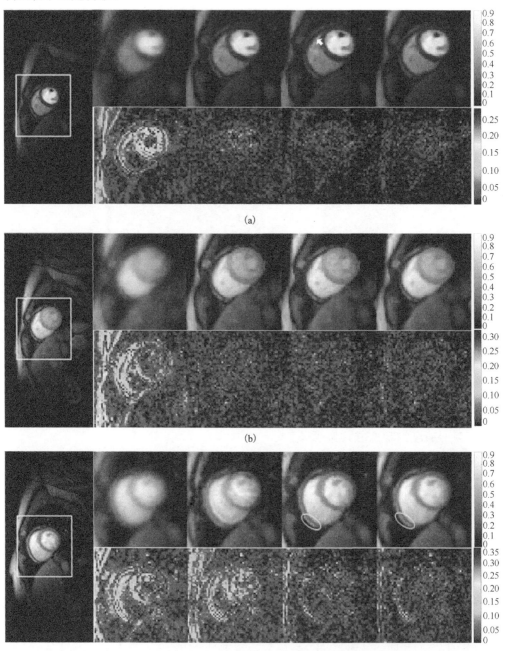

图 6-16　心肌灌注 MRI 数据在 84%的欠采样率下重建结果

由于 k-t SLR 和 k-t LRTC 重建图像具有较小的差距，添加图像时间序列图来分析心肌灌注图像沿着时间运动情况，评价重建图像精度。图 6-17(a)描绘了沿着虚线的图像时间序列图及其误差图像，该虚线经过血池和心肌区域。截取白色方框内感兴趣区域的部分显示。BCS 方案在血池和心肌特定区域的重建结果均显示出一定的形状变形和运动误差，k-t SLR 和 k-t LRTC 对运动重建的复原情况良好，但是在箭头标注的地方，k-t LRTC 存在较少的模糊现象，对于图像运动的重建更为精准。

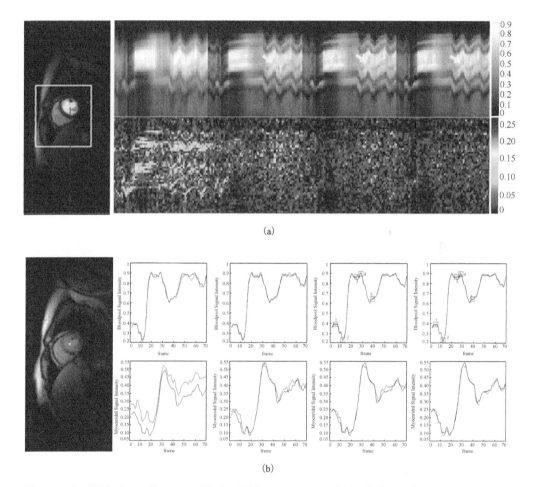

图 6-17　欠采样率为 84%情况下，时间序列图和血池、心肌区域的平均信号强度曲线比较(见彩图)

图 6-17(b)列出心肌灌注图像在血池和心肌特定区域的平均信号强度曲线，进一步评价重建图像的准确性。图中，黑色的曲线反映的是原始图像的平均信号强度，红色的曲线则反映重建方案的平均信号强度。根据平均信号强度曲线，k-t SLR 和

k-t LRTC 的重构结果较为准确。在血池区域的平均信号强度曲线中，两种方案的处理结果非常接近，但在心肌区域的平均信号强度曲线中，k-t LRTC 的曲线图更为符合原图像的平均信号强度曲线。

为了客观地评价各种重建方案的重建质量，图 6-18 给出了每帧图像的 PSNR、SSIM 和 HFEN 值，欠采样率为 84%。对于几乎所有的图像帧，k-t LRTC 方法的 PSNR、SSIM 值均高于 BCS 和 k-t SLR 方法，而 HFEN 值均低于 BCS 和 k-t SLR。

图 6-19 展示了不同的欠采样率对心肌灌注图像重建结果的影响，对应于表 6-1 中的径向采样率采集数据，利用所有的比较方法重建心肌灌注图像。计算这些方法重建图像的平均 PSNR、SSIM 和 HFEN 值。

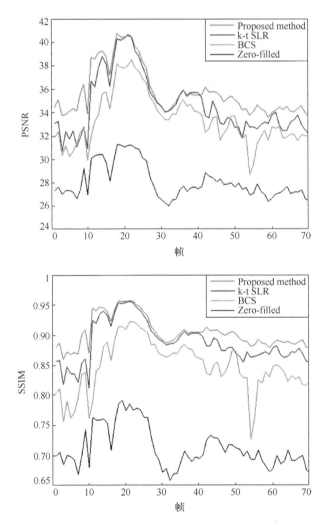

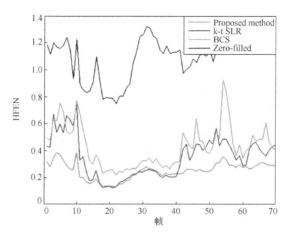

图 6-18　欠采样率为 84% 的情况下，心肌灌注 MRI 数据集所有
时间帧的 PSNR、SSIM 和 HFEN 值（见彩图）

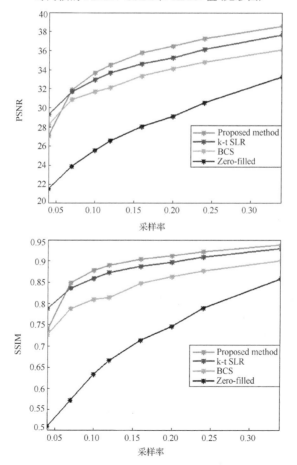

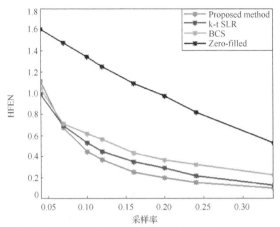

图 6-19　不同欠采样率下，心肌灌注 MRI 数据集的平均 PSNR、SSIM 和 HFEN 值

(4)心脏电影动态磁共振成像实验

类似于先前的实验，采用的不同采样率如表 6-2 所示。与上一实验的数据集相比，该数据集包含 25 帧自由呼吸的心脏电影图像，选择第 14 帧作为视觉对比参考图像。

表 6-2　用于心脏电影 MRI 的伪径向欠采样率

伪径向采样						
96%	94%	91%	89%	85%	78%	60%

图 6-20 显示了在 91%欠采样率下，所有对比方法的重建结果。图 6-20(a)～(d)分别显示一个时间帧的感兴趣区域、相应的误差图、时间序列图和时间序列误差图。感兴趣区域的放大区域在图 6-20(a)的第 1 列中标记，图像时间序列图在图 6-20(c)的第 1 列中标记。第 1 列为参考图像；第 2～5 列分别为零填充、BCS、k-t SLR 和 k-t LRTC 重建结果。

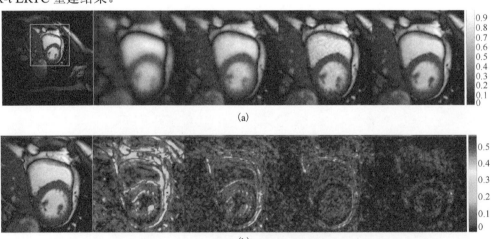

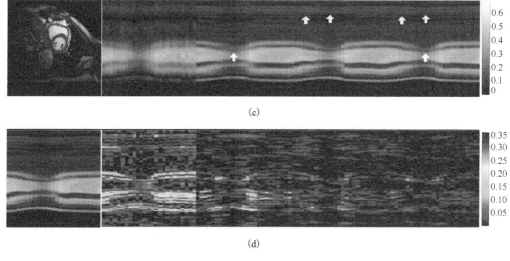

图 6-20 心脏电影 MRI 数据在 91%欠采样率下的重建结果(见彩图)

从图 6-20(a)重建图像的放大区域,可以观察到 k-t LRTC 方法能够比其他对比方法获得更好的重建视觉效果。具体而言,与 BCS 相比,k-t LRTC 重建结果展现出更为清晰的图像细节;而相较于 k-t SLR,k-t LRTC 重建图像具有更少的伪影。由图 6-20(b)的误差图可以看出,相较于其他两种方法,k-t LRTC 实现了更好的边缘保留能力。

图 6-20(c)~(d)分别展示心脏电影数据的图像时间序列图及其误差图,该时间序列图是沿着第 1 列中红色虚线部位获取而来。通过对比发现,BCS 的时间序列图在白色箭头所指的地方变形且模糊,时间序列误差图存在较多运动误差;k-t SLR 的时间序列图在黄色箭头所指的地方模糊,时间序列误差图表明 k-t SLR 的运动误差大于 k-t LRTC。k-t LRTC 方法可以实现心脏电影图像的高精度重建,并且可获得与原图像相关性更高的时间序列。

类似于心脏灌注实验,图 6-21 中展示了心脏电影的每帧图像的 PSNR、SSIM 和 HFEN 值,以便客观地评价重建质量,欠采样率为 91%。对于心脏电影数据所有的图像帧,k-t LRTC 方法获得的 PSNR、SSIM 值均高于 BCS 和 k-t SLR,HFEN 值皆低于其他对比方法。

为了进一步研究不同的欠采样率与心脏电影图像重建的相关性,采用表 6-2 中的所有采样率进行采样,用于图像重建。与之对应的所有对比方法的平均 PSNR、SSIM 和 HFEN 值如图 6-22 所示。在所有欠采样率下,k-t LRTC 方法的 PSNR 均值和 SSIM 均值皆高于其他方法,HFEN 均值均低于其他方法。

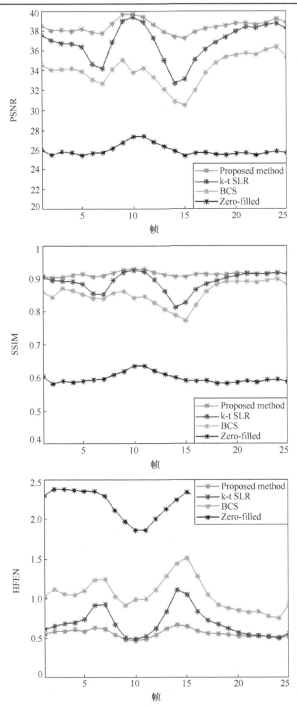

图 6-21　欠采样率为 91%的情况下，心脏电影 MRI 数据集
所有时间帧的 PSNR、SSIM 和 HFEN 值（见彩图）

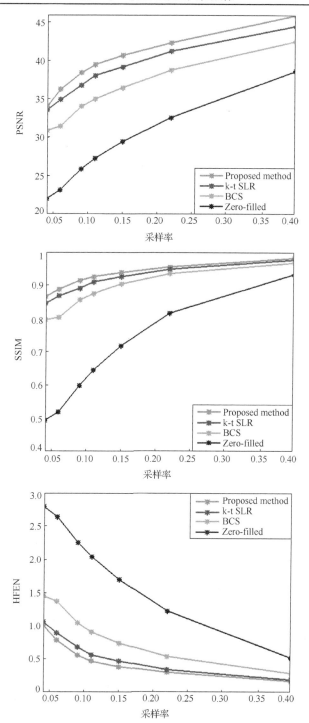

图 6-22 不同欠采样率下，心脏电影 MRI 数据集的平均 PSNR、SSIM 和 HFEN 值（见彩图）

6.4.2 基于深度学习的心脏磁共振成像加速技术

最近研究人员提出了几种基于深度学习的心脏磁共振成像方法。相对于传统的方法而言，深度学习方法的主要优势在于能够利用从大量常规 MRI 检查中获得的先验信息来帮助重建过程。下面介绍几种具有代表性的基于深度学习的心脏磁共振成像方法。

6.4.2.1 基于 U-NET 的心脏磁共振成像

Hauptmann[20]等使用 3D 残差 U-net 来减少二维金角径向心脏电影 MRI 的欠采样伪影。残差 U-net 包含一个收缩的多尺度分解路径和一个在每个尺度上带有跳连接的对称扩展路径，如图 6-23 所示。三维卷积在整个图像序列(x-y-t)上训练，以加强心脏电影图像帧间的时间一致性。从欠采样 K 空间数据重建的心脏电影图像作于网络的输入，输出为去混叠的重建图像。在蓝色条上的数字表示每一层的通道数量，每个多级分解的分辨率在左边以灰色显示。每个卷积层都配备一个整流线性单元（ReLU）作为非线性激活函数。残差 U-net 在编码器和解码器路径之间的每个尺度上包含一个跳连接。

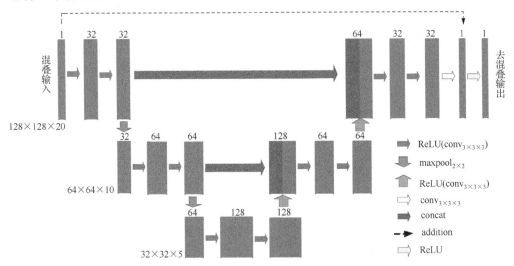

图 6-23　用于心脏电影 MRI 的 3D U-net 构架[20]（见彩图）

然而，使用 3D 卷积层需要更多的参数，从而增加了训练网络和防止过拟合所需的数据量。Kofler[21]等提出了一种重建欠采样二维金角径向磁共振心脏电影的技术，方法是在从图像序列中提取的二维时空域(x-t)上训练一个改进的二维 U-net。该研究表明，在从心脏电影序列时空域提取的二维 x-t 图像上训练网络，可以改善学习过程。通过在一个小得多的训练数据集上训练网络，得到了与 3D U-net 相似的结果。

6.4.2.2　基于 CascadeNet 的心脏磁共振成像

Schlemper[22]等将他们提出的 CascadeNet 扩展到 2D 心脏电影成像[23]。假设相邻心脏帧的数据内容差异较小，沿时间轴相邻的 K 空间帧共享相似的信息。每个时间帧中缺失的 K 空间样本可以使用来自相邻心脏帧的样本进行近似。依靠增加数据共享(Data Sharing，DS)层，生成多个数据共享图像。然后将所获得的图像沿网络的通道轴连接起来，并送入所提出的级联网络中。通过结合 3D(x-y-t)卷积和数据共享方法，CNN 可以有效地学习时空相关性。此外，对于二维重建，每张图像可以在23ms 内完成重建，而对于整个心脏电影序列可以在 10s 内完成重建，重建速度远快于传统的迭代方法。

6.4.2.3　基于 RNN 的心脏磁共振成像

Qin[24]等提出了一种新的卷积递归神经网络结构，称为 CRNN-MRI，从高度欠采样的 K 空间数据重建动态心脏电影图像。CRNN-MRI 架构利用展开网络的每一层上的递归连接，并在数据一致性层上重现重建算法中连续步骤中存在的递归连接。与展开网络的每一阶段独立学习的 CNN 相比，CRNN 层的迭代连接允许在给定迭代中学习到的空间信息传递给后续迭代。因此，网络的每一阶段都是根据结果输出和前一次迭代的特征进行优化。其次，在网络的每一阶段，CNRR 层在空间域的接受域都增大，而传统 CNN 在每一阶段都被重置。最后，网络参数在迭代过程中共享，与 CNN 相比，网络参数的总数大大减少，因此具有更好的泛化能力。此外，CRNN-MRI 沿着时间方向和迭代方向进行双向递归，从而充分利用心脏电影图像的时间相关性。CRNN-MRI 网络包括双向卷积递归层、残差连接和数据一致性层。

6.4.2.4　DL-ESPIRiT

前面的几种方法都是基于单线圈数据，没有充分利用线圈敏感度编码的优势。文献[25]提出了一种结合并行成像和基于深度学习的重建框架，用于加速二维心脏电影 MRI 数据的重建，称为 DL-ESPIRiT。此外，采用基于(2+1)D 时空卷积的神经网络设计，实现了比传统 3D 卷积更准确的动态 MRI 重建。

图 6-24 为 DL-ESPIRiT 图像重建流程，网络以填零重建的二维心脏电影图像和相应的从时间平均 K 空间数据计算得到的 ESPIRiT 映射图为输入。然后，网络在时-空卷积神经网络和数据一致性步之间交替。在 CNN 前，复值数据被转换为两个实值通道沿通道方向堆叠，不同 ESPIRiT 映射图相对应的图像也采用相同的方法堆叠。在每次 CNN 更新结束时，将实值图像通道转换回复值图像，为后续的数据一致性更新做准备。在数据一致性层之间的神经网络是一个全卷积残差网络(ResNet)。每个 ResNet 由 3×3×3 卷积核的 3D 卷积层组成，以利用空-时间相关性。每次DL-ESPIRiT 迭代包含 5 个卷积层，相应的空-时感受野为 11×11×11。所有卷积层之

前都有 ReLU 预激活层。使用可分离三维卷积，将所有的三维卷积替换为 (2+1)D 卷积，分解为更简单的二维空间和一维时间卷积。

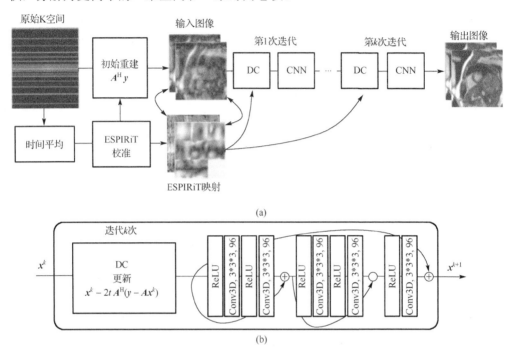

图 6-24　DL-ESPIRiT 图像重建流程构架[25]

6.4.2.5　结合深度学习先验和传统分析先验的心脏磁共振成像

文献 [26] 的作者将他们提出的 SToRM(SmooThness Regularization on Manifolds) 先验嵌入到基于模型的深度学习 MoDL 中，从高度欠采样的多线圈测量数据中重建自由呼吸心脏电影 MR 图像，称为 MoDL-SToRM。图像重建被表述为一个优化问题，其中代价函数中包括数据一致性项、卷积神经网络去噪先验和流形平滑正则化先验(SToRM)。将迭代算法展开成一个深度网络，使用端到端的方式进行训练。CNN 先验主要利用局部和一般的冗余，而 SToRM 先验利用患者的具体信息，包括心脏和呼吸模式。两者的结合显著提高了自由呼吸心脏电影 MRI 的成像速度。MoDL-SToRM 的构架如图 6-25 所示，图 6-25(a) 将迭代过程展开成网络，每层共享参数；图 6-25(b) 每次迭代由 CNN 去噪器 D_W、SToRM 更新和数据一致性步组成；图 6-25(c) D_W 通过残差网络实现；图 6-25(d) N_W 表示噪声提取算子。

尽管基于深度学习的 CMR 重建技术显示出了良好的效果，但其仍处于初步的研究阶段，面临着许多挑战。

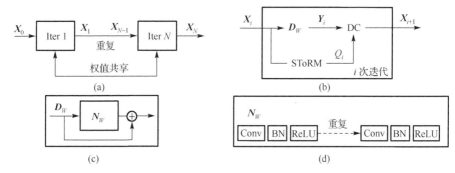

图 6-25 MoDL-SToRM 构架[26]

(1) 数据的可用性

目前的基于深度学习的 CMRI 重建技术主要采用有监督的学习方法，需要大量的欠采样和全采样图像对进行网络的训练。对于动态 CMRI，这通常是很困难甚至是无法实现的，比如心肌灌注成像、亚毫米血管成像和实时动态成像等，由于分辨率和时间的限制，无法获得全采样数据，目前的研究主要集中在容易获取全采样数据的心脏电影成像(通过闭气扫描可采集到高质量的全采样训练数据)。因此，有必要研究如何将无监督和自监督学习方法用于 CMRI。

(2) 泛化能力

CMRI 的一个关键优势是能够提供具有不同对比的图像，以便对疾病进行全面评估。因此，重建方法必须有好的泛化能力，可以适用于不同的脉冲序列、射频接收线圈、成像分辨率、欠采样轨迹、欠采样因子等。

(3) 实际临床环境下的验证

现有的研究大多基于模拟数据，在全采样数据集上采用回顾性欠采样进行实验，且主要限于单线圈 MR 采集模型。实际的成像过程采用多线圈并行采集，存在涡流干扰、偏共振效应以及心脏和呼吸运动等，比模拟环境要复杂得多。

6.5 本 章 小 结

动态心脏磁共振成像通常需要高的时间和空间分辨率、全心覆盖、良好的图像对比度及少的图像伪影。此外，心脏磁共振成像同时受呼吸运动和心脏自身搏动的影响。为了满足以上要求，对成像速度和脉冲序列有非常高的要求，是所有磁共振成像中最具挑战的检查项目。

本章首先介绍冻结心脏运动的心电门控技术。然后讨论了心脏电影成像和首过心肌灌注成像的现状和面临的挑战。其次对加快心脏磁共振成像速度的一些常用技术进行了简单综述，详细介绍了 k-t LRTC 方法并展示了其在心脏电影成像和首过心肌灌注成像的实验结果。最后对基于深度学习的心脏磁共振成像加速技术进行了初步讨论。

　　深度学习方法为解决动态心脏磁共振成像问题提供了一条新途径，但尚处于初步的研究阶段，面临着诸多挑战。许多动态心脏磁共振检查无法获取高质量的全采样训练数据，使得有监督学习方法受到限制，因此，需要进一步研究和发展针对动态心脏磁共振成像的无监督和自监督学习方法。

参 考 文 献

[1]　Lanzer P, Barta C, Botvinick E H. ECG-synchronized cardiac MR imaging: method and evaluation. Radiology, 1985, 155(3): 681-686.

[2]　Fischer S E, Wickline S A, Lorenz C H. Novel real-time R-wave detection algorithm based on the vectorcardiogram for accurate gated magnetic resonance acquisitions. Magnetic Resonance in Medicine, 1999, 42(2): 361-370.

[3]　Chia J M, Fischer S E, Wickline S A. Performance of QRS detection for cardiac magnetic resonance imaging with a novel vectorcardiographic triggering method. Journal of Magnetic Resonance Imaging, 2000, 12(5): 678-688.

[4]　Nijm G M, Swiryn S, Larson A C. Extraction of the magnetohydrodynamic blood flow potential from the surface electrocardiogram in magnetic resonance imaging. Medical and Biological Engineering and Computing, 2008, 46(7): 729-733.

[5]　Krug J W, Rose G. Magnetohydrodynamic distortions of the ECG in different MR scanner configurations// The 2011 Computing in Cardiology, Hangzhou, 2011.

[6]　Carr J C, Simonetti O, Bundy J. Cine MR angiography of the heart with segmented true fast imaging with steady-state precession. Radiology, 2001, 219(3): 828-834.

[7]　Kellman P, Arai A E. Imaging sequences for first pass perfusion: a review. Journal of Cardiovascular Magnetic Resonance, 2007, 9(3): 525-537.

[8]　Wang Y, Moin K, Akinboboye Q, et al. Myocardial first pass perfusion: steady-state free precession versus spoiled gradient echo and segmented echo planar imaging. Magnetic Resonance in Medicine, 2005, 54(5): 1123-1129.

[9]　Ding S, Wolff S D, Epstein F H. Improved coverage in dynamic contrast-enhanced cardiac MRI using interleaved gradient-echo EPI. Magnetic Resonance in Medicine, 1998, 39(4): 514-519.

[10]　Lustig M, Santos J M, Donoho D L, et al. k-t SPARSE: high frame rate dynamic MRI exploiting spatio-temporal sparsity// The International Society for Magnetic Resonance in Medicine, Seattle, 2006.

[11]　Jung H, Sung K, Nayak K, et al. k-t FOCUSS: a general compressed sensing framework for high resolution dynamic MRI. Magnetic Resonance in Medicine, 2009, 61(1): 103-116.

[12] Otazo R, Feng L. Combination of compressed sensing and parallel imaging for highly accelerated first-pass cardiac perfusion MRI. Magnetic Resonance in Medicine, 2010, 64(3): 767-776.

[13] Kim D, Dyvorne H A, Otazo R, et al. Accelerated phase-contrast cine MRI using k-t SPARSE-SENSE. Magnetic Resonance in Medicine, 2012, 67(4): 1054-1064.

[14] Feng L, Srichai M B, Lim R P, et al. Highly accelerated real-time cardiac cine MRI using k-t SPARSE-SENSE. Magnetic Resonance in Medicine, 2013, 70(1): 64-74.

[15] Caballero J, Price A N, Rueckert D. Dictionary learning and time sparsity for dynamic MR data reconstruction. IEEE Transaction on Medical Imaging, 2014, 33(4): 979-994.

[16] Haldar J P, Liang Z P. Spatiotemporal imaging with partially separable functions: a matrix recovery approach// IEEE International Symposium on Biomedical Imaging, Rotterdam, 2010.

[17] Lingala S, Hu Y, Dibella E, et al. Accelerated dynamic MRI exploiting sparsity and low-rank structure: k-t SLR. IEEE Transactions on Medical Imaging, 2011, 30(5): 1042-1054.

[18] Otazo R, Candes E, Sodickson D K. Low-rank plus sparse matrix decomposition for accelerated dynamic MRI with separation of background and dynamic components. Magnetic Resonance in Medicine, 2015, 73(3): 1125-1136.

[19] Lingala S G, Jacob M. Blind compressive sensing dynamic MRI. IEEE Transactions on Medical Imaging, 2013, 32(6): 1132-1145.

[20] Hauptmann A, Arridge S, Lucka F, et al. Real-time cardiovascular MR with spatio-temporal artifact suppression using deep learning-proof of concept in congenital heart disease. Magnetic Resonance in Medicine, 2019, 81(2): 1143-1156.

[21] Kofler A, Dewey M, Schaeffter T, et al. Spatio-temporal deep learning-based undersampling artefact reduction for 2D radial cine MRI with limited training data. IEEE Transactions on Medical Imaging, 2020, 39(3): 703-717.

[22] Schlemper J, Caballero J, Hajnal J V, et al. A deep cascade of convolutional neural networks for MR image reconstruction// International Conference on Information Processing in Medical Imaging, Kerkrade, 2017.

[23] Schlemper J, Caballero J, Hajnal J V, et al. A deep cascade of convolutional neural networks for dynamic MR image reconstruction. IEEE Transactions on Medical Imaging, 2018, 37(2): 491-503.

[24] Qin C, Schlemper J, Caballero J, et al. Convolutional recurrent neural networks for dynamic MR image reconstruction. IEEE Transactions on Medical Imaging, 2019, 38(1): 280-290.

[25] Sandino C M, Lai P, Vasanawala S S, et al. Accelerating cardiac cine MRI using a deep learning-based ESPIRiT reconstruction. Magnetic Resonance in Medicine, 2021, 85(1): 152-167.

[26] Biswas S, Aggarwal H K, Jacob M. Dynamic MRI using model-based deep learning and SToRM priors: MoDL-SToRM. Magnetic Resonance in Medicine, 2019, 82(1): 485-494.

附录 1 国内外快速磁共振成像主要研究单位

(1)美国伊利诺伊大学厄巴纳-香槟分校，Liang's Group，http://mri.beckman. illinois.edu/

(2)美国斯坦福大学，Magnetic Resonance Systems Research Laboratory，https://mrsrl.sites.stanford.edu/

(3)美国伊利诺伊大学厄巴纳-香槟分校，Coordinate Science Lab，http://www. ifp.illinois.edu/~yoram/

(4)美国纽约州立大学布法罗分校，Biomedical Engineering and Electrical Engineering，http://www.acsu.buffalo.edu/~leiying/

(5)美国加利福尼亚大学伯克利分校，Department of Electrical Engineering and Computer Science，http://www.eecs.berkeley.edu/~mlustig

(6)美国爱荷华大学，Computational Biomedical Imaging Group (CBIG)，http://user.engineering.uiowa.edu/~jcb/

(7)美国南加州大学，Electrical and Computer Engineering，https://mr.usc.edu/

(8)英国帝国理工学院，Department of Computing，https://www.imperial.ac.uk/ people/d.rueckert

(9)瑞士洛桑联邦理工学院，Biomedical Imaging Group，http://bigwww.epfl. ch/unser/

(10)德国 University Medical Center Göttingen，Department of Diagnostic and Interventional Radiology，http://wwwuser.gwdg.de/~muecker1/

(11)韩国韩国科学技术院，Bio Imaging, Signal Processing and Learning Lab (BISPL)，https://bispl.weebly.com/professor.html

(12)中国科学院深圳先进技术研究院劳特伯生物医学成像研究中心，http://medai.siat.ac.cn/index.php/

(13)西安交通大学数学与统计学院，http://gr.xjtu.edu.cn/web/zbxucn/9

(14)南方医科大学生物医学工程学院，http://portal.smu.edu.cn/swyxgcxy/

(15)清华大学生物医学工程系，http://www.med.tsinghua.edu.cn/Person?method=102&perId=78

(16)华东师范大学物理与电子科学学院，https://faculty.ecnu.edu.cn/_s41/yg2/ main.psp

(17)厦门大学电子科学系，https://csrc.xmu.edu.cn/index_cn/

(18)南昌大学信息工程学院，https://www.labxing.com/lab/1018/publications

附录2 部分深度学习快速磁共振成像方法开源代码及图像数据集网址

1) 开源代码

(1) AUTOMAP，https://github.com/chongduan/

(2) Complex-valued CNN，https://github.com/MRSRL/complex-networks-release

(3) DAGAN，https://github.com/nebulaV/DAGAN

(4) RefineGAN，http://hvcl.unist.ac.kr/RefineGAN/

(5) GANCS，https://github.com/gongenhao/GANCS

(5) DIMENSION，https://github.com/Keziwen/DIMENSION

(7) K-space Deep Learning for Accelerated MRI，https://github.com/hanyoseob/ k-space-deep-learning

(8) Complex-valued CNN，https://github.com/MRSRL/complex-networks-release

(9) DeepcomplexMRI，https://github.com/CedricChing/DeepMRI

(10) ADMM-Net，https://github.com/yangyan92/Deep-ADMM-Net

(11) Variational Network，https://github.com/VLOGroup/mri-variationalnetwork

(12) DCCNN，https://github.com/js3611/Deep-MRI-Reconstruction

(13) CRNN，https://github.com/js3611/Deep-MRI-Reconstruction

(14) MoDL，https://github.com/hkaggarwal/modl

(15) VS-Net，https://github.com/j-duan/VS-Net

(16) IFR-Net，https://github.com/yqx7150/IFR-Net-Code

(17) DDP，https://github.com/kctezcan/ddp_recon

(18) EDMSPRec，https://github.com/yqx7150/EDMSPRec

(19) EDAEPRec，https://github.com/yqx7150/EDAEPRec

(20) RAKI，https://people.ece.umn.edu/~akcakaya/RAKI.html

2) 公开 MR 图像数据集

(1) MGH-USC HCP Public Database，https://db.humanconnectome.org/

(2) fastMRI，https://fastmri.org/dataset/

(3) Knee K-space Dataset，http://mridata.org/

(4) Knee Dataset，https://github.com/VLOGroup/mri-variationalnetwork

(5) MRNet Dataset，https://stanfordmlgroup.github.io/competitions/mrnet/

(6) OCMR，https://ocmr.info/

(7) Biobank，https://www.ukbiobank.ac.uk/

彩　　图

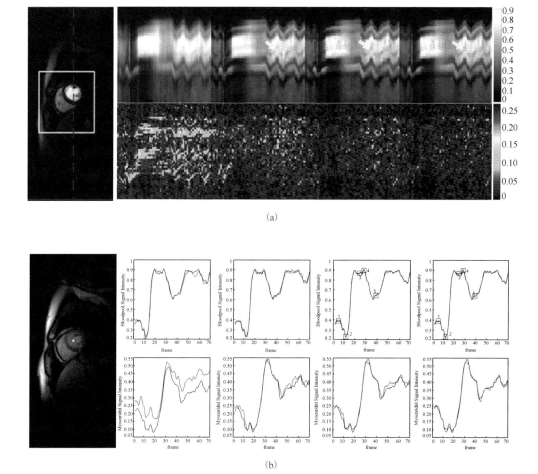

(a)

(b)

图 6-17　欠采样率为 84%情况下，时间序列图和血池、心肌区域的平均信号强度曲线比较

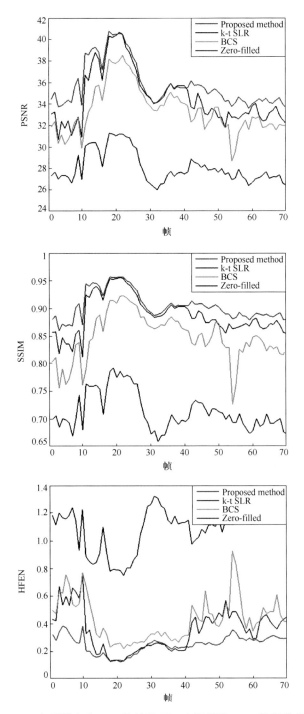

图 6-18　欠采样率为 84%的情况下，心肌灌注 MRI 数据集所有
时间帧的 PSNR、SSIM 和 HFEN 值

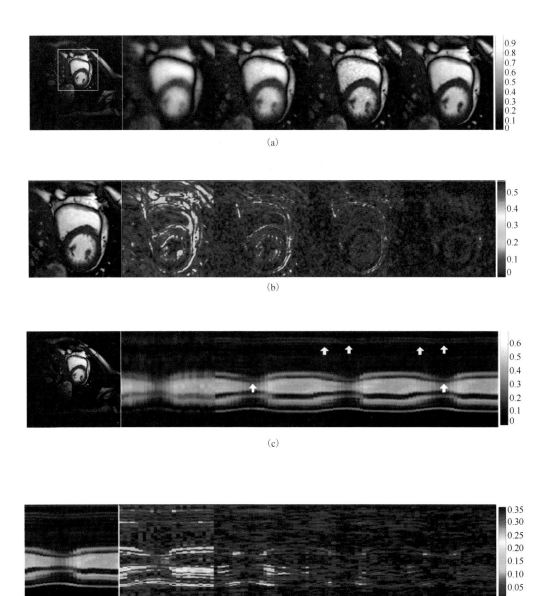

图 6-20　心脏电影 MRI 数据在 91%欠采样率下的重建结果

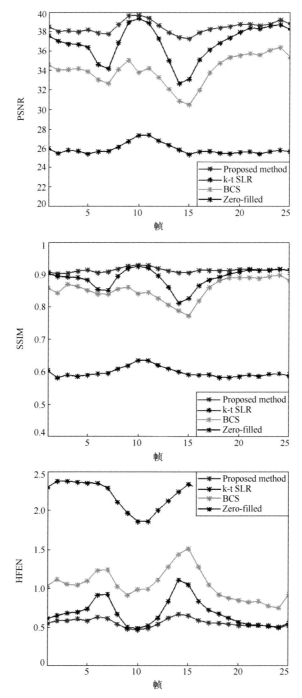

图 6-21 欠采样率为 91%的情况下，心脏电影 MRI 数据集
所有时间帧的 PSNR、SSIM 和 HFEN 值

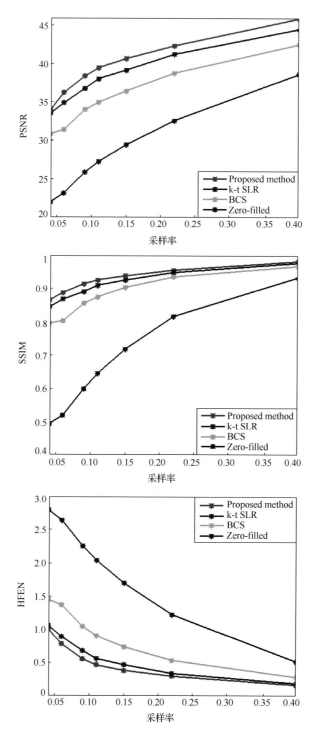

图 6-22　不同欠采样率下，心脏电影 MRI 数据集的平均 PSNR、SSIM 和 HFEN 值

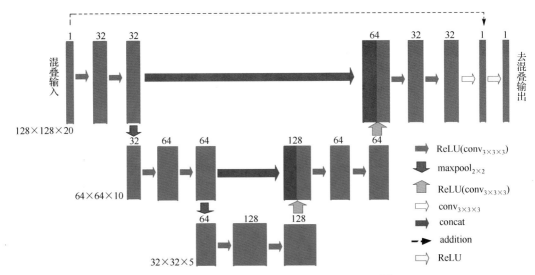

图 6-23　用于心脏电影 MRI 的 3D U-net 构架[20]